中国高校基本科研业务费专项资金项目（项目批准号：SWU2009425）
中国高校基本科研业务费专项资金项目（项目批准号：SWU1909302）

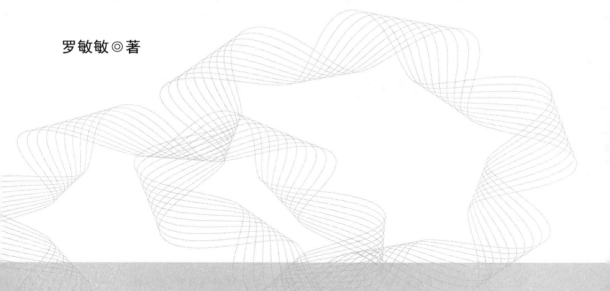

老人长期照护多专业团队中社会工作者的专业身份认同

LAOREN CHANGQI ZHAOHU DUOZHUANYE TUANDUIZHONG
SHEHUI GONGZUOZHE DE ZHUANYE SHENFEN RENTONG

罗敏敏◎著

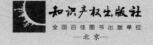

知识产权出版社
全国百佳图书出版单位
——北京——

图书在版编目（CIP）数据

老人长期照护多专业团队中社会工作者的专业身份认同/罗敏敏著. —北京：知识产权出版社，2020.8

ISBN 978-7-5130-6529-0

Ⅰ.①老… Ⅱ.①罗… Ⅲ.①老年人—护理—社会服务—研究—中国 Ⅳ.①R473.59 ②D669.6

中国版本图书馆 CIP 数据核字（2019）第 295231 号

内容简介

随着社会工作的快速发展，社会工作者开始作为多专业团队中的一员提供服务，在老人长期照护服务领域尤为突出，但面临专业身份不明确和专业性不足的挑战。本书通过跟进研究，考察了 A 机构 27 名社会工作者参与老人长期照护多专业合作过程，发现他们的专业身份应是"多专业合作中的整合者"，他们所依据的服务逻辑是以服务对象在日常生活中的多元需求为介入取向，并注重多元合作和延伸转换。本书为从事老人长期照护及其他多专业合作领域的社会工作者提供了一个实践与理论的参考框架。

责任编辑：徐　凡　　　　　　　　　责任印制：孙婷婷

老人长期照护多专业团队中社会工作者的专业身份认同

罗敏敏　著

出版发行：知识产权出版社 有限责任公司	网　　址：http://www.ipph.cn
	http://www.laichushu.com
电　　话：010-82004826	
社　　址：北京市海淀区气象路 50 号院	邮　　编：100081
责编电话：010-82000860 转 8533	责编邮箱：laichushu@cnipr.com
发行电话：010-82000860 转 8101	发行传真：010-82000893
印　　刷：北京中献拓方科技发展有限公司	经　　销：各大网上书店、新华书店及相关专业书店
开　　本：720mm×1000mm　1/16	印　　张：16
版　　次：2020 年 8 月第 1 版	印　　次：2020 年 8 月第 1 次印刷
字　　数：252 千字	定　　价：65.00 元

ISBN 978-7-5130-6529-0

🐝 前言

近年来，随着我国社会工作专业化和职业化进程的加快，在一些像老人长期照护这类服务对象需求多元、服务周期较长且涉及部门较多的服务领域，参与多专业合作成为社会工作者无法回避的挑战。然而，由于多专业合作的复杂性和我国社会工作者的专业基础比较薄弱等原因，专业身份不明确成为社会工作者在多专业合作中开展专业服务的首要困扰。不少研究也指出，专业身份认同的厘清是社会工作者能否有效参与多专业合作的关键，只可惜他们没有进一步讨论专业身份认同的具体内容。因此，研究社会工作者在多专业合作中的专业身份认同显得非常急迫，特别是我国社会工作正处于专业化发展的关键阶段，通过明确我国社会工作者在多专业合作中的位置、价值和服务逻辑等，可以帮助他们更好地参与多专业合作，推进我国社会工作的专业化发展。更为重要的是，本书希望在多专业合作情境中探索社会工作的实践方式和服务逻辑，为我国社会工作的本土化发展提供一种参考路径。

本书以生态系统视角为理论框架，运用扎根理论的研究方法，选取 X 市一家医疗、护理和社会工作等多专业合作的老年社会服务中心为研究单位，针对中心多专业团队中的社会工作者开展研究，探索该多专业团队的服务开展过程和社会工作者在团队中的任务及社会工作者建构专业身份认同的历程。本书综合运用文献法、深度访谈法和参与观察法等方法收集资料，并借助 NVivo 质性分析软件和扎根理论的资料分析方法展开分析。本书的研究发现包括以下几点。

（1）多专业团队的合作分工流程包括：寻找服务对象、筛选服务对象、建立专业关系、开展"医疗-护理-社工"综合需求评估、制定综合服务介入计划、实施综合服务介入、多角度评估服务成效和结案等 7 个阶段。在这些阶段中，社会工作者的任务涉及有关老人的任务、有关照护者和老人家庭的任务、

有关老人所在社区的任务、有关多专业团队的任务和有关社会工作机构的任务
5 个方面。

（2）在多专业合作过程中，社会工作者与其所在的生态系统交流互动，这
些系统包括：多专业团队、服务对象、社会工作机构、社区居委会和实务研究
团队等微系统；社会工作机构与社区居委会、社会工作机构与实务研究团队等
中系统；政府和政策、我国社会工作教育和文化、A 机构与同领域机构之间
的交流和竞争等宏系统。在这些系统的影响下，社会工作者建构专业身份认同
的历程包括不明专业身份、初识专业身份、发展专业身份和明确专业身份 4 个
阶段，最终社会工作者明确自己的专业身份是"多专业合作中的整合者"。

（3）作为"多专业合作中的整合者"，社会工作者以服务对象的多方面需
求以及其与周围他人和环境间的多层互动为出发点，注重不同的专业服务之间
以及不同的专业服务与非正式支持之间的整合，提升服务对象在日常生活中解
决问题的能力，它依据了一种以服务对象在日常生活中的多元需求为介入取
向，注重多元合作和延伸转换的服务逻辑。这一专业身份认同的形成体现了我
国社会工作参与多专业合作具有阶段性和政策导向性的基本特征，是社会工作
者不断提升自身服务成效的过程，是社会工作者能够处理复杂问题和促进多部
门协作的本土扎根过程，可以帮助社会工作者更好地应对我国社会工作发展所
面临的新挑战，包括从简单问题的处理到复杂问题的解决，逐渐从单专业实践
转向多专业实践，以及由单一部门购买转向多部门协调推进等。

这本书稿的顺利完成，离不开我的导师童敏老师的指导和支持。每当我思
路不清时，是他在一旁答疑解惑；每当我写作受挫时，也是他给我鼓励和支
持。同时，很庆幸自己能遇到厦门市霞辉老年社会工作服务中心的社工伙伴
们，没有他们的实践和分享，本项研究将难以完成。本书的顺利出版还要感谢
西南大学文化与社会发展学院和西南大学全国民政政策理论研究基地的鼎力支
持。由于时间仓促和水平有限，书中难免存在需要改进之处，希望各位老师和
同行不吝赐教。

目录

第一章 导 论

"除非我们知道自己是谁，不然我们很难知道自己能做什么、如何去做、和谁一起做……社会工作可以做很多东西，但不是任何事情，它有自己的界限。我们对它的认同决定这些界限的位置及其渗透性。"（Witkin，1999）

第一节 问题的提出

一、研究背景

自 2006 年中国共产党十六届六中全会做出"建设宏大的社会工作人才队伍"的重大决策之后，我国社会工作进入快速发展时期，特别是 2011 年中央组织部、中央政法委、民政部等十八个部门和组织联合发布《关于加强社会工作专业人才队伍建设的意见》和 2012 年中央组织部、全国总工会等十九个部委和群团组织联合发布了《社会工作专业人才队伍建设中长期规划（2011—2020 年）》之后，我国社会工作专业人才队伍迅速壮大。在专业人才数量上，至 2018 年底，全国有助理社会工作师和社会工作师 43.9 万人；在组织和机构培育上，我国大力推动社会工作协会和民办社会工作机构等组织的发展，截至 2018 年底，全国共成立 867 家社会工作行业协会，民办社会工作机构也已经超过 9793 家。

与此同时，社会工作实务领域不断拓展，从原先的社区建设、防灾减灾、社区救助等服务领域，拓展到青少年服务、社区矫正、贫困地区发展、老人和残疾人照护、流动人口的社会融入和关爱农村留守人员等服务领域。社会工作者开始进入学校、司法所、养老院、综合性医院及精神健康专科医院等场所提供专业服务，开始在专业实践过程中面临如何与其他专业人员一起合作的挑战（许丽英，2013；朱倩华，2014；周原瑾，2016）。这一现象在老人长期照护服务领域表现得特别突出。

2000 年上海福利院开始引进专业社会工作者为院内老人提供专业服务，2003 年上海乐群社会工作服务社成立，把老人服务纳入机构服务范围（窦影，2014），随后各地陆续成立专门的老年社会工作机构开展各种老年服务项目，社会工作者开始以单专业实践的方式参与老年服务。到 2005 年，随着我国居家养老服务的推广，社会工作者开始参与社区居家养老服务（赵丽宏，杜玮，2011）。在社区居家养老服务中，由于老人服务需求的多样化和复杂化，社会工作者开始与医生、护理员和心理咨询师等其他专业人员开展多专业团队合作（陈奇春，2015）。

在这些合作服务中，有些服务以社会工作为主导，如搭建社会支持网络、提供精神慰藉，而有些服务则因为它所针对的问题比较多元且涉及其他学科的知识，则需要社会工作者与其他专业人员一齐参与，如危机干预、健康照护和风险评估等。另外，在以失能老人为主要服务对象的老人长期照护领域，由于失能老人具有生理、心理和社会等不同层面的服务需求，服务周期长，并且服务过程中常伴有突发状况，如跌倒、褥疮等，更是需要社会工作者与其他专业人员一起合作（黄秀云，2009）。

除老人的服务需求具有多元性之外，老人的服务离不开周围他人的支持，如照护者、家人、朋友和邻里等，在服务过程中也会涉及不少正式的支持系统，包括社区、医院、康复中心、心理咨询机构和一些非营利组织等（张玲芝，2014）。显然，这些内容复杂、涉及部门较多的老人服务需要多个专业来提供综合服务，而不能单靠某个专业。

回顾欧美发达国家应对老龄化和高龄化的服务经验，发现他们也面临同样的挑战。以英国为例，2001 年英国的"老人国家服务框架"（National Service Framework for Older People）明确指出，已有的老人服务存在服务重叠和资源浪费的问题，这一问题在老人长期照护领域表现得尤为突出。面对这种挑战，英国卫生署要求社会工作者、医生、社区护士、职业治疗师和物理治疗师等专业人员，以老人为中心，通过团队合作的方式，评估老人的多元需求，并提供全方位的服务（Albrecht，2001）。同时，英国政府在国家政策层面以法令的形式推行多专业合作的服务模式。这种服务模式是一种全面性的综合照护，整合所有团队成员的技术、经验和知识，以争取最好的结果（Xyrichis，Lowton，2008）。社会工作者作为团队中的一员，为具有长期照护需求的老人提供专业服务，专业实践模式从单专业实践转向多专业合作（Lymbery，2006）。

此外，随着20世纪70年代生态系统视角在社会工作实践领域的推行，使社会工作者开始从生理、心理、社会、经济和政治等多个角度开展服务，尤其关注人与周围环境的互动（宋丽玉等，2008）。特别是增能社会工作理论和优势视角在社会工作实践中的广泛运用，也呼吁社会工作者与服务对象之间建立互惠性的服务关系，社会工作者不再以专家的角色诊断服务对象的问题，而是把服务对象当成一个发展的整体，既关注服务对象的问题，也关注服务对象在其他方面的发展需求，社会工作者和其他专业人员一起协同服务于服务对象（郭伟和，2004）。这些调整也要求社会工作者通过多专业合作更加明确自己的学科定位。

值得注意的是，西方的社会工作参与多专业合作，是在社会工作高度专业化发展之后，是在社会工作的专业基础比较完善、社会工作者的专业身份相对明确之后出现的一种专业实践方式，他们参与多专业合作是为了减少服务重叠和资源浪费，以及向服务对象提供更加精致的"无缝服务"（Payne，2006；Crawford，2012）。而我国社会工作走的是教育先行的发展路线，虽然近十年来在政府的大力推进下，专业化和职业化都有了快速发展，但社会工作仍处于专业发展阶段，如何提升自身的专业性和明确社会工作者的专业身份仍是其重中之重的发展任务。因此，我国社会工作参与多专业合作，既是挑战，也是机遇，挑战是既要参与多专业合作又要推动自身的专业化发展，机遇是如何运用多专业合作的条件发展出自身的专业性，进而为我国社会工作的本土化发展找到新路径和新方式。特别是随着我国社会工作专业的快速发展，社会工作者与其他专业人士的合作越来越多，如何参与多专业合作是社会工作者在现实处境中无法回避的挑战。另外，社会工作者在应对这一挑战和机遇时，一方面要警惕社会工作者过于强调专业地位和专业界限的倾向（向羽，张和清，2014），另一方面也要规避成为其他专业"半专业化助手"的风险（高万红，陆丽娜，2017）。

综上，社会工作作为我国迅速发展的新兴职业，一方面需要进一步加强自身的专业化和职业化；另一方面在一些服务对象需求多元且涉及部门较多的领域，如老人长期照护服务领域，又面临和其他专业合作的挑战和机遇。而社会工作作为一门独立的专业，它有自己的专业价值观、专业知识和工作技巧，它对服务对象的需求和问题的理解及处理都会与其他专业有所不同。在这样的情境下，明确社会工作者在多专业团队中的专业身份问题显得十分必要（Scottish，2006）。对专业身份认同的厘清，不仅可以告诉社会工作者在多专业团队中能做什么以及如何做，使社会工作者能够在多专业团队中找到自己的专业位置，充分发挥社会工作专业的独特价值（程明明，2015）；更为重要的是，专业身份认同的厘清能凸显社会工作与其他专业的核心区别，向社会工作者和其他专业人员指明社会工作专业的未来发展方向，有利于进一步扩展社会工作的服务范围，让社会工作能真正深入我国社会创新治理队伍。

最后，研究者自身的实践经历也是开展本项研究的强大动力。研究者曾在六年前进入一家刚成立的社会工作机构担任兼职社会工作者，与该机构的医生、护理员一起入户，尝试为具有长期照护需求的老人和家庭提供多专业服务。研究者和团队中其他社会工作者在服务过程中面临不少由社会工作者的专业身份不明确所带来的挑战，包括：①老人和家庭成员不了解社会工作，社会工作者常被误认为是志愿者、医生或护士，社会工作者觉得很沮丧；②医生和护理员不了解社会工作，团队在服务过程中面临许多因专业差异而产生的误会和冲突，社会工作者觉得很无奈；③社会工作者不知道如何与医生和护理员开展合作，他们觉得很无助。这些困境启发研究者思考：社会工作者为什么要和其他专业人员合作，社会工作者到底要如何与他人合作，社会工作者在其中的专业身份应该是什么，与单专业实践中的专业身份是否有所区别，区别在哪里，其中的影响因素又是什么。

针对这一系列问题，研究者决定开展此项研究，考察社会工作者和其他专业人员开展多专业合作的具体过程，尤其关注社会工作者在多专业团队中建构专业身份认同的过程。

二、研究问题

具体而言，本项研究希望探索以下三个问题：

问题1：老人长期照护多专业团队服务是如何开展的？

问题2：社会工作者在老人长期照护多专业团队中的专业身份是怎么形成的？

问题3：这种专业身份得以确立的服务逻辑和本土依据是什么？

对第一个问题的考察是本项研究的基础，包括两个方面的内容：

（1）老人长期照护多专业团队的服务是如何实施和分工的？

（2）社会工作者在老人长期照护多专业团队中发挥了什么作用？

了解老人长期照护多专业团队的分工和实施过程，希望总结老人长期照护多专业团队服务的基本流程和主要内容；分析社会工作者在老人长期照护多专业团队的工作任务和主要职责，以提炼社会工作在多专业团队中的服务功能和基本定位。对这些问题的探索和回答，不仅能够更好地把握老人长期照护多专业团队的实践框架，还能在此基础上探索影响社会工作者建构专业身份认同的主要因素。

第二个问题是在第一个问题的基础上，结合具体的专业实践过程来考察社会工作者在老人长期照护多专业团队中建构专业身份认同的具体过程，是本项研究的焦点，涉及两个方面：

（1）社会工作者在建构专业身份认同的过程中遇到哪些挑战？

（2）社会工作者如何应对这些挑战？

第三个问题是本项研究的核心部分。第一、二个问题尝试从实务过程中提炼老人长期照护多专业团队的合作分工流程、社会工作在其中的功能定位以及社会工作者建构专业身份认同的历程。在此基础上，本研究希望进一步探索研究问题背后的理论意义，以更好地理解社会工作在多专业合作中的专业性到底体现在哪里，包括三个方面：

（1）社会工作者在多专业团队中的专业身份的基本内涵是什么？

（2）如何理解这种专业身份的形成？这种专业身份认同的形成需要一种什

么样的服务逻辑？

（3）这种专业身份认同得以建构的本土依据是什么？

在问题一和问题二的基础上，进一步尝试分析这种专业身份认同的基本内涵是什么，具有哪些基本特征，应该如何理解这种专业身份，探索这一专业身份认同得以确立的服务逻辑和本土依据，进而讨论社会工作参与多专业合作在我国社会工作专业化发展阶段中的必要性。

三、研究意义

（一）实践意义

第一，探索老人长期照护服务的多专业合作模式。本研究通过系统考察老人长期照护多专业团队的服务开展过程，总结老人长期照护多专业团队的合作流程、工作内容以及团队成员之间的合作方式等详细内容，能够为完善我国老人长期照护服务体系和养老服务政策提供有益的参考。

第二，提炼社会工作者在多专业合作中的专业知识和实务技巧等内容。本研究总结社会工作者在老人长期照护多专业团队中的工作任务和功能定位，探寻社会工作者专业身份认同的建构历程及其影响因素，分析社会工作在多专业团队中的空间、贡献和挑战，特别是系统地提炼社会工作者在多专业团队中需要运用的专业知识、服务技巧及工作方法等内容，为今后有意参与多专业团队的社会工作者提供有力的支持。

第三，探寻我国社会工作本土化发展的新路径。随着社会问题的日益复杂化和多元化，社会工作者作为团队中的一员，与其他不同专业的工作人员组成多专业团队将成为满足服务对象多元发展需求和提升服务效能的重要途径，也将成为社会工作专业拓展本土化服务的重要方式。

（二）理论意义

第一，厘清社会工作者在多专业合作中的专业身份。在我国，社会工作作为一个正在发展中的专业和职业，如何有效融入多专业团队、发挥自己的专业性，尤其是社会工作者的专业身份问题，诸如社会工作者是谁、社会工作者能做什么及如何做，成为实际操作中的难题。这些问题的厘清不仅能帮助社会工作者在多专业团队中找到自己的位置，自信地与其他团队成员合作，以发挥社会工作的独特专业性优势，更重要的是，能够找到社会工作在多专业合作中的基本定位，促进社会工作学科内涵的拓展。

第二，反思社会工作在多专业合作中的服务逻辑。通过分析社会工作者在团队中的专业身份认同的基本内涵和基本特征，反思社会工作在多专业合作中的服务逻辑，并与单专业视角下的社会工作服务逻辑进行对比，为社会工作在多专业合作中的实践提供有力支持。

第三，随着我国社会工作实务的发展，如何提炼实务经验，建构社会工作本土化理论已经成为社会工作实务界和学术界所面临的共同难题。本研究尝试提炼我国社会工作参与多专业合作中的本土依据。

第二节　相关研究回顾

一、身份认同和专业身份认同研究

（一）身份认同

虽然不同的学者对"Identity"一词有不同的理解，但本研究更倾向于"身份认同"这一界定。从已有文献来看，关于它的界定和讨论是一场从启蒙哲学、现代理性到后现代的长跑辩论。陶家俊（2004）根据主体论的发展，把身份认同概念的发展历程概括为三次裂变：①以主体为中心的启蒙身份认同，强调以个人为中心的自我反思及对人的社会角色的反思；②以社会为中心的社会身份认同，主张社会对个人存在和意识的决定性影响；③后现代去中心的身份认同，认为身份认同是一个变动的过程，没有绝对的中心。前两种模式认为身份认同是明确、统一和完整的，只是前者强调个人因素，后者侧重社会因素，而第三种模式则认为身份认同是流动、分裂或者说是残缺的。这三者的实质区别是本质主义和建构主义的争辩，本质主义强调身份认同的确定和稳固，让人去获得并维持，而建构主义强调的是身份认同的多元与变化，让人有更多的选择和理解（潘建雷，2006）。换句话说，身份认同概念的三次裂变是其从本质主义走向建构主义的发展过程。

本研究认为身份认同首先是个"一体双面"的概念，既注重个人层面，强调个人的反思与追寻，也同时注重社会层面，强调社会对身份认同的影响。身份认同形成于个人、他人与社会间的互动之中。另外，身份认同又是一个不断建构的过程，是一个动态的概念。

与身份认同非常相关的概念有"专业认同""职业认同"和"专业角色"，它们之间的区别在于：职业认同侧重个人对职业的认可和归属，作为职业中的成员的自我定义（张淑华等，2012）；专业认同强调对专业方法、专业宗旨和伦理价值观等专业内容的认同，是个人和社会对某个专业是否有效的认同（慈勤英，2013）；专业角色是一种静态结构下的功能和定位，包含专业目标、价值观、规范等内容（李茂森，2009）。本研究认为这三个概念与身份认同密切相关，可认为这三种概念是身份认同的一部分；但是身份认同又不仅于此，身份认同强调主体和客体之间的互动性和持续发展的动态性，是一个内涵更加丰富且更有生命力的概念。

（二）专业身份认同

基于已有文献，专业身份认同（Professional Identity）的概念内涵可以概括为三个层面。

（1）感知层面的认同，个体在内心层面对专业身份的理解和反思，是个体作为一个团队成员的感觉和认知（Paterson et al.，2002），包括对"社会工作者是谁""我是怎样的社会工作者"等问题的探索。有学者认为这种感知体现在宏观和微观两个层面，宏观层面包含地位、特权、职责及专业形象，而微观层面指的是普遍的专业行为准则（Wacker，2009，转引自 Mcneil et al.，2013）；也有学者把这种感知理解为个体对专业自我的理解和反思，包括理解和掌握专业价值观、理论和技术这三项核心内容，其中专业价值观体现在目标的设定和任务的设置上（Moss et al.，2014；Beddoe，2011；King，Rose，2003）。

（2）关系层面的认同，包括个人对自身、专业共同体和其他组织（如专业组织、认证机构和监管机构）之间的关系的判断（Moss et al.，2014），是个体对于自己为何属于这个专业及如何区别于其他专业的归类和认识（Schein，1978），常常探寻如下问题："社会工作者为什么会做这个？""社会工作者为什么不能做这个?”和“我为什么是社会工作者而不是志愿者或社区工作人员?”。

(3) 行动与反思层面的认同,个体如何整合感知层面的知识、技巧和价值观到实际行动中,并对这些知识、技巧和价值观进行反思和调整,以适应和融入所在群体和所在环境。金和罗斯(King,Rose,2003)认为专业身份认同是在人与人之间的互动和关系中建构的,这个建构过程包括个体对专业的感知、识别、判断、适应及认可(Mohammad,2008)。这意味着专业身份认同不仅仅只是对某个群体的成员关系的固有界定,还包括个体根据具体情境和关系在行动中不断反思、调整和重构自己的专业身份。比如,“我如何使自己成为一个专业的社会工作者?”金和罗斯(2003)还指出专业身份认同的形成过程深受自身专业的核心价值观和周围他人的专业期待的影响,是社会工作者在与周围他人的互动中不断调整和反思自我专业身份的过程。

综上,专业身份认同是一个宽广和复杂的概念。虽然研究者从感知、关系和行动与反思三个层面来梳理其内涵,但在专业身份认同的形成和发展过程中,这三个层面是交错影响的,没有单一的变量可以描述或者测量专业身份,并且专业身份会随着环境的变化而发展。

因此,本项研究把社会工作者的专业身份认同定义为:社会工作者在老人长期照护多专业团队中对“社会工作者是谁”的认知、判断和建构,包括三层内涵:①社会工作者在老人长期照护多专业团队中对专业自我的感知和理解,包括社会工作者在老人长期照护多专业团队中所整合的知识、技巧及价值观;②社会工作者在老人长期照护多专业团队中对专业界限的判断和鉴别,既包括社会工作者对自身如何区分于其他专业的判断,也包括社会工作者对其所在专业共同体、多专业团队和机构等组织的制度、价值和文化的选择和接纳,这个过程是社会工作者在团队中逐渐被认识和接纳的过程;③社会工作者在老人长期照护多专业团队中的专业身份认同的形成和发展是一个持续的动态过程。社会工作者通过把握社会工作专业和其他专业的界限,厘清自己的专业身份,并在这种专业身份认同中继续参与多专业合作,进而持续建构社会工作者的专业身份认同。

二、社会工作者的专业身份认同研究

本研究将通过整理社会工作者的专业身份认同以及多专业合作中社会工作者的专业身份认同两个方面的文献,提出本研究对于社会工作者专业身份认同研究的理解。值得注意的是,和欧美发达国家相比,我国的社会工作专业仍处于发展阶段。因此,国内外学者对社会工作者的专业身份认同研究有不同的侧重。

(一)社会工作者专业身份认同的国外研究

从西方已有的研究来看,社会工作者的专业身份认同研究一直是社会工作实务界和学术界共同关注的焦点,也是他们理解社会工作专业本质的关键(Payne,2006)。但是,由于现代社会工作包含各种干预方法、工作方案和服务功能,加上专业角色、工作任务和理论等内容的多样性,使得社会工作内部很难建立一个连贯的知识库(Healy,2005),对社会工作者的专业身份认同也始终没有一致的共识,甚至有时结论是相互矛盾的(Payne,2006)。根据关注的焦点不同,这些研究可以分为四类:①由社会工作专业的学生、社会工作新手发展出作为社会工作者的专业身份认同;②从社会工作者和服务对象的关系入手,探索作为社会工作者的专业身份认同;③以社会工作者持续反思的实务经验为出发点,梳理自身作为社会工作者的专业身份认同;④以社会工作的专业本质为焦点,反思社会工作者的专业身份认同。

1. 以社会工作专业的学生和社会工作新手作为出发点

这些研究探索社会工作专业的学生及刚入行的社会工作新手是如何形成自己作为社会工作者的专业身份认同(Sansfacon,Crete,2016;Trede et al.,2012;Miehls,Moffatt,2000)。一些研究假设社会工作者在接触专业教育的初期,就开始建构对于社会工作的专业身份认同,包括学习专业角色、理解工作文化等(Trede et al.,2012),这个认同的建构过程一直到学生真正开始从事助人工作后,随着个人的实务经验的积累而逐渐稳定(Mohammad,2008)。他们认为,若要了解一个社会工作者的专业身份认同的形成过程,需追溯到社会工作者接受社会工作专业教育的过程,或者以刚进入专业的新手作为研究的时间点。例如，有学者采用质性研究方法对社会工作专业新生的专业身份认同形成过程开展跟踪研究，并与护理和医疗等其他 10 个专业的学生的专业身份认同形成过程进行对比，研究发现社会工作专业学生的专业身份认同最低，个人特征和专业特质等因素影响个体专业身份认同的形成（Adams et al.，2006）。也有学者对社会工作专业学生开展长达三年的跟踪研究，总结社会工作专业学生建构专业身份认同的影响因素以及具体模型（Sansfacon，Crete，2016）

值得注意的是，有学者指出，在社会工作专业教育过程中，多数的专业教育基于自我心理学和认知行为理论等理论，培养学生的专业自我，帮助学生掌握专业理论和实务技巧，获得专业身份认同，这样的教育安排确实有利于学生建立专业性，但这种条件下形成的专业认同是单向的，是社会工作专业的学生的内在自我认同，缺乏对服务对象的关怀，这样的专业身份认同容易让学生觉得实务和理论之间存在差距（Miehls，Moffatt，2000）。因此，他们提议让社会工作学生在自然的服务关系中建立专业身份认同，社会工作专业的学生以及社会工作新手应该对他人持开放的态度，在与他人的互动过程中，互为主体性地认识自己，进行知识反思与能力创造，是一种基于"反思性自我"（Reflective Self）的专业身份认同（Wiles，2013；Miehls，Moffatt，2000）。但是，在社会工作专业教育过程中，社会工作专业的学生较少地接触服务对象及其周围他人。为了克服这一困境，有学者提议在社会工作专业教育中，除了设置专业课程外，还需要借助实习教育，让社会工作专业的学生走进实务领域，通过现场观摩"社会工作者的言传身教"以及具体的实习安排，帮助学生进一步认识社会工作专业，进而建构自己的专业身份认同（Noble，2001）。

当然，也有研究指出专业身份认同的形成早于学生接受社会工作专业教育之前，专业身份认同与学生的个人价值观、所在的家庭教育、所在文化以及生活经验等因素有关（Mohammad，2008；Hotho，2008）。

2. 从社会工作者和服务对象的关系入手

从社会工作者和服务对象的关系入手，探索社会工作者的专业身份认同。这类研究关注社会工作者的助人动机以及他如何看待自己与服务对象之间的关系。例如，基尔霍夫（Ferchhoff）（引自谢佩芳，2013）将社会工作的专业身份认同分为三类：①社会工作者是助人者，社会工作者依据自己的个人经验和助人动机提供服务，没有一套既定的专业养成规范；②社会工作者是专家，社会工作者通过掌握一套科学的方法、技巧、理论和知识，为有困难或者有问题的服务对象提供专业服务；③社会工作者是同行者，社会工作者作为服务对象的伙伴，与服务对象一起工作，社会工作者通过使用专业方法帮助服务对象察觉问题及协助分析其所在的社会情境。

3. 以社会工作者持续反思的实务经验为出发点

这些研究主张从"自然关系"和"具体脉络"中分析社会工作者的专业身份认同（Witkin，1999）。专业身份认同是社会工作者在历史、经济和政治的脉络中逐渐建构的，而且随着这些脉络的变化不断被重构，应该回到这些脉络中去认识社会工作者的专业身份认同（Payne，2006）。另外，有学者认为社会工作者的专业身份认同不是一个静态的实体，而是一个动态的过程，社会工作者持续地从他的实务经验或者与他人互动中理解自己的专业身份，它比简单的角色定位和专业分类更具有互动性和批判性（Perlinski et al. ，2017；Webb，2015）。

4. 以社会工作的专业本质为焦点

早在 1915 年，弗莱克斯纳（Flexner，1915）就提出社会工作是否具有专业性的论断，他认为社会工作仍然处于"半专业化"（Semi Profession）。这一论断掀起社会工作专业内部求证自身专业性的研究浪潮，这些研究希望追求一套统一的知识和工作方法，来证明社会工作的专业性和科学性，以求在专业体系中找到社会工作专业的一席之地。

首先，玛丽·里士满（1917）主张以社会工作者在个人和家庭工作中的工作手法和知识技巧作为社会工作专业有别于其他专业的基础，她认为社会工作者在服务过程中应该是一位临床医生（Clinician），扮演的是专家的角色。到了 20 世纪 20 年代，精神分析运动和弗洛伊德的观点进一步影响了里士满所主张的专家诊断取向，他的理论为社会工作者在个案工作中理解个人的行为提供了知识基础，也为社会工作提升专业可信度和专业地位带来机会。但是在这个时期，个人层面的心理分析成为社会工作开展专业服务的主要依据，而社会和环境等层面的因素则被忽略（Gitterman，2014）。直到1964年，霍利斯（Hollis）提出心理社会的概念，主张同时从心理和社会两个维度来理解服务对象，然而社会维度仍然只是心理维度的一个背景。在这个阶段，社会工作者常常被称为"个案工作者"（Caseworkers）或者是"治疗者"（Therapist），而服务对象则被视为"病人"（Patients）。这一阶段的努力看似为社会工作者找到专业地位，但也遭遇了不少学者的批评，认为以专家自居的专业身份丢失了社会工作区别于其他专业的"联络"（Liaison）功能以及缺乏对服务对象的尊重（Payne，2006；Gitterman，2014）。

另外一位社会工作专业先驱简·亚当斯则认为社会工作者应该是一名社区积极分子（Community Activists），在服务过程中扮演的角色是服务对象的陪伴者，与服务对象是平等的关系（Mclaughlin，2002），社会工作者和服务对象是彼此的学习对象，特别强调服务对象拥有决定服务焦点和服务目标的能力和权利（Reynold，1934，转引自Gitterman，2014）。社会工作者关注的焦点不应该是如何去改变服务对象，而是陪伴服务对象一起去寻找、发展和获得所在社区或系统中的资源（Schwart，1969）。这两种完全不一样的主张深深影响着其他人员对社会工作的专业性和社会工作者的专业身份认同的理解。

直到20世纪60年代，施瓦特（Schwart，1969）指出社会工作专业的独特功能应该是同时聚焦个人和环境两个层面，二者缺一不可。有学者回顾1999年之前西方学界对社会工作定义的相关研究，发现这些社会工作定义的核心概念是"人在情境中"（Person-in-Environment），强调社会工作者应该关注个人和其所在环境之间的互动和转化，社会工作者的干预作用常常发生在个人和环境之间的交流之中（Gibelman，1999）。国际社会工作联合会（The International Federation of Social Workers）也持类似的观点，将人在情境中的视角与追求社会正义、尊重人类权利等三项指标作为社会工作专业区别于其他专业的基本特质（Hare，2004）。特别是随着系统理论、生态系统视角、互动视角及增能理论等社会工作理论的发展，人在情境中的视角成为社会工作专业的基本原则（Gibelman，1999）。到20世纪90年代以后，强调个人改变和环境改变相结合的专业服务方式：服务项目，走进社会工作者的视野，社会工作者由个人直接服务的提供者转变为多专业综合服务团队的一员（童敏，2016）。

另外，值得注意的是，虽然里士满和亚当斯二人对社会工作者的专业身份有不同的理解，但是她们共同强调建构社会工作科学知识基础的重要性，认为社会工作者应该是一名受过科学训练的实践者。因此，社会工作者们为了学习更多的社会工作理论和社会工作方法来加强专业实践的科学性和有效性（Castell，1997；Beddoe，2010），积极吸收不同学科中有用的理论和方法。例如，借用心理学的单案例研究设计（Single-Case-Study）来评估专业服务介入的成效（Klein，Bloom，1995）。随后，医学中证据为本（Evidence-Based Practice）的实务模式也被社会工作者们所采纳，并在社会工作实务领域迅速得到认可并被大量推广。不过，也有学者指出，过于强调科学性的社会工作完美地避开了社会工作的艺术性传统，"自发性"（Spontaneity）"好奇心"（Curiosity）和"创造性"（Creativity）等专业特质逐渐在社会工作实践领域和学术文献中消失，而这些恰恰是社会工作之所以是一门专业的精髓所在（Gitterman，Knight，2013）。因此，他们建议社会工作者们在追求社会工作专业性的道路上，除了需要整合各学科的有用知识和方法之外，也要继续保持社会工作在专业实践中的艺术性传统（Gitterman，Knight，2013；Gitterman，2014）。

综上，有关社会工作者的专业身份认同，可以从社会工作专业学生的专业教育过程或社会工作新手的入职过程入手，可以从社会工作者与服务对象的专业关系出发，可以从社会工作者个人的持续反思和建构获得，也可以聚焦社会工作的专业本质来反思自己的专业身份认同。虽然这些研究的侧重点有所不同，但是它们都有一个共同的核心，即认为社会工作者的专业身份认同具有互动性和多元性。

最后，在这些已有研究中，从研究方法来看，多数研究采用质性研究的方法（Adams et al.，2006；Wiles，2013；Sansfacon，Crete；2016）。从理论分析视角来看，已有研究借鉴社会建构理论（Payne，2006）、反思性概念（Pill，2005）、后结构主义视角（Wiles，2013）和社会认同理论（Oliver，2013）等理论视角或概念，探索社会工作者在专业实践过程以及社会工作教育过程中所建构的专业身份认同。这些研究视角之间的差异如此之大，也充分说明专业身份认同作为一个内涵丰富的发展概念，学术界在对其进行研究时并没有比较规范的理论框架，而是根据研究者们的具体问题选择适合的理论视角。

（二）社会工作者专业身份认同的国内研究

我国社会工作正处于发展阶段，国内有关社会工作者的专业身份认同研究大致可以分为两大类：①职业认同维度，以社会工作者的具体实践为出发点，探索社会工作者如何在工作场景中建构专业身份认同；②专业认同维度，以社会工作的专业特质为基础，集中讨论社会工作专业学生如何在专业教育中识别专业特质，并尝试建构专业身份认同。

1. 职业认同维度

职业认同是社会工作者在知晓社会工作职业特性的基础上，积极并稳定地投入本职工作，获得对社会工作这门职业的正向评价以及由此带来的积极体验（杨旭华，杨瑞，2014）。这类研究通常采用问卷调查、深度访谈等研究方法，描述我国社会工作者的职业认同状况，进而分析影响职业认同形成的基本因素。安秋玲（2010）根据自我认同理论自制《社会工作职业认同问卷》，设置"价值与情感体验""规范承诺"和"职业认知"三个变量来探索上海市社会工作者群体的职业认同状况，并结合年龄、学历、人际关系满意度、工作环境、家人支持度以及人格等因素分析影响社会工作者职业认同形成的原因。赵猛（2013）从社会工作的社会认知度、政府支持力度、社会工作专业教育及职业化发展程度等方面入手，探析社会工作职业认同度不高的原因。杨旭华和杨瑞（2014）则使用"职业价值观""职业情感""职业技能"和"职业期望"四个维度来量化专业社会工作者的职业认同结构。

这些研究得出相似的结论：社会工作者的职业认同度不高，社会工作者的职业归属感不强，社会工作者的流失率仍居高不下（安秋玲，2010；乜琪，2011；魏燕希，2013；李珺，2016）。

2. 专业认同维度

专业认同则讨论这门专业是否具有专业性，以专业特质作为考量专业认同的基础。由于我国社会工作发展体系的特点是教育先行，社会工作教育领域最先对社会工作者的专业认同开展研究。不少研究以问卷调查法和深度访谈法调查大专院校学生和社会工作专业硕士的专业认同状况，并分析影响专业认同形成的因素。这些研究结果表明，多数社会工作学生对社会工作缺乏专业认同（陈清丹，2005；廖正涛，2013；苗艳梅，林霞，2014），呈现"弱势心态、专业学习倦怠和专业信心不足"等特征（路幸福，杜凤，2013）。从影响因素来看，姚春晔（2015）通过文献整理发现影响社会工作者专业认同的因素分布广泛，在微观层面，有个体的性别、受教育程度、兴趣及家庭对社会工作的理解等，在中观层面，有学校教育中的课程设置和师资队伍建设，有社会工作机构发展中的专业人才、资金和社会支持等，在宏观层面，有社会对社会工作的认同度低、社会工作职业定位不明确和社会就业环境差、政府立法不足和宣传力度小等。

综上，由上述两个维度开展社会工作者的专业身份认同研究，是由我国社会工作体系"教育先行"的发展模式所决定的。在 2006 年之前，有关社会工作专业方法和理论的讨论都集中在社会工作教育领域，社会服务机构则还在用"行政化"和"非专业化"的方法提供服务（王思斌，1995），社会工作职业化发展是近十年的事情。因此，从专业认同和职业认同两条路径分开研究，的确有利于把握我国社会工作专业身份认同的核心，但是已有研究或关注个人层面分析或从社会政策层面探析，这些均无法整体把握社会工作在我国特定政治经济体制和社会文化背景下的发展轨迹。特别是近十年来，在我国政府的强力推动下，越来越多的社会工作者开始采用专业的理念和方法来提供专业服务，教育先行的发展模式逐渐转向教育与实务并行的发展模式，我国社会工作正面临专业化和职业化发展的双重任务。因此，厘清这背后的发展轨迹和动态过程对未来我国社会工作本土化发展起着至关重要的作用。

当然，也有学者曾试图打破两条路径分析的状况，采用社会建构论视角对社会工作者的专业身份认同开展全面动态的探讨，看社会工作者是如何在与社会工作者群体、社区居民及社会工作机构等各种社会力量的互动中建构自己的身份认同的，将过程和互动因素带入身份认同研究中（王文彬，余富强，2014），可惜的是，由于对社会建构论和研究方法的讨论不够深入，分析和结论不尽如人意。

（三）多专业合作中社会工作者的专业身份认同

随着多专业合作模式在国外的健康照护、特殊儿童的早期干预和老人长期照护等服务领域中的推行和运用，不少研究关注社会工作者作为多专业合作中的一员，如何在多专业合作的互动过程中建构自己的专业身份认同。根据文献整理，国外学者对社会工作者在多专业合作中的专业身份认同开展讨论，有三个常见观点：一是认为社会工作者是失去专业性的照护管理者；二是认为社会工作者是被边缘化的社会工作者；三则认为社会工作者是跨边界者。

1. 照护管理者

20世纪60年代前后，美国和英国等国家的社会服务方案越来越多，但是服务网络非常复杂、零散、重叠与缺乏协调，特别是不同的服务部门只是针对个人的某个问题提供服务，而那些具有多重问题的人只好向不同服务部门寻求服务，又因为各个部门之间联系甚少，所以求助者只能得到片面或者不连续的服务，而有些服务对象连自己需要什么、可以得到什么都不知道（林万亿，2006）。

面对这些问题，照护管理或者说个案管理（Case Management）的模式开始出现，并被广泛应用于社区照护，其希望通过发展完整的评估过程、计划过程和内部检视过程等照护管理环节，实现社区照护资源的有效配置（安·麦克唐纳，2010）。这些调整对社会工作者的专业身份产生重要影响。在某些领域，社会工作者被界定为"照护管理者"，承担个案管理、短期评估、资源链接和参与服务计划的制定和执行等工作（Emilsson，2013），必须和其他团队成员一起完成任务，比如护士、职能治疗师等。

但由于照护管理模式非常注重服务效能和生产性，作为"照护管理者"的社会工作者通常被认为是具有一般管理职能的管理工作者，负责工作量的监控，没有完成直接服务中的其他功能，比如治疗、照顾等，他不再被视为专业人员和团队成员（安·麦克唐纳，2010）。社会工作者和服务对象的关系也从互动关系转变为经济关系，从治疗关系变成交易关系，从受到滋养和支持的关系转变为签订契约和服务导向的关系（Howe，1996）。更为重要的是，一些研究指出，社会工作者在多专业合作中，作为个案管理者的专业身份，并不是独特且具有竞争性的，护理员等相关人员也能够取而代之（Netting et al.，1998）。

2. 被边缘化的社会工作者

贝多（Beddoe，2010）在她的研究中发现边缘化仍然是社会工作在多专业合作中面临的主要挑战。针对这个现状，她建议后续研究者以开展社会工作研究的方式，加强社会工作在健康照护机构的专业地位，并指出在后续的研究中，可以补充其他团队成员对社会工作的角色和价值的认知，根据各团队成员的看法与回馈，从不同角度更完整地了解社会工作在多专业团队中的工作状况和专业身份。梅林等人（2010）在分析咨询师在多专业合作中的专业身份认同时发现，社会工作者在多专业团队中的主要工作是提供个案管理服务和为服务对象提供社区资源，在功能上更倾向管理而不是治疗，在团队中的位置也被边缘化。不过，他们进一步指出，虽然社会工作者在多专业团队中被边缘化，但是社会工作者从系统角度向服务对象提供服务，而咨询师等其他专业则只关注服务对象个体，这项区别是社会工作者在团队中找到自己位置的重要依据（Mellin et al.，2010），只是仅凭这一项还无法证明自身的专业性。

3. 跨边界者

奥利弗（Oliver，2013）用"跨边界者"（Boundary Spanners）来定义社会工作者在多专业团队中的专业身份，他认为这种专业身份认同包含两层含义：作为社会工作者的身份认同和作为多专业团队成员的身份认同。双重身份的整合构成社会工作者在多专业合作中的专业身份认同，可以帮助社会工作学生掌握恰当的核心价值观，明白社会工作者在多专业团队中的职责，让社会工作专业学生能够在未来的多专业合作中找到自己的专业定位，继续发挥社会工作专业的独特价值。这种观点与前两者不同，他认为社会工作者的专业身份不能仅以自己的专业特质为分析基础，同时还需要结合多专业合作的具体情境。

在我国，由于社会工作起步比较晚，社会工作参与多专业合作的实践和研究都十分有限。但是随着多专业团队模式在老人长期照护领域和早期干预领域中的广泛应用，台湾地区的一些文献也开始讨论多专业团队中社会工作者的专业身份认同。这些研究通常采用个案研究的方式，通过具体案例，探索社会工作者在多专业团队中的角色定位。例如，林易沁（2008）梳理小型养护机构中社会工作者专业角色的发展历程，发现社会工作者在多专业团队中的专业角色仍处于发展阶段，时常面临行政人员和团队成员双重角色的冲突；刘贞谊（2012）从社会工作者应具备的核心能力这一角度入手，探索自己在团队中的专业身份，发现社会工作者应具备的能力具有多重维度和持续发展的特点。

三、多专业合作研究

通过整理社会工作者专业身份认同研究发现，社会工作者在多专业合作中的专业身份认同与其在单专业实践的专业身份认同有所不同，这种不同与多专业合作这一具体情境密切相关。因此，本研究需要进一步梳理多专业合作的相关研究。

（一）多专业合作的定义

在英文文献中，"多专业合作"（Multiprofessional Collaboration）与"专业间合作"（Interprofessional Collaboration）、"跨专业合作"（Tranprofessional Collaboration）、"多学科团队"（Interdisciplinary Teamwork）、"整合服务"（Integrated Service）等相关术语密切相关。虽然在西方文献中，它们所描述的合作方式和合作程度有所不同（D'amour et al.，2005；Thylefors et al.，2005），但是它们经常被代替性地用来描述"通过多个专业之间的有效人际互动，团队成员合作完成单一专业无法实现的目标"的实践方式（Careau et al.，2015）。因为本项研究是研究者和研究单位第一次探索多专业合作现象，再加上国内对多专业合作的研究还处于探索阶段，已有的研究条件难以对多专业合作的程度和方式加以确定。因此，本研究使用"多专业合作"来描述本研究所考察的多个专业之间的合作现象。

有学者认为多专业合作是一种积极的人际互动过程，专业人员之间有共同的合作目标，其服务效果通常是一加一大于二（Bronstein，2003）。有学者指出多专业团队成员除了不同专业的工作人员，也包括服务对象及其照护者，他们一起组成团队，拥有参与性的目标和正式的服务网络，共同参与需求评估、服务设计、服务实施和服务结果评估等过程，是一种不同专业之间的知识、技巧、价值观和动机的集成（Whittington，2003）。也有学者谈到多专业合作是一种全面性、整体性的照护，通过整合团队成员的技术、经验和知识以争取最好的服务效果，减少服务提供过程中的专业重叠或服务缺口现象，适合有持续性需求的服务（Xyrichis，Lowton，2008）。

综上，本研究把多专业合作定义为：由两个及两个以上不同专业的工作人员为了共同的目标组成多专业团队，通过沟通和协调等人际互动过程，综合各个专业的知识、技巧和资源，共同完成单一专业无法完成的任务。虽然惠廷顿（Whittington，2003）指出服务对象、照护者等其他"非专业人士"也会成为团队中的一员参与合作，但是，也有研究表明，很多服务对象并不认为自己是团队中的一员，甚至多数服务对象看不到团队的存在（D'amour et al.，2005）。同样，本项研究所讨论的多专业团队成员包括社会工作者等专业人员，但不包括服务对象和照护者等其他非专业人员。

（二）多专业合作的由来

多专业合作模式是西方国家的健康与社会照护福利体系建设的必然结果（Whittington，2003；Bronstein，2003；Loxley，1997）。以英国为例，1942年，贝弗里奇提出他著名的《贝弗里奇报告》，把失业、贫困、教育、无家可归者和健康纳入国家福利框架，并提出加强公共服务和志愿组织之间的合作，这些主张奠定了英国福利国家的基本框架。到1946年，英国《国民健康服务法案》提出在医院和特殊服务机构招聘赈灾人员，如社会工作者和全科医生，在地方健康服务机构设置卫生干事负责公共健康和社区服务，由这些不同部门和团队成员提供各自服务。到1968年，《西博姆报告》指出由不同的部门和团队成员分别提供专业服务容易造成资源浪费和服务碎片化等问题，他建议合并一些服务部门，如整合儿童和家庭服务。这一提法迅速得到英国政府和社会的认可，并开始在其他服务领域推行。到20世纪90年代，"合作"和"伙伴关系"成为当时政府力推的服务理念，尤其是在社区照护领域。到1997年，"合作""跨专业"及"整合工作"等概念经常出现在英国政府报告中并被反复强调。之后，"第三条道路"福利政策的推行，把老人、儿童、青少年、精神健康障碍者等纳入英国国家服务体系，进一步拓展了多专业合作的领域，并主张在服务预估、服务安排、社区资源配置等方面实行全面的多专业合作。虽然不同的利益相关者对整合不同部门间和专业间的服务仍然有不少争议，但是多专业合作已经成为当今英国健康和社会照护体系的主要模式（Crawford，2012）。

多专业合作模式是服务对象和照护者经验变化的主动选择。随着服务者使用运动和消费主义的兴起，服务对象和照护者对服务的期待变高（Crawford，2012），他们要求团队成员关注服务对象的主观经验以及发挥服务对象及其周围他人的主动性，从全人的角度来设计服务。服务对象和照护者与团队成员之间的关系也从注重指导的专家模式转向强调陪伴的同伴模式（Whittington，2003）。由此，多专业合作模式成为传统干预模式的最佳代替。有时服务对象和照护者也作为团队的一员参与多专业合作，但他们自己并没有意识到自己是团队的一员，甚至对多数服务对象而言，他们有可能看不到团队的存在（D'amour et al.，2005）。

社会学、社会工作等学科的发展为多专业合作模式的实践提供了理论支持。首先，优势视角提出专业服务不能只围绕服务对象的问题，要求服务提供者从全人的角度出发，开放自己的专业，在实际服务中和其他团队成员一起提供服务，帮助服务对象挖掘能力应对生活中的具体问题（郭伟和，2004）。社会学的系统理论、交换理论和社会工作的生态系统视角、社会支持理论也成为多专业合作实践过程的理论依据，指导实践者关注服务对象与周围环境的互动，整合各方资源设计全面性的服务（Whittington，2003；D'amour et al.，2005；Crawford，2012）。

综上，西方国家健康和社会照护服务体系的建立和发展、服务对象和照护者经验的变化直接推动了单一专业服务模式走向多专业合作模式，而社会学、社会工作等学科理论的发展则为这一转变提供了理论依据和操作指南，多专业合作模式除了在老人长期照护领域外，在特殊儿童教育、精神健康和健康照护等领域也得到广泛运用。

在特殊儿童教育领域，特殊儿童及其家庭都面临着儿童发展迟缓或身心障碍的状况，具有多元化的服务需求（张秀玉，2013），涉及医疗复健、特殊教育与社会工作三大专业领域（傅秀媚，2002），通常由物理治疗师、职能治疗师、语言治疗师、心理治疗师、普通教师及社会工作者等团队成员组成多专业团队（何淑萍等，2008），通过团队评估、团队讨论和制定并执行个别化的家庭服务计划，以满足发展迟缓儿童家庭的需求（傅秀媚，2002）。从已有的文献来看，多专业团队模式在特殊儿童教育领域已经取得不小的成效，不仅能够满足发展迟缓儿童家庭的多元需求，更重要的是能促使不同专业领域的工作者学习其他专业的知识、技巧，使他们更加确认自身的专业与其他专业在协同合作过程中的角色（Clark，2002；张秀玉，2013），以进一步提升团队的合作效率。

在精神健康领域，由于第一次世界大战带来大批需要精神健康服务的战争受害者，再加上精神卫生运动的开展，社会工作于20世纪初在精神健康领域得到迅速发展。目前，大多数的精神健康照护都是由几个专业的工作人员组成多专业团队的方式提供直接或者间接的服务（Herrman et al.，2002）。此类团队通常由临床精神科医生、临床心理学医生、躯体疾病治疗医生、社会工作者、精神科护士及其他辅助人员组成，其中精神科医生和社会工作者具有特殊的地位与作用（季卫东等，2008；栗克清等，2014）。

在健康照护领域，社会工作于一百多年前就开始在西方国家的健康照护领域发挥自己的专业作用，现在已经成为西方国家健康照护领域的一个重要部门（Auslander，2001）。不同于其他实践领域，社会工作者在健康领域的服务通常在主体机构开展，比如医院和诊所等。在这种情况下，社会工作者通常以多专业合作的方式参与工作（Bronstein，2003），与治疗师、护士、医生和其他相关人员组成多专业团队。社会工作者在团队中的工作包括配合医生及护士做好病人的评估，协助病人及家庭成员获取资源并得到应有的照护，也包括病人出院后回到家庭和社区的康复工作（Netting，Williams，1998）。

（三）多专业合作的基本要素

布龙斯坦（Bronstein，2003）通过回顾整合服务、角色理论和生态系统视角等理论文献和大量的社会工作实务资料，概括出多专业合作的五个基本要素：①专业间的相互依赖，是指在多专业合作中，各专业通过充分互动和彼此依赖，一起完成他们的目标和任务。在这个过程中，各团队成员必须清楚自己在合作中的角色和定位，以知道他们能够为团队提供什么，同时也需要了解别人的角色，以清楚他们可以依赖谁来提供什么，在团队合作中实现互相依赖。②产生新的专业活动，是指通过多专业合作后执行新的行动、项目，其获得的服务效能超出单一专业所提供的。换句话说，多专业合作扩展了单个专业的服务范围和提升了整体的服务能力。③灵活性，是指合作过程中出现角色模糊或内部冲突时，成员要学会灵活沟通而不是据理力争，在出现新的活动需求时要根据情况做出适当的角色调整。角色的分工不仅仅取决于自己专业的训练，同时也要考虑到组织、情境、专业间合作以及服务对象和家庭的需求，在服务过程中灵活应对。④目标的集体所有感，是指团队成员在达成目标的全过程中共同承担责任，包括制定目标、设计方案及执行方案等环节。在这个过程中，各专业除了负责专业内事务外，也需要参与商议和支持团队中有建设性的意见分歧，以促进共同目标的达成。⑤过程中的反思，是指团队成员关注合作过程，包括反思和讨论合作关系和合作过程，并及时反馈给相关人员以加强成员间的合作关系和提升团队效率。

达穆尔等人（D'amour et al.，2005）通过回顾以往的文献，也提炼出多专业合作的五个核心要素：①共享，共享的内容包括责任、决策制定、健康照护哲学理念、价值观、计划制定、服务干预及不同专业的服务观点。②伙伴关系，这种关系要求团队成员能够进行开放和诚实的交流、相互信任和尊重，每个成员知道彼此的贡献和其他专业的视角，追求共同的目标或者某一特殊的结果。③互相依赖，成员之间互相依赖而不是相互独立，他们的依赖性源于他们希望共同处理服务对象的需求。④权力，通过团队合作实现各个部分的增能，从而形成合力。这种权力以知识和经验为基础，是关系和互动的产物，而不是基于每个专业已有的服务功能。⑤过程，多专业合作是一个进化的过程，这个过程是动态的、互动的、转换的、人际的，成员在制定目标、设计和执行方案的过程中，时常要进行谈判或妥协，有时甚至需要超越专业界限。

此外，有学者提出当社会工作者与其他团队成员合作时，双方必须要在互动中保持平等和互相依赖的关系，如共同承担责任、尊重彼此的专业、明确各自的角色等，而不是有层级或者控制的关系（Abramson，Mizrahi，1996）。也有学者从实务经验中提炼了多专业合作的六种关键能力，包括沟通、发挥每个专业角色的力量、认识其他专业角色、领导力、团队合作能力和解决冲突的谈判能力，其中特别强调认识其他专业角色这一关键能力（Macdonald et al.，2010）。

综上，虽然不同的学者对多专业合作的基本要素有不同的侧重，但是他们几乎同时提到了以下五个基本要素：①平等和互相依赖的专业关系，要求成员之间认识并尊重彼此的专业；②共同的目标并为此承担责任；③合作意识和合作能力，包括沟通、谈判、灵活处理问题、团队协作等；④产生新的专业成效，多专业合作是一个增能的过程；⑤反思性，强调过程中的反思。这些基本要素体现多专业合作的本质是处理专业关系，强调合作关系，而不是竞争关系。团队成员需要充分认识自己在专业关系中的位置，并认清与承担自己在合作中的义务和责任，通过沟通、谈判、灵活处理和反思等技巧在合作过程中发展和维护专业关系，以完成共同目标和产生新的专业成效。

（四）多专业合作的主要载体

如果说多专业合作是满足服务对象多层需求的重要途径，那么专业团队则是实现这一功能的主要载体（D'amour et al.，2005）。团队成员之间必须有沟通渠道，才能形成高度共识，通过有效的分工与合作，来完成团队目标（陈淑媛，2013）。根据各专业之间的沟通和合作模式，专业团队一般可以分为三种：多专业团队模式（Multiprofessional-team）、专业整合团队模式（Interprofessional-team）和跨专业团队模式（Transprofessional-team）（Thylefors et al.，2005；何淑萍等，2008；Emilsson，2013）。虽然这三种模式很少被定义清楚且经常被混淆使用（D'amour et al.，2005，Thylefors et al.，2005），但是这三种专业团队模式实际上又各有特点，其间的区别如表1-1所示。

表1-1　专业团队模式的类型和区别

类型	多专业团队模式	专业整合团队模式	跨专业团队模式
哲学理念	每个成员承认其他专业的贡献	成员共同参与规划，并分担服务内容	成员承诺跨越专业界限，共同实施服务方案

续表

类型	多专业团队模式	专业整合团队模式	跨专业团队模式
工作评估	成员分别做评估	成员分别做评估	成员共同做评估
服务对象参与方式	成员各自与服务对象会谈	整个团队或其代表与服务对象会谈	服务对象是团队的一员，全程参与服务
方案规划	成员各自拟定自身专业的目标	成员彼此分享各自拟定的目标	团队成员根据服务对象需求和资源，共同制定方案
方案实施	成员各自实施属于自身专业的目标	各自实施自身专业目标且尽量融入其他专业目标	整个团队选定一人负责实施该方案
沟通管道	非正式、不定期	定期举行个案讨论会	团队定期会议，交换信息及专业技巧
责任归属	成员负责属于自身的专业目标	各自负责自身的专业目标，但彼此交换信息	整个团队共同负责目标之达成

（资料来源：罗敏敏，2016，《专业团队模式在美国学校社会工作中的实践》）

综合以上七个要素的分析，可以把这三种专业团队概括为：①多专业团队合作模式是由多个专业的人员组成团队，根据服务对象的状况，每个专业各自开展服务评估，根据评估结果制定工作计划，各专业各自完成自己的任务，只有某个专业的人负责沟通和协调事宜，在服务过程中的沟通互动比较少。②专业整合团队合作模式是由多个专业的人员组成团队，专业间定期组织正式团队会议，在会议中讨论和沟通服务状况和服务经验，制定共同的服务计划，虽然部分任务还是分别完成，但整体任务由多个专业的人共同协助完成，专业间的沟通和互动频繁。③跨专业团队合作模式是由多个专业的人员组成团队，共同开展讨论、评估和制定计划等工作，由团队选择一人来执行任务并且承担领导职责，其他成员要承担咨询工作并做好随时替补的准备，在团队合作中成员之间时刻保持紧密的互动和及时的沟通。

（五）多专业合作的影响因素

布龙斯坦（2003）把多专业合作的影响因素分为四类：①专业角色，包括专业信念、伦理价值、成员对专业和专业共同体的忠诚及同事的尊重等。②结构特征，包括机构的工作量、机构文化、有无管理和督导支持、专业自治程度、有无提升多专业合作效率的资源等。③个人特征，包括个人特质、教育背景、对其他专业角色的认识和尊重、成员间的信任和理解及信息的交流方式等。④多专业合作的经验，在过去的实习和工作经验中，有过正向合作经验的团队成员能更好地参与多专业合作。

中国台湾地区的张秀玉（2013）借助生态系统视角，以某早期育疗的专业团队为研究对象，梳理多专业合作的影响因素，包括：①微系统层面：a. 团队成员的个人素质，包括年资、经历、弹性、察觉能力和敏感度；b. 服务对象的因素，包括家庭的社会经济地位和家人的照护能力；c. 专业的因素，每个专业的专业特质。②中系统层面：a. 不同专业间的合作默契程度；b. 资历较浅者的积极学习与资深者的提拔支持；c. 跨机构资源的共享程度。③宏系统层面：a. 组织因素，包含机构支持与资源提供、聘任医疗复健人员等；b. 政策与制度因素，包括评估资源的重叠、政策整合与经费补助等。

也有学者从团队结构和团队过程两个维度归纳多专业合作的影响因素。他们指出：在团队结构方面，团队的契约前言、团队的构成和规模及组织能获得的支持都对多专业合作水平起决定作用。在团队的过程方面，是否设置清晰的目标、有无规律性的团队会议及有无团队的评估和审计对专业团队的合作能力有重要影响。这些影响因素广泛且多元，有些因素是成员可以控制的而有些因素是成员不可控制的（Xyrichis，Lowton，2008）。

（六）多专业合作的理论和视角

前文通过整理多专业合作的定义和基本要素等内容，回答了多专业合作是什么及受什么因素影响。接下来通过梳理多专业合作的理论框架，从理论层面来深入了解多专业合作。这些理论和视角又可以根据知识典范的不同，可从实证主义、建构主义和批判理论三个方面进行梳理。

首先，实证主义作为一种人类认识和解释世界的哲学思维，它的主要功能是解释和预测，它假设有个真正独立于观察者之外的实体存在，观察者可以通过科学严谨的科学方法认识和解释这一实体，并从中进行因果关系的推论，进而预测或控制实体的发展（黄昱得，2013；刘敏等，2013），其中系统理论、组织理论和社会交换理论等作为实证主义取向的理论和视角的代表，被不少学者运用于描述和解释多专业合作现象，用以帮助实践者理解自身与多专业合作的关系。

（1）系统理论作为一个有助于研究者和实践者了解和认识有关整体和部分的关系及整体和部分之间互动机制的实证主义理论，被不少学者用以研究多专业合作和其他专业之间的关系。例如，洛士利（Loxley，1997）借助系统理论，将多专业合作视为由多个专业有机组成的整体，包括三个方面：①多专业合作关注专业之间的互动和相互依赖；②强调对多专业合作过程的管理；③承认各个系统的运作可以达成共同的目标（Loxley，1997）。惠廷顿根据系统理论绘制了多专业合作的模型（Whittington，2003）（如图1-1所示），详细介绍了多专业合作中专业之间、组织之间的相互关系。

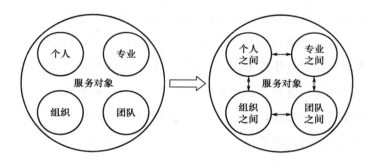

（来源：Whittington，2003，*A Model of Collaboration*，41-46）

图1-1　多专业合作的模型

这个模型包含两个部分：①多专业合作由多个系统和参与者组成；②各个系统和参与者彼此关联，既包括系统内的互动，也包括系统间的互动。惠廷顿根据此模型提炼了多专业合作的四个核心要素：①多专业合作以服务对象和照护者为中心；②通过人与人之间的信任建立共同愿景，同时又给专业角色和结构留有足够的灵活性，以实现多专业合作的创新发展；③各个专业共同承担责任以保证服务使用者自始至终都能获得引导和支持；④强调多学科团队和多组织参与所带来的整合服务的重要性。这些研究将多专业合作视为一个整体，提出"整体大于部分"的假设，并尝试分析这个整体的组成方式和关联机制。

（2）组织理论是多门学科广泛使用且具有实证主义基础的理论流派，关注组织之间的官僚主义、管理、结构和等级（Crowther，Green，2004）。韦斯特等人（West et al.，1998，转引自 D'amour et al.，2005）运用组织理论搭建健康照顾中的多专业团队模式，他们关注多专业合作的团队效能（Team Effectiveness），详细介绍了影响多专业团队效能的几个关键环节：①输入，包括任务、团队组成、文化背景和组织背景；②过程，包括领导、沟通和共同决策；③输出，包括表现（Performance）、创新、幸福（Well-Being）和可行性。这一模式被一些学者用来研究英国国家健康系统（Nationl Health System）中各个组织的运行情况，分析这些组织的福利产出和相关团队开展工作的利弊条件。这一模式还被用于评估癌症多专业团队，证明多专业团队的工作是增效和革新的，同时也得出个人参与多专业合作可以减轻部分压力的结论（D'amour et al.，2005）。

组织理论除了被用于研究多专业合作的团队效能，也被用于分析多专业合作的结构模型，这个模型包括四个维度：①目标，涉及共同目标的制定和达成，以及不同专业对合作的不同定义和期待；②归属感，关注专业之间的相互依赖关系，以及如何管理这种相互依赖关系，促使成员形成归属感、建立共同价值和信任关系；③形式，通过巩固结构加强多专业合作的规范性，特别是增强多专业团队的控制；④管理，包括核心领导层的管理、当地领导层的管理，以及各个层级之间的连通性（D'amour et al.，2005）。这些研究表明多专业合作的核心是团队效能，团队效能的实现依赖共同目标的设置、规范约束和科学管理等。

（3）社会交换理论的基本假设是通过分析人际互动来理解群体之间复杂的社会行为及行为背后的社会结构，它的基本概念是交换和谈判。交换的概念是指个体参与一个能为其带来某项利益的群体，作为报答，个人帮助群体达成它的目标。在交换概念的基础上，个人之间、个人和群体之间通过持续谈判以获取最佳利益、减少代价。在社会交换理论视角看来，多专业合作的本质是利益的分配和关系的调整（Loxey，1997），有学者用交换的概念来解释多专业合作为什么受实践者欢迎（Crawford，2012）。吉特林等人（Gitlin et al.，1994）运用社会交换理论分析多专业合作，建立多专业合作的参数模型，这个模型共有交换、谈判、创建信任的环境和角色区分等四个参数。这个模型把多专业合作分为五个阶段：①评估和设定目标，参与者分别检视他们的个人目标和所在机构的目标，评估是否需要多专业合作并核对多专业合作的投入产出比；②决定合作，团队成员见面、交流和谈判有关项目的想法，澄清角色并建立信任的环境；③识别资源和反思，再次评估参与多专业合作所需的资源以及多专业合作能带来的利益；④细化和执行任务，同时核对每个人的贡献；⑤评估和回馈，评估已有的实践成效和角色贡献，并尝试制定未来的合作目标。

综上，系统理论和组织理论分析多专业合作的组成方式和影响因素，社会交换理论则探索多专业合作的动机和一般过程，这些知识解释了不同专业、学科和组织以多专业合作的方式为服务对象提供服务时会发生什么以及他们应该如何开展服务，并有效识别哪些是有效的工作，哪些是无效的工作，为社会工作者参与多专业合作提供了实务指引（Crawford，2012）。这些理论将多专业合作视为一个客观存在的实体，不同专业基于服务对象的多元需求组建多专业团队，强调多专业合作的本质是不同专业人员之间的分工合作，并认为加强团队建设是提升多专业合作成效的关键（D'amour et al.，2005），多专业合作是一个可以预估、组建、管理和评估的过程（Leathard，2004：285）。

但是也有学者认为这些实证主义取向也存在一些不足之处：①实证主义虽然关注多专业合作的过程，但是它只关注一般性过程，即多专业合作作为一种服务过程，共有几个阶段，却不关注实践过程中专业之间、服务对象与专业成员之间等主体间的互动（D'amour et al.，2005）。②实证主义强调多专业合作的科学性和规范性，却忽视多专业合作中的专业成员的主动性对多专业合作的影响（Payne，2006）。③实证主义主张加强团队管理来提升团队效能，但是对多专业团队中各个成员的权力分配与使用缺乏关注（Xyrichis，Lowton，2008），而权力和专业文化是影响多专业合作的重要因素（Barrett，Keeping，2005）。

第二，而在建构主义视角下，多专业合作作为一个被社会建构的概念，充满不确定性和主观性。首先，社会建构论对习以为常的知识持批判的立场，它认为知识是在持续的社会互动和社会过程中建构、解构和重构的（Gergen，2009）。因此，不少学者提出对于多专业合作实践而言，重要的不是多专业合作的相关知识，而是参与其中的人是如何体验、理解并参与多专业合作的。在这样的视角下，参与者的个人经验、角色期待和专业身份认同成为研究的焦点。例如，金和罗斯（2003）根据社会建构理论研究多专业健康照顾中社会工作者的专业身份认同，他们认为专业身份不是一个由组织设定的固有标签，而是一个动态的概念，形成于参与者之间的互动和关联的过程。当然，专业身份也不是一个人的任意理解，它的形成也与其所在的专业密切相关，如每个专业的专业规范和专业价值观。同样，佩恩（2006）在他的研究中发现，专业身份认同是个人认同和集体认同互动的结果，专业成员在多专业团队互动中重新审视自己的专业知识，并建构一个新的专业身份。

建构主义除了关注实践，也注重分析实践中的语言和话语体系，其中福柯的"话语分析"（Discourse）和"规训"（Surveillance）的观点为理解权力如何建构人们的日常生活提出重要的见解，也常被研究者用于探索多专业合作。根据福柯（Foucault，1972）的观点，掌握话语权力的主流团体以知识为工具，通过话语建构某种文化，包括它的语言和个人在文化中的行为表现。"规训"则被用于维持这套话语，即通过规训和自我规训使个体得以顺从某套话语。

第三，批判理论下有关多专业合作的理论和视角，包括专业化和反思性实践等，具体体现在以下两点。

（1）专业化。与关注专业的功能、普遍性和中立性的相关研究有所不同，弗雷德逊（Freidson，1994）将专业界定为一个有限的职业群体，在这个群体中个体拥有共同的知识和制度属性。各个专业通过专业化（Professionalisation）的过程，建立专业间的壁垒，区分于其他专业，以保护自己专业已有的专业知识和专业地位，进而帮助成员有效地获取经济回报和提升地位。为了达成这一目标，专业群体制定、实施和维护专业规则和专业标准，当其他专业企图侵占他们的专业地位时，就会出现专业之间的张力。比如本项研究中，社会工作、医疗和护理都有它们的专业化过程，并且它们的专业化进程不同。医疗专业最早实现专业化，医生具有诊断和开处方的能力和资格，而护理和社会工作等专业常被认为处于半专业化阶段，这样形成了团队中不同的专业等级，其中医疗在这些专业中具有最高的声望。不同的专业都倾向于保护自己的专业知识和专业地位。这些理论视角被运用于理解为什么多专业教育活动中会出现摩擦（Connolly，1995）。也有学者用它去探索心脏护理多专业团队中如何保持专业界限（Sanders，Harrison，2008）。

（2）反思性实践。肖恩（Donald Schön，1983）的反思实践（Reflective Practice）强调社会实践的复杂性、不确定性、不稳定性、独特性和时常发生价值冲突的特点以及"行动中认识"（Knowing-In-Action）的学习要求。在克拉克（Clark，2002）看来，团队成员必须成为"反思性实践者"（Reflective Practitioner）才能更好地参与多专业实践。他认为团队成员在传统的专业教育中已经形成每个专业的认知模式和专业价值观，如团队成员如何理解其他专业定义和解决问题的方式，团队成员如何评价其他专业的价值等，这些才是多专业合作的真正阻碍，都将直接影响他（她）如何与其他成员合作。因此，克拉克（2002）主张多专业合作中应该开展反思性实践训练，希望实践者通过反思，整合个人经验和理论知识以生产专业知识，同时有效识别出自身与他者的关联，并找到自己在多专业实践中的特殊位置，通过反思把其他专业的知识整合到临床决策过程（Clinical Decision Making）。

（七）多专业合作在实践和研究中的局限

1. 多专业合作在实践中遇到的困难

不少研究表明通过多专业合作模式能够集中多个专业的优势和资源，合力解决单一专业无法完成的问题，不仅能满足服务对象的多元需求，同时也能提高服务成效，减少服务资源浪费（Lemieuxcharles，Mcguire，2006；Minkman et al.，2011）。但是由于不同专业都有自己的专业知识、专业术语和专业地位等，他们的知识基础和实践方式短时间内很难发生改变，有些专业甚至把多专业合作视为挑战他们专业地位的威胁（Pohjola，Korhonen，2014）。这些因素导致多专业合作在实践操作层面仍存在不少困难（Bemak，2000；Bronstein，2003；Mellin et al.，2010），具体体现在以下四个方面。

（1）专业团队成员之间沟通不畅。这个问题主要体现在多专业合作中的专业团队成员，由于缺乏对彼此的了解，及在沟通过程中过度使用专业术语等，造成团队成员在沟通过程中难以理解彼此的信息，产生信息误解，甚至是一些专业对其他专业的刻板印象等，使多专业合作服务难以整合，降低多专业合作的效率（何淑萍等，2008）。此外，由于每个专业团队成员所接受的专业教育不同，他们对服务对象的服务需求的界定也不一定相同，导致专业团队成员在评估服务对象的需求和做出服务决策时出现分歧，使他们的合作难以为继（Widmark et al.，2011）。

（2）专业团队成员之间角色混乱和角色模糊。虽然专业团队拥有共同的目标和职责，但是由于专业间的价值和基础理论不同，以及专业间缺乏彼此的专业知识等，导致专业团队成员之间出现角色混乱或角色模糊的现象。例如，在精神健康领域，精神科医生与病人之间的关系是自上对下的，是专家式的，而社会工作者则遵循案主自决原则，提倡与病人之间应该建立平等的陪伴关系，这种不一致，使得精神科医生很难理解社会工作者在精神健康服务中的身份定位，给社会工作者在团队中的深入发展带来了根本性的威胁（Bailey，2012）。另外，近年来，医生与护理员的教育逐渐从传统的医疗模式转向社会心理模式（周原瑾，2016），越来越多的医护人员也开始关注病人的心理社会需求，使得心理社会部分不是社会工作者所独有的。这一转向造成社会工作者与医护之间的身份重叠或角色模糊现象，再加上医务社会工作者缺乏基础医学知识，因此，社会工作者在多专业合作中容易被其他专业忽略（尤幸玲，1993；林秋莹，2014），或者容易被其他的专业人员（如有经验的护士等）所代替（高万红等，2017）。在健康和社会照护团队中，团队成员们经常不清楚自己在团队中的专业角色，不知道如何定义自己在服务中所承担的责任，使多专业团队效率大大降低（King，Rose，2003）。

（3）专业之间的矛盾和冲突。社会问题的复杂性使专业之间的联系加强，在日常工作场景中已经有不少多专业合作的要求，但是每个专业都有他们自己的专业化和职业化过程，且形成了各自的专业体系和专业组织，专业之间具有明确的界限，这些专业界限使专业之间经常出现矛盾和冲突（D'amour et al.，2005）。另外，由于不同专业在团队中的权力分布大不相同，及不同专业在同一活动中可能存在竞争关系，导致大部分的多专业团队合作无法实现合作目标，一句简单的"合作关系"带不来更有效的合作成果（Lymbery，2006）。

在林伯里（Lymbery，2006）的观察研究中，他发现社会工作者在实践中容易被强势的团队成员（如医生）重新定义和控制自己的专业实践属性，社会工作者也面临被其他相近专业（如护士和职业治疗师）代替的风险。此外，部分管理者基于对社会工作专业的狭义理解，甚至认为没有必要在团队中设置社会工作专业。

（4）服务不及时或难以整合。罗兰等人（Roland et al.，2012）通过对英国整合照护服务试点的跟踪研究发现，环境也是影响多专业合作效率的重要因素，包括公共服务的官僚主义、资源分配不合理和组织文化差异所带来的阻碍，这些因素容易造成多专业合作服务不及时或难以整合。具体而言，公共服务的官僚主义是指在一些公共服务部门由于繁杂的申请手续和漫长的审批过程使一些专业服务无法及时进行，错过时机，还有资金申请拖延和组织人员的变动等，使服务无法有效持续。资源分配不合理是指团队中的工作人员必须优先处理共同的任务才能获得其中的资源，他们不得不为此放下手头工作或者额外加大工作量，参与多专业合作的动力因此减小。最后，组织文化差异所带来的阻碍是指多专业团队的成员来自不同的组织，有些组织间的文化存在不小的差异，使这些成员来到团队之后，对彼此感到陌生，有时甚至互相责备，缺乏归属感，这些都影响多专业团队的整合。

2. 多专业合作研究的不足及其改进策略

另外，不少学者反思多专业合作的研究现状，指出现有的研究存在以下不足之处：①在研究焦点上，已有研究集中讨论多专业合作的服务形式，包括多专业合作的组成部分和能够取得的成果（Outcomes），却没有深入研究具体的实践过程，特别是缺乏对多专业合作中几个重要环节的剖析，如服务的提供方式、团队的沟通方式、决策过程和评估过程等，这些环节恰恰是提升多专业合作成效的关键（Petri，2010；Schepman et al.，2015）。②在研究方式上，多数研究采纳横剖研究的方式。有学者指出多专业合作机制的搭建和成效的呈现是一个具体的过程，他们建议围绕多专业合作过程开展纵向研究（Schepman et al.，2015）。③在研究目的上，现有研究集中描述多专业合作的现象，并没有深入探索能够解释多专业合作的理论（Crawford，2012）。④最后，如何通过科学研究来检验多专业合作带来的直接成效，进而证明多专业合作的必要性，也是已有研究所要面临的重要挑战（Schepman et al.，2015）。

综上，通过整理多专业合作的相关文献发现，多专业合作作为一种多元复杂的社会现象，团队成员的专业身份认同这个关键概念始终贯穿多专业合作的发展历程。当不同的团队成员走在一起时，首先要面对的问题是自己是谁、能在团队中做什么以及自己的专业位置在哪里。接着，在团队工作中，原有的专业身份认同可能会给专业团队工作带来潜在的威胁，如不同专业的价值观对问题的不同理解可能造成团队分歧，早已形成的专业界限可能成为团队冲突的引爆点，尤其是在当今强调竞争和专业地位的现代专业体系，专业身份认同处理不当会带来更多的矛盾（King，Rose，2003）。梅林等人（Mellin et al.，2010）也指出如果在多专业合作中不能区分各团队成员的专业身份，容易造成团队成员的角色混乱和责任模糊、专业间的权力和地位冲突或矛盾，甚至成员之间已有的刻板印象也会降低多专业合作的效率。

四、国内外老人长期照护服务研究

老人长期照护服务是一项"持续照护"，长期照护模式需要多元主体合作，其中护理员和社会工作者等专业之间的沟通合作是长期照护服务的重要一环（丁一，2014）。

（一）老人长期照护

"长期照护"直译于英文的"Long-Term Care"，也常被译为"长期照料"和"长期护理"等（曹艳春，王建云，2013）。根据徐震等人（2014）的定义，"长期照护"是指针对因慢性或永久的生理或精神障碍导致无法行使日常生活功能的个人，提供长期性的专业与非专业的照护服务，包括个人生活照护服务和医疗护理服务等，一般的照护期限至少为 6 个月（戴卫东，2011）。从照护对象的特点来看，主要是指患有身体疾病或心理疾病，具有功能障碍，需要长期提供照料服务等特征的人群（曹艳春，王建云，2013），可以包括老人、特殊儿童和精神障碍者等任何年龄段的人（孙楚凡，杜娟，2012）。但是，具有此类特征的人群多数为失能老人，所以国内许多有关长期照护的研究都是以老人为主（戴卫东，2011），本研究也聚焦于讨论老人长期照护。

从对象类型来看，老人长期照护以失能老人及慢性病老人为主体，通常根据日常生活自理能力（Activities of Daily Living）或工具性日常生活能力（Instrumental Activities of Daily Living）进行生活自理能力的评级。老人的自理能力一般分为轻度障碍、中度障碍和重度障碍三个级别（尹尚菁等，2012）。

从照护需求来看，需要长期照护的老人，首先面临的是生理衰退、疾病困扰，需要医疗和护理照护（吴蓓等，2007）。除生理需求外，老人在经济保障、休闲娱乐、社区参与、居住环境及安全、心理及社会适应等方面都有不同程度的需求（徐震等，2014）。

从照护内容来看，有学者根据老人长期照护的服务需求，将长期照护的内容分为两大类：医疗护理照护和日常生活照护（邬沧萍，2001）。具体内容又可以分为个人日常起居照护、健康照料、看护服务、居住服务、康复护理和训练、以咨询和精神慰藉为主的社会心理服务及临终关怀等（蔡菲菲等，2014）。

从服务类型来看，老人长期照护服务主要分为由家庭提供的非正式服务和由政府、机构及其他人员提供的正式服务，正式服务又可分为机构服务、社区服务和居家式服务（徐震等，2014；曹艳春，王建云，2013）。家庭服务是指由家庭提供的，包括由家人、亲戚或者雇佣保姆提供的照护性服务。目前我国的老人长期照护模式仍是以家庭照护服务为主，但面临现代家庭的照护功能弱化和失能老人人数不断增长的困境。因此，国家除了加大对养老机构和床位的扶持外，更在大力发展社区服务和居家服务。社区服务和居家服务一方面迎合家庭养老的传统观念，保留家庭照护的基本功能，另一方面也能最大限度地使用社区和家庭资源，以减小政府及社会的养老支出，具有机构养老无可比拟的优势。

（二）国外老人长期照护服务

已有的研究通常集中介绍发达国家的老人长期照护服务模式，并且受不同国家的家庭文化和国民对政府的态度等因素的影响，发达国家的老人长期照护模式又可以分为东亚发达国家模式和欧美发达国家模式。

1. 东亚发达国家模式

受儒家思想的影响，特别是在孝文化的倡导下，日本和韩国两国在老龄化社会到来之前一直依赖以家庭照护为主的非正式照护。但是随着家庭结构的变化以及女性工作权利的获得，家庭的照护功能逐渐弱化（丁一，2014），同时随着老龄化进程的加快，老人照护服务需求迅速增长，单一的家庭照护模式已经无法因应。因此，日本于 2000 年开始实施长期照护保险制度（Campbell，Ikegami，2000），希望建构一套由社会共同分担照护责任的体系，居家式的照护服务、社区式的照护服务以及以养老院、护理院为依托的机构服务开始成为老人长期照护服务体系的一部分（叶至诚，2012）。

2. 欧美发达国家模式

受个人主义价值观的影响，在老龄化社会早期，以瑞典、英国、德国和美国为代表的欧美发达国家采纳机构服务为主的正式照护。例如，瑞典强调照护人民是国家的责任，几乎完全以国家税收支付老人长期照护服务所产生的费用，以机构服务为主体，并且早期的服务几乎全由医疗体系提供（Meagher，Szebehely，2013）。但是随着失能老人数量的增加，这些国家面临财政负担过重、机构服务非人性化、专业照护人手不足以及照护服务质量不高等危机。为了应对这些危机，以及受到福利多元主义理论和"去机构化"等理念的启发，这些国家开始不同程度地发展多元供给模式，其中社区照护和有偿的家庭照护成为老人长期照护服务体系中一部分（丁一，2014）。特别是英国从 20 世纪 80 年代开始盛行的"社区照护"（Community Care）成为发达国家应对老龄化的新模式，主张"老人尽可能在家中或类似家庭的环境中过着正常的生活"（诺兰等，2004），并且把社会工作者、护理员和医生等团队成员纳入社区照护体系（叶至诚，2012）。根据世界卫生组织（WHO）的统计，在多数经合组织（OECD）国家中，一半到四分之三的老人选择在家中和所在社区接受老人长期照护服务（WHO，2015）。

综上，由于深受社会经济发展水平和家庭文化等因素的影响，各国在老龄化社会早期形成了各具特色的老人长期照护模式，东亚国家侧重家庭照护，欧美国家倾向机构照护。但是随着老龄化进程的加快，各国的老人长期照护模式开始从单类型转向多类型，囊括机构式、社区式和居家式等多类型服务成为目前发达国家主推的模式，并且社区式和居家式的照护模式在老人长期照护服务体系中的比重不断增加。

另外，一些研究者指出，发达国家在建构老人长期照护模式的过程中通常会遇到以下三个方面的挑战：①照护服务人员的质量参差不齐，其中大部分人员缺乏专业训练和支持（Hennessy，John，1996），另外照护人员数量不足也已经成为普遍现象（徐震等，2014）；②老人长期照护服务出现赤字财政（WHO，2015）；③老人长期照护服务的质量让人担忧，既包括虐待老人（Post et al.，2010）、无视老人的尊严（Joshi，Flaherty，2005）等服务过程中出现的问题，也包括老人长期照护服务分散于不同的行政单位和服务系统中（Willemse et al.，2015），时常出现资源浪费或服务断层等管理层面的问题（叶至诚，2012）。

面对这些挑战，世界卫生组织（WHO，2015）指出，需要同时从个人、家庭、社会和国家等层面加以努力：①国家和社会需要意识到老人长期照护服是政府和社会共同面临的挑战，整合服务是革命性的发展目标；②做好整合服务，需要遵守"老人能及时和充分获取所需的服务、尊重老人的权利和人格、提升老人的内在能力、平等对待各类照护者、政府始终负责管理工作"等基本原则；③通过完善的评估机制和服务系统让老人在"最适合的地方"（The Right Place）度过老年生活；④为不同层次的照护者提供必要的训练和社会支持，如为家庭照护者提供照护训练和给无收入的照护者提供经济支持、向社会工作者和护理员提供专业训练和专业认证等；⑤开展个案管理以及加强家庭照护者和专业照护者之间的合作力度；⑥确保可持续的、公平的财政支持。

（三）我国老人长期照护服务

自1999年我国步入老龄化社会以来，人口老龄化程度不断加深，失能老人数量持续增加。根据国家卫计委等部门的预测，到2020年，我国的老龄人口将达到2.55亿左右，失能和部分失能老人人数也将逼近4700万人。为了应对老龄化和高龄化人口结构所带来的各种社会问题，国内学术界及实务界无不积极推动老人长期照护服务的相关研究和实务发展。

国内有关老人长期照护的研究最早是在临床照护领域，一些医护人员针对具有长期照护需求的老人所面临的生理问题，总结了生理照护中的有效经验，如褥疮的处理（谭富生，1988）、老人呼吸道护理（潘显光等，1991）等。在这个阶段，受当时的社会经济水平的影响，老人长期照护服务需求主要体现在医疗和护理等生理层面，其他层面的需求并不明显。

随着 2000 年我国正式步入老龄化社会，面对逐年增加的老龄人口和高龄人口，我国老人长期照护需求日益凸显，一些学者开始关注我国老年长期护理保险制度的建立（丁继红，2015；荆涛，2010；马鸿杰等，2007；荆涛，2007；耿蕾，2005）。在这些研究中，他们指出，虽然我国目前还没建立完善的长期照护制度，但依据西方国家"立法先行"的路径，我国具有长期照护保险的立法需求、机构运营的立法需求和长期照护从业人员的立法需求（曹艳春等，2013）。其中部分学者一方面分析我国建立长期护理保险制度的可行性和必要性，另一方面通过介绍美国、日本和德国等国家的长期护理模式，为我国老人长期照护保险模式的初步建构提供经验借鉴（鲁於等，2016；彭荣，2009）。这些研究从政策立法等宏观层面探索老人长期照护制度，表明老人长期照护服务已经成为社会发展所必须面临的一大挑战。

接着，一些学者开始关注城市老人长期照护服务体系的建立，一方面从我国的具体情况出发，分析我国老人长期照护体系的现状及困难（胡宏伟等，2015；唐咏等，2013；戴卫东，2011；李建平等，2009；吴蓓等，2007），另一方面梳理和介绍欧美国家、日本及中国港台地区的老人长期照护的模式及经验，希望为国内老人长期照护服务体系的建立提供有益的借鉴（周春山等，2015；吕学静等，2014；任莛等，2014；曹艳春等，2013；张晓青等，2011；尹尚菁等，2012）。

从 2005 年开始，我国在北京、上海和广州等经济水平较高的城市开展首批社区居家养老服务试点工作，探索符合我国基本国情的养老方式。2013 年 7 月新修订的《中华人民共和国老年人权益保障法》明确提出"国家建立和完善以居家为基础、社区为依托、机构为支撑的社会养老服务体系"。这一举措在国家政策法规的宏观层面提出"让生活照料、医疗护理、精神慰藉和紧急救援等养老服务覆盖所有居家老年人"的体制目标，明确了社区居家养老服务是我国政府解决养老问题的主要方式，老人长期照护服务是其中的重要组成部分

（隋玉杰等，2016）。

随着居家养老服务的推广，学术界也对此展开大量讨论，内容包括居家养老服务的内容界定、功能介绍、存在的问题以及相关的应对策略等。祁峰（2010）综合已有研究对居家养老服务概念的讨论，总结出社区居家养老服务是以家庭养老为主、社会养老为辅，由个人、家庭、社会和政府共同参与的现代养老方式，该方式以政府政策为保证、以居家养老为形式并以社区服务为依托。陈伟（2012）通过对比英国的社区照护模式指出，国内的社区居家养老服务是指政府和社会融合老人的日常生活、医疗护理、精神慰藉等几大需求，将医疗护理及日常生活照料等服务输送到老人家里及所在社区的服务方式。童星（2015）则认为，社区居家养老服务是以社区为平台和纽带，有机衔接家庭和机构，以上门服务和社区日托为主要形式，并引入养老机构专业化服务的社会化养老模式。这些概念虽各有侧重，但共同表明社区居家养老服务具有以老人发展需求为导向、多元主体共同参与以及服务尽量不脱离家庭和所在社区等基本特征。

对于社区居家养老服务的功能介绍，不同的学者有不同的侧重。敬义嘉、陈若静（2009）提出社区居家养老服务整合了社会、市场、政府、社区和家庭的养老功能，具有资源高度集中、服务效率高、资本和空间需求小、灵活多样以及简便易行等优点。罗楠等（2012）通过对比传统的养老方式，认为居家养老服务能有效结合家庭养老、社区养老和机构养老服务的优势，是一种实现资源共享的新模式。陈娜等（2017）基于我国养老服务供给明显滞后的现状和已有的成功经验，得出社区居家养老服务能有效整合社会资源和改善老人生命质量的结论。

综上，虽然我国没有像发达国家那样建立一套完善的政策法规来推行老人长期照护服务，但是社区居家养老服务已经成为解决我国老人长期照护服务需求的重要方式。社区居家养老服务借助基层组织（街道、社区等）的监管，由社会工作机构、志愿者组织、卫生服务中心等机构或组织共同参与，开展能够满足老人的日常生活、医疗护理、精神慰藉等几大需求的综合服务（陈伟，2012）。

　　然而，这套服务是一个内容复杂、涉及部门较多的综合体系。它不仅涉及预防、医疗、康复、护理和心理等多学科的知识，同时在服务过程中会涉及不同的系统，包括家庭、邻里、社区、医院、康复中心、心理咨询机构和一些非营利组织等。就我国目前发展状况来看，这些系统的现行方式是根据老人的问题各自提供服务，系统之间的沟通很少，这样的状况造成服务重叠或者资源浪费等相关问题层出不穷（黄少宽，2013）。陈鹏宇（2016）也指出政府管理体系带来服务碎片化的问题，即养老院隶属民政部门，医疗机构隶属卫生部门，这样的管理分割让老人服务无法整合。

　　针对这种情况，有的学者提倡建立多专业团队，由不同专业的工作人员以多专业团队的方式，为社区具有长期照护需求的老人开展综合评估、设计并实施服务方案（梅陈玉婵等，2009）。这些团队成员包括医师、护士、营养师、物理治疗师和社会工作者等（蔡菲菲等，2014；张玲芝，2014；陈丽芳等，2013）。

（四）社会工作与社区居家养老服务

　　随着我国社会工作专业化和职业化水平的不断提高，社会工作逐渐成为社区居家养老服务中一股不可忽视的专业力量。学术界也积极开展社会工作介入社区居家养老服务的相关研究，一方面总结社会工作在社区居家养老服务中的作用，一方面介绍社会工作与社区居家养老服务的结合方式。

　　陈钟林（2009）认为社会工作者对社区居家养老服务的作用体现在四个方面：①根据老人的需求提供直接或间接的服务；②结合老人、家庭和社区等主体的具体情况，提出合理的政策建议；③关注老人及其家庭的能力建设；④在服务过程中发挥沟通协调作用。谭卫华等（2011）结合我国对社会工作的职业定位以及福建省居家养老服务发展状况，指出社会工作介入社区居家养老服务既可以提升养老服务的专业性，又可以拓展社会工作的服务领域，社会工作在其中的作用包括：①整合力量，拓宽养老服务供给渠道；②更新观念，提倡养老服务专业化；③整合队伍，推行服务人员正规化。类似的研究结果还表明社会工作的介入能强化家庭养老的服务功能（赵丽宏，2011）和有效提升社区居家养老服务的质量（廖鸿冰等，2014）。

如何结合社会工作与社区居家养老服务是社会工作实务工作者和学术工作者关注的另外一个焦点。有学者结合具体案例探索个案工作、小组工作和社区工作等社会工作专业方法在介入过程中的具体运用（许艳丽，2015；付再学，2007）。有学者根据具体实践提炼我国社会工作与居家养老服务相结合的有效模式，如政府与社会工作机构合作供给的居家养老模式（廖敏，2015）。有学者阐述社会工作介入社区居家养老服务过程中的理论依据，如增能社会工作理论（戴诗，2014）、优势视角（张秀君，2010）和批判理论（陈伟等，2012）等。

值得注意的是，社会工作者在介入居家养老服务的过程中常常遇到"错位""缺位"等问题，社会工作者在居家养老服务中始终没有清楚的角色界定和专业边界（隋玉杰等，2016），缺乏专业身份认同和专业服务基础不足成为社会工作者在社区居家养老服务过程中开展专业服务的主要困扰。

五、小结

通过回顾国外老人长期照护服务的发展状况和我国老人长期照护服务的发展历程发现，随着老龄化和高龄化进程的加速以及家庭照护功能的弱化，各国老人长期照护模式开始由单类型变成多类型。其中社区居家养老服务已经成为解决我国老人长期照护服务需求的重要方式。由于这种服务模式是一个内容复杂、涉及部门较多的综合体系，不少学者建议以多专业团队的方式提供服务，社会工作者作为多专业团队中的一员参与其中。但是不少研究发现社会工作者在这个过程中常常遇到"错位"或者"缺位"的问题，专业身份认同缺乏、专业服务基础不足成为社会工作者在老人长期照护多专业团队中开展专业服务的主要困扰。然而国内有关这方面的研究还很少，尤其是对多专业合作中社会工作者的工作内容、服务功能和服务逻辑的研究鲜有涉足。

不过，国外学术界对多专业合作现象已经有了一些研究成果。研究者通过文献回顾，梳理了多专业合作的由来、基本要素、主要载体、影响因素以及现有实践和已有研究的不足等基本内容，为本研究的开展提供了一些研究基础。同时，研究者发现，"专业身份认同"这个核心概念始终贯穿多专业合作过程，探索团队成员在多专业合作中的专业身份认同成为理解多专业合作的关键。有关社会工作的专业身份认同研究一直是理解社会工作专业性和拓展社会工作学科内涵的重要途径。因此，本研究决定围绕专业身份认同这条主线来探索老人长期照护服务领域的多专业合作现象。但是在这个过程中，我们也需要注意西方国家中有关多专业合作的论述是否符合我国的具体国情，西方社会工作者在他们的多专业合作实践中出现的问题是否也会出现在我国。这些问题都需要研究者在研究过程中加以批判性的思考。

值得注意的是，专业身份认同是一个内涵丰富的概念，虽然可以从不同的路径来解释社会工作者的专业身份认同，但情境性和互动性始终是分析专业身份认同的基础。因此，本研究在探讨社会工作者的专业身份认同时必须结合多专业合作的互动过程以及本土的文化情境。

第二章 研究设计

第一节 理论框架

本研究的焦点是社会工作者在老人长期照护多专业团队中的专业身份认同，是其在此团队中对"社会工作者是谁"的认知、判断和建构。这个过程不仅包括社会工作者在多专业团队中对专业自我的感知和定义、对自身如何区别于其他专业的判断，也包括其他团队成员对社会工作者的专业定位和角色期待，以及社会工作者在团队中逐渐被认识和接纳的过程。这是社会工作者与多专业团队及与其相关的各个系统间持续协调和适应的过程，而不是单一系统或单个因素影响下的结果。

因此，研究者选取关注多元系统间互动交流的生态系统视角（Ecological Systems Perspective）作为本项研究的理论框架。依据这样的研究视角，本研究将社会工作者视为生态系统视角中所指涉的个人，社会工作者在多专业团队中建构专业身份认同的过程，是其与多专业团队的相关系统不断交流（Transaction）和适应（Adaptation）的过程。

一、生态系统视角的来源与发展

生态系统视角是20世纪70年代迅速发展起来的社会工作实务理论，它主张服务对象所经历的困境不是由个人的病态或者性格的缺陷所决定的，而是服务对象在"生活中的问题"（Problems in Living）（宋丽玉等，2008）。生态系统视角的出现，一方面是为了修正心理动力学理论等观点中"社会"的缺失，另一方面，该视角以人和环境之间的互动关系为核心特质，符合社会工作"人在情境中"（Person in Environment）的基本原则。整体而言，它作为一个开放性的理论系统，在发展过程中不断融合有关人类发展和社会工作实务的理论，最终形成自身的理论框架。

早在 20 世纪初，社会工作专业的先驱之一，玛丽·里士满（Mary Richmond）就已经意识到环境对个人社会功能的影响，她主张社会工作者的任务之一就是诊断服务对象与环境之间的互动问题，在注重个人改变的同时，不忽视社会环境的作用（Dubios，Miley，2002，转引自童敏，2009a）。同样，另外一位社会工作专业的先驱，简·亚当斯（Jane Addams）在其领导的睦邻组织运动中，也强调环境对个人的影响，并且主张以社会变革为核心的社区服务模式来改善个人与家庭的生活（童敏，2009a）。显然，在社会工作专业化发展初期，社会工作者就已经主张同时从个人和环境两个方面来开展社会工作专业服务。

然而，在 20 世纪 20 年代到 60 年代期间，随着心理动力学理论在社会工作实务中的运用，这样关注个人和环境的发展理念并没有成为社会工作者们共同认可的知识基础（Pardeck，1988）。心理取向的个案治疗模式逐渐成为社会工作服务实践的主流。多数社会工作服务只关注服务对象个人，虽然服务过程中仍然会考虑一些环境因素，但仅仅是分析个人对社会情境的反应，并不关注情境自身，忽视社会变革以及社会环境的改变（Payne，1997）。

上述这样偏离社会工作专业发展初期的基本服务框架的状况直到 20 世纪 70 年代才有真正意义上的改变。在 20 世纪 60、70 年代兴起的黑人民权运动、同性恋争权运动和女性主义等新社会运动的影响下，社会工作者们开始反思治疗为主的专业化发展方向，认为以往把个人和环境分离的干预策略无法真正解决服务对象的具体问题（童敏，2009a）。同时，社会工作的专业实践环境也发生了改变，在美国（20 世纪 50 年代）和英国（20 世纪 60 年代），不同的社会服务部门已经逐步从单独设置走向合并（Payne，1997）。以英国为例，英国的社会服务部门由原来的独立设置走向整合，把儿童服务、精神健康服务和医疗照护服务等统一纳入健康照顾部门，社会工作者作为健康照顾部门的工作人员，不再仅仅为儿童或者精神障碍者等单一人群服务，这样的改变要求社会工作者整合不同人群和不同专业之间的服务（Howe，2009）。

因此，在 20 世纪 70 年代之后，越来越多的社会工作者开始强调个人与环境间的双重聚焦（Dual Focus）（卓彩琴，2013），重新注重环境在专业服务中的重要性。特别是随着一般系统理论在社会工作服务领域的推广，使社会工作者关注个人与环境的互动关系，如在家庭治疗中，主张从家庭整体出发，分析服务对象与家人及重要他人之间的人际关系和沟通模式，而不只停留在个人内在的心理分析；同时注重对当下情境的判断和分析，而不只关注过去的情境（Howe，2009）。一般系统理论的核心观点包括系统的开放性与封闭性、系统间的相互作用和分层连接以及系统的动态平衡状态。这些观点为生态系统视角的发展提供了概念基础（Wakefield，1996），同时启发社会工作者注意从社会情境层面理解服务对象的问题并寻求解决问题的方案（Payne，1997）。

但一般系统理论的用词比较生涩，系统概念过于抽象和复杂，这些原因导致该理论在社会工作实务领域的操作性不强（Payne，1997）。为了克服这些局限，社会工作者们在一般系统理论基础上逐渐发展出生态系统视角。与一般系统理论相比，生态系统视角聚焦人与环境之间的调适能力（goodness of fit），并更加注重实践环节。心理学家布朗芬布伦纳（Bronfrenbrenner，1979）指出，一般系统理论过于强调系统的作用，而忽视了个人对系统的影响。他认为个体并不是一块可以任由环境影响的白板。相反，个体是一个成长的动态实体，既受所在环境的影响，同时也会反过来影响其所在的环境。此外，环境的影响不只是单一和当下情境中的微系统互动，也包括各系统间的互动，是一个同心构造，包括微系统、中系统和宏系统等不同层次，一个系统的改变会带动其他系统的改变（Bronfrenbrenner，1979）。布朗芬布伦纳的这些观点很快被用于儿童和家庭社会工作实践中（Howe，2009）。

到了 20 世纪 80 年代，杰曼和吉特曼（Germain，Gitterman，1980）、迈耶（Meyer，1983）等社会工作学者根据已有的理论和社会工作实践的具体情境，建构了一个综合性的生态系统视角。他们主张社会工作者应该将服务对象放置到生活空间（Life Space），重视个人的生活经验、发展时期、生活空间和生态资源分布（宋丽玉等，2008）。这些观点在社会工作实务界和学术界受到广泛关注，曾经一度有学者认为生态系统视角可以作为一个纲领性的理论，整合社会工作学科的其他具体实践理论。但韦克菲尔德（Wakefield，1996）从临床实践和概念的重要性两个角度出发，认为生态系统视角仅仅是一些概念和主张，社会工作者在专业实践中仍需要借助其他领域的实践理论来分析问题和指导实践。

在 20 世纪 90 年代初期，生态系统视角进一步吸收 "生态社会视角" （The Eco-social Perspective） "深度生态学" （Deep Ecology） 等理论，更加重视文化、政治、历史和政策制度等多元因素对个人的影响。另外，生态女性主义 （Ecofeminism Perspectives） 对二元对立论的批判也为社会工作者理解人和环境间的关系提供了新的角度 （Germain，Gitterman，2008）。这些新视角加深了社会工作者对人和环境之间交流的理解，进一步发展和完善了生态系统视角。这一阶段的生态系统视角与早期的生态系统视角相比，更加注重复杂的社会结构、社会文化和环境对个人生活的影响，强调人与环境在循环的因果转变中相互调适。

综上，本研究把生态系统视角发展历程概括为两个阶段：①基于一般系统理论的生态系统视角；②吸收社会生态学等理论后的生态系统视角。

二、基于一般系统理论的生态系统视角

开始阶段的生态系统视角可被理解为一种同时关注个人和环境的问题分析视角，主张分析人和环境之间的互动关系。布朗芬布伦纳 （1979） 认为个人的行为深受周围环境的影响，他在《人类发展生态学》这本书中把个人所在的环境看成是一个层层关联的巢状结构 （Nest Structures），并把这样的巢状结构分成四个层次：①微系统 （Microsystem），是指发展中的个人直接接触的系统，具体指在当下情境中发生的互动关系。例如，对于一个儿童来说，他所在的微系统包括他的家庭、学校和邻居等。②中系统 （Mesosystem） 是指包括发展中的个人在内，两个以上的微系统间的互动关系。同样以儿童为例，家庭与学校间的互动，家庭与邻居间的互动，都是他所处的中系统，既包括正式的沟通，也包括非正式的沟通。③宏系统 （Macrosystem） 是指发展中的个人不直接参与，但是发生的事件会影响微系统的外围系统，例如，父母的工作单位、朋友圈，同学被其他人欺负，学校受到赞助等等，也包括一个更宏观的文

化环境、社会制度中发生关联。例如，东西方不同文化下的家庭结构、学校结构以及家庭与学校之间的关系都会有所不同。此外，布朗芬布伦纳还提出历时系统的概念，认为发展中的个人所关联的所有生态系统都会随着时间的变化而变化，强调各生态系统的变迁对个人发展的影响，如随着时间的变化，微系统中可能会有弟弟妹妹的出生、父母的离异等。

这样的分析视角把抽象的一般系统理论具体化和操作化，主张把人放在与其相关的不同层次系统中来分析人类行为的特征、影响因素及其结果，认为个人问题的发生并非仅受单一因素影响，而是与多个因素间的互动密切相关，它为理解和分析个人的行为和问题提供了简明的分析框架。依据这样的研究视角，很多社会工作者开始关注家庭成员之间相互影响的过程。例如，哈特曼（Hartman，1983）主张在家庭取向的社会工作实践中，利用家庭关系图（Genogram）来梳理个人的家庭关系，利用生态图（Eco-map）来描述和理解家庭与其他系统的互动关系及关系的强弱。

杰曼和吉特曼（1980）根据生态系统视角建构了社会工作实践模式——生命模式，其关注焦点在于个人和环境的互动过程。他们发现生活中每个人都在努力保持自己与周围环境之间的平衡。这一模式主张个人的成长来源于个人与环境之间的互惠性适应（Reciprocal Adaptation），即个人在环境中得到支持并实现发展，个人的发展反过来影响环境的改变，环境的改变又为个人下一步的发展提供支持，以此完成生命周期中每个阶段的发展。而一旦这样的互惠性适应遇到阻碍，个人就会感到压力，若无法应对，就会陷入困境。杰曼和吉特曼把这些压力来源分为三类：①生活转变（Life Transition），如伴随成长带来的改变、地位和角色的变化以及生活空间的调整等；②环境压力（Environmental Pressures），如不平等的机会、无回应的组织等；③人际过程（Interpersonal Processes），如被剥夺、不一致的期待等。当然，并不是所有的压力来源都会产生行动压力，这取决于个人和环境的情况，特别是个人对事件和环境的感知。生命模式主张个人认知的重要性和对外在世界的控制。因此，在具体的社会工作实践中，社会工作者应该把服务对象对问题的看法和与此相关的互动都纳入考虑范围，评估时明确主观事实和客观事实，收集系统中的相关个人和不同系统对同一个问题的理解和影响，并保持对信息的开放性，采用多元的介入方法来改善个人与环境间的互动，以"强化人们的适应能力且影响他们的环境"。

豪（Howe，2009）认为生命模式是生态系统视角的最佳诠释，个人在生活中尝试保持与环境之间的平衡，如果两者失衡，就会产生压力。社会工作者的主要工作就是促进个人与环境之间的调和，和服务对象一起重新配置生态矩阵，以减小服务对象的压力。

除生命模式外，迈耶（1983）的生态系统模型（Ecosystems Model）也是生态系统视角在社会工作实践中的干预模式。她主张"关注个人所处的生活空间，理解个人的生活经验、发展时期和资源分布等，从生活变迁、环境品质和适合程度等三个方面来评估问题，并寻求解决问题的方案"（引自卓彩琴，2013）。特别是迈耶运用生态图和家庭结构图分析个人所在家庭和环境支持的网络，帮助社会工作者更加清晰和直观地评估服务对象的问题和所在的环境。其中，格林等人（Greene，Ephress，1991）整理了生态系统视角的十项基本假设：①个人与环境互动的能力及与他人发生关联的能力是天生的；②包括基因在内的生物因素是个人与环境交流的结果；③人在情境中形成一种整合系统，人和环境在此系统中互相影响对方，形成一种互惠性关系；④调和度是一种个人与环境互惠性交流的结果，通过一个适应能力良好的人在他或她的滋养性环境中互相交流而得；⑤人是目标取向的，有目的，人为了胜利而奋斗，个人对环境的主观意义理解是发展的关键；⑥回到个人所在的自然环境和情境来理解个人；⑦个人的人格是人与环境长期交流的结果；⑧生活经验可以带来正向改变；⑨生活中的问题需要放置到生活的整个空间来加以理解；⑩为了帮助服务对象，社会工作者应该随时准备去干预服务对象生活空间的各个层面。

综上，对比强调系统改变能力的一般系统理论，生态系统视角更加注重个人与环境之间的互动关系的分析，主张人与环境之间的相互适应和调和。它的研究视角和研究概念，包括：①人的问题不是由个人的病理或缺陷造成的，而是与个人和环境之间的交流是否顺利有关，问题来自于出障碍的生态系统或不顺畅的交流过程；②个人与环境之间的互动关系不是单向的线性因果关系，而是动态的循环因果关系，个人的问题与发展都是个人和环境之间长期交流的结果；③从个人所在的生活空间来理解个人的问题，重视个人的生活经验、发展时期和生态资源的分布等有关个人和环境间的交流活动；④布朗芬布伦纳的巢状结构图、杰曼和吉特曼的生命模式和迈耶的生态系统模式等理论模型为具体的研究提供了可以操作的研究概念和分析框架。

但是生态系统视角也受到了不少学者的批评。例如，佩恩（2005）认为早期的生态系统视角是站不住脚的，因为这个理论没有解释事情为什么会发生和关系为什么会存在，生态系统视角也没有足够规范得以直接指导实践，整个视角的包容性太强，难以运用于任何特定的情境。其次，早期的生态系统视角虽然涉及个人对环境的改变，但是更关注系统对个人的作用，强调个人对环境的适应。相对于改变和冲突，这一视角更加倾向于默认系统内部阶层和制度的存在并尝试去保持平衡，这样的分析视角与一般系统理论并没有本质的差别。另外，昂加尔（Ungar，2002）认为早期的生态系统视角过于机械，虽然强调人和环境的交流，但是并没有把两者放在平等的位置上，只是关注与服务对象直接相关的部分，忽视对宏观社会环境的分析；虽然他们重视通过适应来实现个人和环境的调和度，但是实际上忽视了社会工作者作为观察者在服务对象和相关的帮助系统之间的位置，而社会工作者本身其实就是服务对象所在系统中的一部分并影响其他系统的运行。

三、吸收社会生态学等理论后的生态系统视角

生态系统视角在之后的发展阶段，继续融合生态学等学科的最新理论来完善自身的理论体系，其中包括社会生态学、深度生态学和生态女性主义等理论。

昂加尔（2002）整理了社会生态学和深度生态学的核心观点对社会工作生态系统视角的影响。首先，以布克钦（Bookchin）为代表的社会生态学认为所有的生态问题都是一系列根深蒂固的人类社会问题，认为人对自然的支配源于人类社会内部的支配，自然社会并不存在"野兽之王"和"低下的蚂蚁"等概念，这些概念都是人类等级社会的投射，他提出非等级的社会关系，强调关注

人和环境之间的多样性关系分析，尤其是经济政治、社会结构和社会文化的多元性和复杂性，主张用系统的、发展的和关联的思维方式来分析和解决问题。

以纳斯（Naess）为代表的深度生态学主张"整个生态系统的各部分是互相依赖共生的，这些部分作为不可分割的整体的一部分，在内在价值上是平等的"（Ungar，2002）。为了清楚认识深度生态学的核心观念，昂加尔（2002）改编了纳斯的深度生态学的八大基本原则，用于指导具体的社会工作实践：①每个人都有自己的内在价值，这价值并不取决于他或她对于满足其所在群体期望的意义或者有用性；②文化和社会组织的多样性为解决人类共同面临的挑战提供潜能；③社区社会服务中的组织联盟必须采取行动去增加资源的多样性，以促进其中的个人和家庭能够实现自我帮助；④由社区利益相关者管理服务发送系统，而不是由科层组织管理，这样能最大程度地避免社会解组；⑤人类服务发送系统在保持小规模和允许资源使用于社区服务时运行得最好；⑥公共政策需要提供足够的资源来拓展社区和他们成员的能力以维持他们的幸福；⑦对个人和社区有益是文明社会和经济发展的基准；⑧同意上述观点的人有责任通过改变他们实践的方式和他们所在组织的结构来实现以上目标。基于以上深度生态学的八大原则的社会工作实践关注健康构建中的多元性，解构带有偏见的专业服务提供者和边缘服务人群之间因竞争性对话而产生的相对权力（Ungar，2002）。

生态女性主义进一步丰富了生态系统视角和生命模式的实践（Germain，Gitterman，2008）。生态女性主义挑战文化和自然的二分法，认为女性和自然生态一同受到男性为主导的家长性社会、经济和政治结构所造成的压迫。西方工业社会认为破坏自然是他们的权力，同样，在男性主权的社会生活中，女性也处于被支配的地位，破坏自然和压迫女性交错在一起，共同受到压制。女性主义所倡导的"破除二元法和人为分离、重建权力概念进行有效增能、重视过程、重新定义个人的经验和厘清个人困境与政治事实之间的关系"等基本原则和价值观同样适用于生态女性主义。

以上三个理论共同指出人只是环境的一部分，反对把人和环境分开来看，人与环境的交流不仅仅局限在人与当下情境的互动，也与复杂多元的经济、社会、文化和历史等因素息息相关。同时，我们要警惕由等级制度或二元论等带来的权力关系，需要关注个体的内在价值和平等性。最后，这些理论指出我们应该跳出阶段性的生命周期理论，个人的发展是正在发展中的个人与其环境长期交流的结构，具有不可预测性，应该关注交流过程，而不是交流结果。

受这些理论的影响，生态系统视角开始更加重视政治、权力和文化等结构性议题对人和自然世界产生的影响（Ungar，2002）。基于此，杰曼和吉特曼在 1996、2008 年相继对生命模式进行了调整，他们用"生命历程"（Life Course）取代"生命周期"（Life Cycle）（Greene，Ephress，1991），强调个人的生活经验、文化和社会环境的多元性，注重整合实践（Germain，Gitterman，2008），在他们的理论框架中增加了以下三组概念（Germain，Gitterman，2008）：

（1）权力（Power）、无力（Powerlessness）和社会污染（Social Pollution）。20 世纪末，由于经济和政治等权力的滥用，就像人类社会侵占自然环境一样，有权者通过一系列的社会政策和经济行为对处于不利位置的人们进行压迫，产生了大量的社会问题，如贫困学校、失业、居无定所、健康问题等，使这群人处于易损和被排斥的状态。这组概念用来分析个人处境背后的政治、经济、历史和社会文化脉络。

（2）栖息地（Habitat）和位置（Niche）。栖息地是指个人所在文化脉络中的物理及社会情境，位置指的是个人或群体在其所在共同体或者社区的社会结构中的地位。这组概念用来分析形成个人目前处境的发展历程。

（3）生命历程。指的由社会结构和历史文化变迁而导致的、对个人生活产生影响的生活事件。这类生活事件往往对个人具有一定的意义，因此生命模式提倡运用时间线重现服务对象所经历过的集体历史事件。

值得注意的是，杰曼和吉特曼用"生命历程"取代"生命周期"，实际上是将人的成长的"生理-心理"二元论观点转变到"生理-心理-社会"的解释框架。生命周期是指由一系列固定、持续、可预测和普遍的生命阶段组成的过程，生命周期隐藏或者说忽视了源于特殊的历史和社会情境的阶段和发展任务，把心理的转变过程仅仅归于心理成长的自然过程，而忽视社会实践、人际互动、社会化过程和多元文化及次文化等对其造成的影响。相对而言，生命历程注意到个体的成长源于多样性环境和文化的不均匀、不确定导致的"生理-心理-社会"发展模式。生命历程可能面临一系列困难的生活转变、创伤的生活压力事件以及环境的压力（如贫困和偏见等）所包围，不是一个独立、固定的发展阶段，而是一个持续的生理、心理和社会过程，出现或循环出现在历程的任一点。他们取决于个人的、历史的、文化的和环境之间的独特的相互影响，解决这些会获得成长，不解决这些会造成生理、情绪或社会等方面的紊乱，或者是家庭、群体和社区的解体。生命历程把人类发展和社会功能放进一个有历史时间、个人时间和社会时间的矩阵里。历史时间主要指年代，指不同年代中个性、文化和生活经验等不同；个人时间是指生命历程中个人的经验、意义和在具体的历史文化下的个人行为表现；社会时间是指家庭、社区和群体等集体生活的时间。

综上，生态系统视角吸收社会生态学、深生态学等理论的最新成果，加深了对个人和环境关系的理解，把经济、社会、历史和文化等多元性纳入分析系统，尤其是用生命历程的概念分析个人与多元性环境之间动态的交流和协商的过程。

四、生态系统视角对本研究的指导

显然，生态系统视角作为一种以人与环境的互动关系为特质、聚焦互动交流过程、注重多元层面和多元系统分析的研究框架，与本研究所要探讨的专业身份认同的基本内涵高度契合。因此，本研究选取该视角为本研究的理论框架，将老人长期照护多专业团队中的社会工作者视为生态系统视角中的个人，使用生态系统视角的分析框架具体考察社会工作者在多专业合作背景下的老人长期照护服务中专业身份认同是如何形成与发展的，影响社会工作者的专业身份认同的生态系统有哪些，它们如何交流互动，如何影响了社会工作者的专业身份认同。

（一）生态系统视角对本研究的启示

首先，生态系统视角以人与环境之间的互动关系为焦点，需要把人放置在与其相关的多元生态系统中，来理解个人在"生活中的问题"并寻求问题的解决，特别是在更宏观的社会结构和社会制度环境里来理解人的发展。因此，在本研究中，研究者将根据生态系统视角，除了从社会工作者自身角度来分析专业身份认同的形成之外，还要从其所在的由人际关系、机构组织、专业文化及制度环境等组成的多元生态系统来分析认同的形成。

其次，根据已有研究对专业身份认同内涵的讨论，专业身份认同的形成和发展是一个持续的动态发展过程。生态系统视角认为事物发展的动态过程不是单向的"原因→结果"的直线因果发展路径，而是双向的"原因↔结果"的循环因果发展路径，每一次转换既是发展过程的结果，也是下一次转换的诱因。因此，本研究不只是分析社会工作者在多专业团队中的专业身份认同形成的原因或结果，而是以循环因果发展路径，探索社会工作者专业身份认同形成的动态过程，具体是指专业身份认同在形成过程中会随着具体情境的变化而变化，不断循环往复地发展。

另外，生态系统视角认为问题不是由个人的性格缺陷或者人格特质造成的，而是源于人和环境之间的不顺畅的交流过程或者说是出故障的生态系统，问题的解决路径在于如何调整个人与环境间的交流方式以提高彼此间的调和度。因此，本研究把社会工作者在多专业合作中遇到的困难理解为社会工作者在多专业合作的服务系统里或者交流过程中遇到的阻障，社会工作者的专业身份认同的冲突往往与社会工作者和周围环境的交流障碍有关，而社会工作者所采用的应对策略也是为了提高社会工作者在多专业合作中的调和度。

（二）本研究的基本框架

综上，本研究的研究工作将从以下两个维度来开展，如图 2-1 所示。

（1）横向维度。梳理多专业团队的合作分工流程以及社会工作者在多专业团队中的工作任务和服务功能，借助生态系统模型分析影响社会工作者专业身份认同形成的多元生态系统，尤其关注社会工作者如何与这个生态系统交流互动，进而建构自己在这个系统中的专业身份。

（2）纵向维度。借助生命模式中的生命历程概念，尝试整理社会工作者建构专业身份认同的历程，包括每一个阶段中对认同产生重要影响的主要社会事件，分析这些事件给社会工作者的专业身份认同带来的挑战及其应对策略。

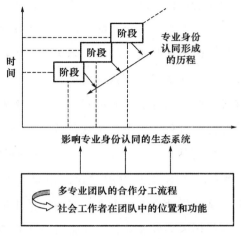

图 2-1 研究框架图

第二节 研究方法

一、研究方法的选择

（一）质性研究方法

首先，本研究的研究目标之一是希望通过探索社会工作者在老人长期照护多专业团队中的专业实践过程，了解社会工作者在多专业合作中的专业身份认同和社会工作在多专业合作服务中的服务逻辑。根据研究者的文献回顾，这样的研究在国内还没开展过，本项研究具有探索性的特点。本研究希望以老人长期照护服务为具体的领域，观察社会工作者如何进入该服务领域，以及如何以团队中的一员来提供服务，总结和提炼出社会工作者在多专业团队中的功能定位、服务技巧和服务的基本原则等。研究者先抱着这样的疑问，走入田野，收集大量的田野资料，再在资料中分析、归纳和提炼概念和理论，是一个从经验资料中提炼概念和理论的过程，运用的是归纳的逻辑，这样的研究逻辑适合运用质性研究方法。

其次，本项研究的主线是社会工作者在多专业团队中专业身份认同的形成过程。已有研究指明专业身份认同是一个"一体双面"和不断建构的过程。一方面，专业身份认同"一体双面"的概念属性要求研究者必须扎根到具体的情境中，去深入了解社会工作者与周围他人的日常互动，包括他们如何组建团队、如何开展服务、如何沟通合作甚至是工作外的交谈等等，这些探索具有明显的情境性和互动性。另一方面，专业身份认同作为一个不断建构的过程概念，也要求研究者需要采取纵向或追踪研究的方式考察社会工作者在老人长期照护多专业团队中的专业身份认同的建构过程，包括社会工作者在专业身份认同的形成过程中遇到的挑战和采取的应对措施。因此，这种注重情境性、互动性和历时性的研究，比较适合运用质性研究方法。

（二）扎根理论研究方法

1. 基于扎根理论与社会工作实务研究的切合性

随着社会工作实务的迅速发展，一向相对滞后和处于薄弱环节的社会工作研究也有了相应的发展，文军等（2014）通过对2007—2014年社会工作文献的整理发现，社会工作研究呈现"数量上迅速增长"，"实务研究领域也不断深化和拓展"以及"社会工作理论研究逐渐增多与提升"的发展趋势。沈东（2015）梳理近年来社会工作研究主题发现，已有的研究主题主要围绕"社会工作与社区建设""社会工作实务研究""社会工作理论探讨"和"社会工作本土化进程"四个方面。总体而言，社会工作研究与具体的社会工作实务的关系不断加强，社会工作实务研究逐渐成为社会工作研究的重要组成部分。然而，这些研究成果的增加并未减少学术界对社会工作研究的质疑和批评，其中一个重要原因在于不少社会工作学者很难从实务过程中提炼出核心概念并进行理论创新。因此，如何把实务与研究结合起来仍是社会工作研究亟待解决的问题。

扎根理论作为一套独立和成熟的研究方法论，拥有一套严谨和系统的研究程序和方法，能够帮助研究者从经验材料中提炼概念，通过对概念不断分析比较，进而从资料中提升理论，以保证理论解释既具有一定的抽象性，同时又扎根于实际的资料中（童敏，2009b）。这一研究方法论在过去的50多年中被广泛运用于社会科学领域，尤其是心理学、教育学、健康科学和社会工作等应用型学科。

在已有的社会工作研究中，由于研究问题的不同，研究者对扎根理论的使用情况也各有不同。这些研究具体可以分成三个层面：①把扎根理论方法仅作为研究中定性资料的整理和分析方法，如黄宛玲（2013）用扎根理论的分析步骤对少儿安置机构社工与心理咨询之间的跨专业合作经验的资料进行整理与分析，梁潇云（2013）通过扎根理论和编码技术梳理出临终死亡焦虑的产生过程；②运用扎根理论方法作指导研究的开展和资料的分析，并且侧重提炼概念，这类研究关注社会工作的具体服务过程和方法，探索社会工作的干预技巧和服务策略等，如余瑞萍（2008）运用扎根理论方法寻找本土化处境下能够促进学生专业成长的督导策略与方法，卓彩琴（2012）用扎根理论建构社会工作专业实习模式；③运用扎根理论方法指导研究的开展和资料的分析，除了提炼概念，还进行理论创新，如童敏（2009）采用扎根理论研究方法探索流动儿童应对学习逆境的基本过程和策略以及社会工作者协助流动儿童克服学习逆境的基本策略，在此基础上扩展家庭抗逆力的概念。目前多数社会工作研究对扎根理论的使用多为第一、二种类型，但是第三种类型的研究对深入提炼本土社会工作的理论和方法是不可或缺的。

综上，社会工作研究面临的一个问题是如何把实务和理论紧密结合起来，而扎根理论方法论的核心在于能从资料中抽取概念和提升理论，这两者有种天然的契合性，扎根理论方法被广泛运用于强调改变和过程的社会工作研究中。本研究探索社会工作者在多专业团队中的专业身份认同过程，观察社会工作者在团队合作中与他人的互动过程及其专业身份认同的形成过程，并在此基础上分析社会工作专业的基本原则在多专业合作背景下是否会发生变化。这项研究先从具体的研究资料里提炼概念，了解社会工作者在多专业团队中的专业身份认同，进而尝试进行相关理论的建构，分析社会工作在多专业合作中的服务逻辑。这与主张从具体的经验资料中提炼概念和构建理论的扎根理论研究方法论的目标高度一致。因此，本研究将运用扎根理论方法指导具体研究工作的开展，包括问题的提出、资料的收集和编码、概念的提炼和理论的构建等。

2. 基于扎根理论与本项研究的切合性

从研究问题出发，本研究关注的是在老人长期照护多专业团队中社会工作者的专业身份认同，需要观察社会工作者与团队成员、服务对象、机构领导及政府购买方等各层系统的相关人员之间的互动交流，这是一个注重互动过程和动力发展的研究。另外，专业身份认同作为一个不断建构的过程，同时也是一个需要较长时间跟踪的研究。这样以行动为导向及具有历时性的社会现象，适合用扎根理论来研究。

从研究目标来看，研究者希望在具体的资料中提炼出社会工作者在多专业合作中的功能定位、基本技巧和工作方法等相关概念。接着，研究者尝试在概念提炼的基础上开展理论建构，解释社会工作在多专业综合服务中的实践逻辑和基本原则，以便更好地推动社会工作专业服务的发展。这种从具体和系统的调查资料入手，提炼概念和尝试建构理论的方式，与扎根理论既基于原始资料所反映的社会实体又能有理论上的解释的基本目标高度契合。

从本研究的理论视角来看，生态系统视角注重人和环境之间的互动。本研究在此框架下，希望走入社会工作者和老人长期照护多专业团队成员的日常情境中，观察他们是如何沟通和互动的，看社会工作者在不同情境下是如何自我定位的，以及他人又是如何认同社会工作者的，而现阶段的认同又是如何影响新认同的出现的。这样的研究框架要求研究者注重社会工作者与周围情境的互动和专业身份认同的发展过程，而探索行动者与社会处境之间的交互影响的扎根理论正好符合这样的研究要求，因此，运用扎根理论能有效地保障本项研究的顺利进行。

（三）扎根理论研究方法的运用

1. 扎根理论的发展

扎根理论作为在社会科学领域被广泛运用的研究方法论，从开创阶段以来，就面临不同的发展趋向，在现有的研究方法论文献中，至少存在着 3 个扎根理论版本：①格拉泽（Glaser）和斯特劳斯（Strauss）的经典版本；②斯特劳斯和科尔宾（Corbin）的程序化版本；③查美斯（Charmaz）的建构型版本。本研究通过梳理扎根理论的发展脉络来厘清这三个版本之间的联系和区别。

首先，经典版本是由美国社会学者格拉泽和斯特劳斯共同提出的。1965年，基于他们对死亡主题的共同关注和认为经验研究与理论建构需要结合起来的共同认识，他们一起对不同医院场景下病人的临死过程展开深入研究，并通过关注病人和医护人员之间的信息流动和互动过程，归纳和提炼出有关临死过程的理论解释（Glaser，Strauss，1965）。这次研究可以看成是扎根理论的第一次实践性应用。在此基础上，他们二人继续合作，在两年后发表《扎根理论的发现：质性研究的策略》一书，第一次具体地介绍扎根理论的策略和方法。他们指出扎根理论的主要目标是通过不断比较的方式从资料中生成理论，这样的理论既切合（Fit）经验情境，又能够同时被专业人士和外行人士所共同理解，更为重要的是，他们强调扎根理论的有用性（Work），扎根理论通过提供一套有关行动的预测、解释及其应用机制（Glaser，Strauss，1967），以鼓励研究者开展全新的且具有创意的研究。

但是由于二人所受的学术训练有所不同，他们对扎根理论的理解和运用也逐渐走向不同的发展方向。格拉泽深受哥伦比亚大学的实用主义和量化方法的研究训练的影响，认为研究者在开展质性研究时需要一套经过深思熟虑、明确制定并系统地将研究过程中所得的资料和假设予以编码和验证的程序，同时也强调与理论发展相关的经验性研究（Corbin，Strauss，1990）。此外，他还明确指出为了保证研究的理论敏感性，研究者应该尽量不带任何研究假设、预设及偏见进入研究现场，强调在资料的分析中自然呈现和发现（Glaser，1978）。斯特劳斯则受芝加哥大学实用主义、符号互动论和质性研究的影响，指出研究者只有进入田野才能真正了解现实世界正在发生什么，基于现实世界的理论建构对于任一学科的发展都是至关重要的。他指出每个研究者都应该意识到现实世界的事件以及个人对事件的体验都是在进化中，"住在现实世界的个人改变着这个世界"。因此，他尤其关注行动的过程，强调人和周围环境之间的互动交流（Corbin，Strauss，1990）。但是，在具体的操作过程中，斯特劳斯采纳的是实证主义倾向的研究方法（童敏，2009b）

随着斯特劳斯逐渐把扎根理论看成是一种系统、有效分析资料的研究策略之后（童敏，2009b），格拉泽和斯特劳斯之间的争辩日益加剧，格拉泽（Glaser，1992）对斯特劳斯展开猛烈的批评，指出斯特劳斯对扎根理论过于程序化的处理扭曲和误解了扎根理论的基本原则，这样容易误导研究者按照先前预设的概念来强制性处理资料。然而梅利亚（Melia，1997）指出，尽管格拉泽在后续研究中继续坚持扎根理论早期的原则，但是学术界较少关注格拉泽的最新成果，而更多地关注斯特劳斯和科尔宾在《质性研究的基础》这本书中所整理的扎根理论的研究程序，他们二人所倡导的扎根理论研究方法越来越受研究者的欢迎。

在很长的一段时间里，斯特劳斯和科尔宾的实证主义倾向的程序化版本几乎成为扎根理论的代名词。直到21世纪初，受后现代主义思潮的影响，尤其是建构主义思想的影响，以查美斯为代表的学者们开始反思扎根理论所主张的研究者不带任何预设和保持中立态度的可能性，他们反对传统扎根理论的实证主义假设，倡导建构主义的扎根理论，其中查美斯强调任何一个研究都无法与研究者的生活经验以及研究者与周围他人的互动交流分离开来，任何理论研究都只是提供一种解释生活世界的方式（童敏，2009b）。

综上，扎根理论研究方法从开创至今已经有五十余年的发展，基于研究者的哲学基础和所受的研究训练不同，扎根理论研究方法已经发展成至少三个版本。研究者选择哪个版本开展研究工作，不取决于哪个版本的好坏对错，而是与研究者想要研究的内容及需要从研究方法中获得哪种支持有关。在本研究中，研究者更倾向于把扎根理论视为一种收集、分析资料并且构建理论的具体方法和操作程序。因此斯特劳斯和科尔宾的程序化版本成为本项研究的选择。

2. 扎根理论的基本原则和基本要素

尽管扎根理论受不同的学术传统影响出现不同的发展趋向，但是其中有两项基本原则是扎根理论研究者所共同遵守的：①关注改变。社会现象不是静止的，而是持续变化着的，为了应对这种状态，研究者需要通过关注过程来把改变的元素放入研究方法中；②关于"决定论"的讨论。扎根理论既反对决定论，也反对非决定论，认为行动者们的命运并不是总被环境条件所决定，他们拥有选择和改变的能力，因此扎根理论不仅追求揭示相关的环境条件，同时也关注行动者们如何回应改变中的环境条件和他们与环境互动的结果，并且由研究者负责去了解和探索这种相互作用（Corbin，Strauss，1990）。

基于以上的基本原则，扎根理论与个案研究、民族志等研究方法相比各有不同。与个案研究相比，扎根理论更加强调不断比较的过程；而与民族志相比，扎根理论更加关注理论部分的提升。

此外，费小冬（2006）通过文献回顾总结和归纳了扎根理论的基本要素。

（1）阅读和使用文献。如何阅读和处理文献是扎根理论区别于其他研究方法的显著特征之一。整体而言，扎根理论研究者主张以开放的态度看待文献，不刻意回避研究开展前的文献回顾，初期文献回顾可以使研究者了解现有文献中的理论知识和实证视角，但也不主张在研究开展前进行特定领域的文献回顾，因为过于详细的特定方向的文献及对已有文献的不足之处的过度评判可能会限制研究者的思想，使资料的收集和分析变得有局限。研究者应该把文献视为研究资料的一部分，通过与在现实中出现的社会现象进行不断地比较，最终完成整项研究的理论提升。

（2）自然呈现。主要是指抱着自然开放的态度对待研究问题和研究资料。研究问题不是由研究者的专业兴趣决定的，而是与研究参与者的现实世界密切相关，并且覆盖研究的整个生命周期。一个开放性的研究问题有利于研究者对研究资料和研究理论保持高度的敏感性。因此，研究者始终要对不断涌现的资料保持开放性，让研究资料自然呈现研究问题和研究理论。

（3）概念化。指对现实存在但不容易被注意到的行为模式进行概念化。由于扎根理论的目标不仅仅只是描述研究发现，而是形成新的概念和理论，因此，扎根理论的一个重要内容就是对现实存在但不容易被注意到的行为模式进行概念化，并且这样的概念化要求具有三个特征：用概念命名存在但不易于发现的现实，包括范畴和特征；概念应有持久性的吸引力和兴趣；概念不受时间、地点和人物的限制。

（4）社会过程分析。扎根理论是一个关注社会过程的研究，并非社会单元的研究。基本社会过程既包括基本社会心理过程，也包括基本社会结构过程，已有的研究更多关注基本社会心理过程，社会结构过程则被当成是一套不断变化的结构条件。

（5）一切皆为资料。在扎根理论中，资料包含一切，既包括已有文献、研究者在研究场景观察到的现象、研究对象的个人经历和观点，也包括研究者自身的观点及研究者的参与所带来的改变。这一要素贯穿全程，与研究有关的一切都可以成为资料，经过不断比较，形成概念并最终发展成理论。

（6）不受时间、地点和人物的限制。由于扎根理论是一个关注社会心理或社会结构过程的研究，因此它可以跨场景、人物和时间而应用。正因为如此，扎根理论的成果比其他研究方法的成果更具有推广性、覆盖性、转移性和可持久性。

综上，这些基本原则和基本要素构成扎根理论研究方法的核心特质，是区别于其他研究方法的显著特征。

3. 扎根理论的研究程序和研究标准

根据斯特劳斯和科尔宾的观点，扎根理论的目标在于建立而不只是验证理论，其通过一套严谨的研究程序做出"好"的科学，以协助研究者突破研究前带入的或者研究中出现的偏见和预设，最终扎根于具体资料、建构具有解释力的理论（Strauss，Corbin，1990）。为了达到这个目标，扎根理论研究者必须要严格遵守扎根理论的程序和标准，使研究处于一个既有灵活性又严谨的平衡状态。因此，他们二人对扎根理论的研究程序和标准做了详细的说明，具体包括：①资料收集和分析同时进行，是相互影响交错的两个过程；②概念是研究分析的基础单位，而不是资料本身；③范畴（Categories）必须要充分发展，且能与其他范畴关联；④扎根理论中的抽样是一种理论性抽样，抽样的单位是事故，而不是个人；⑤通过不断比较的方式进行分析；⑥模式和变化都必须同时得到关注；⑦过程必须要带入到资料分析与理论建构中；⑧书写理论性备忘录是扎根理论研究方法实现整合的重要环节；⑨对范畴之间关系的假设必须要在研究过程中对其做尽可能多的发展和验证；⑩扎根理论研究者不需要单独作业；⑪更广义范围的结构条件需要纳入到研究中，如经济条件、文化价值观和社会运动等等，并详细分析诸如此类的结构条件产生影响的具体过程（Corbin，Strauss，1990）。

其中，对资料进行编码是扎根理论分析的基本方法，对研究资料进行分解、概念化和重新组合，是扎根理论从具体资料中建构理论的核心步骤，主要包括开放编码（Open Coding）、主轴编码（Axial Coding）和选择编码（Selective Coding）三个研究阶段（Corbin，Strauss，1990）。

（1）开放编码。概念是扎根理论研究方法的基础单位。在扎根理论研究方法中，研究者首先需要通过开放编码这个研究阶段，将研究资料进行分解，通过不断地提问题和作比较的方式来区分各部分的差异和相似之处，把资料所代表的内涵进行概念化。在概念化的基础上，研究者再比较概念间的异同，把针对同一社会现象的相近概念整合起来，并给其取名，形成更为抽象的概念——范畴。一旦被鉴定，范畴和其性质将成为理论性抽样的基础。值得注意的是，在整个研究阶段，研究者始终保持开放的态度，没有设想任何编码。

（2）主轴编码。主轴编码是在开放编码的基础上，采用提问题和不断作比较的方法将范畴和副范畴联结起来的过程。在这个研究阶段，范畴可以被理解为产生某一社会现象的原因条件（Causal Conditions）、这个社会现象所在的社会处境（Content）、这种社会处境下针对某一现象而采取有用或阻碍的介入条件（Intervening Conditions）及社会处境中的行动者所采用的行动/互动策略（Action/Interaction Strategies）和采用后的结果（Consequences）等相互关联的不同方面。也就是说，原因条件、社会处境、介入条件、策略和结果都是范畴，但都会与另一范畴有关，研究者借着这些范畴间的关系将开放编码所确定的不同范畴组合起来，把资料重新整合。

（3）选择编码。选择编码是要求研究者在主轴编码的基础上，在范畴中找到一个核心范畴，并与其他范畴系统连接起来并且验证彼此间的相互关系、充实需要补充的范畴的过程。在这个研究阶段，研究者使用说故事的方式，把主要的研究现象说清楚，并整合成理论，并把这些描述性的故事译成分析性的故事，其中最重要的是找到故事的主线，把主范畴和副范畴紧密连接起来。

综上，这三个研究阶段构成了扎根理论研究方法资料分析的主要环节，彼此之间既相互区别又相互联系，并且都是通过提问题和作比较两个核心技术来完成主要工作的。在这三个研究阶段的基础上，研究者们借助条件圈的分析框架、备忘录和图表等工具不断地进行研究资料的分析和提炼，最终完成扎根理论研究方法中的理论建构工作，本研究将结合资料分析环节对这些环节进行详细说明。

二、研究对象

依据 2006 年人事部、民政部联合发布的《社会工作者职业水平评价暂行规定》和《助理社会工作师、社会工作师职业水平考试实施办法》的基本规定，本研究所说的社会工作者是指受过专业社会工作教育或者从事社会工作专业服务后，通过全国社会工作者职业水平考试，取得助理社会工作师和社会工作师职业资格，并且在社会工作机构、社区、其他社会福利部门或组织开展社会工作专业服务的专职工作人员。另外，根据研究问题和研究目标的要求，本研究所谈的社会工作者与一般的社会工作者不同，他们作为多专业团队中的一员提供社会工作专业服务。

（一）研究单位

1. 选择的原因

本研究选取 X 市 H 区的 A 老年社会服务中心（以下简称"A 机构"）为研究单位，有以下三个原因。

（1）自 2007 年以来，A 机构所在的 X 市 H 区先后成为首批全国社会工作人才队伍建设试点示范区，该区区政府以政府购买服务的方式大力扶持社会工作机构发展，并以社区为依托的方式推动社会工作服务项目的开展。A 机构作为该区重点扶持的社会工作机构，成立于 2011 年 6 月。这一时期我国社会工作服务正步入以社工机构为发展载体、深化社工服务专业性的关键时期。和国内同时期的其他社会工作机构一样，A 机构面临着社会工作专业化和职业化的双重任务以及实现本土化发展的内在要求。

（2）和其他大部分社会工作机构所不同的是，A机构一直贯彻多专业合作的理念，并以此为机构专业服务发展的核心。该机构在成立之初，组建了包括全科医生、护理员和社会工作者三种不同专业人员在内的多专业团队，立足于社区居家养老社会工作服务，探索以护理和社工服务为核心的社区居家养老模式。

（3）A机构的多数社会工作服务项目采纳多专业团队的合作方式。A机构的多专业团队经历了从开始创建到基本成熟的过程，既包括多专业团队的服务模式的探索，也包括A机构有关多专业团队管理的规章制度的建立。尤其重要的是，多专业团队走向成熟的过程也经历了我国社会工作专业发展的基本阶段。

因此，A机构中的社会工作者既面临我国社会工作专业化和职业化的发展任务，又面临如何在多专业团队合作中开展社会工作专业服务的挑战。拥有这样双重任务的社会工作者及其所在多专业团队符合本研究的研究目标。

2. 研究单位的基本情况

A机构立足于社区居家养老社会工作服务，以具有长期照护需求的老人为主要服务对象，以多专业团队为服务方式，为社区老人提供社会工作、医疗、护理、康复等多专业结合的服务。

1）人员构成

至2016年4月，该机构共有员工60名，包括47名社会工作者、9名医护人员、4名行政人员：①全科医生，1名。负责团队中的医疗任务，服务范围包括满足老人的日常医疗需求、为其他团队成员提供医疗知识的咨询和培训、老人危机干预及临终关怀等内容。工作形式是由行政人员根据社会工作者、护理员的预约申请，安排医生日常入户服务和危机干预服务，另外医生按时参加多专业团队的会议讨论。②护理员，8名。机构根据社区的地理情况，将相近的社区划分为一个片区，一个片区配置一名护理员，负责团队中的日常护理任务，与社会工作者一起入户服务及参与团队的其他服务。③社会工作者，47名。分为三类：a. 项目总监，2名，负责团队项目调研、项目策划、项目督导与评估；b. 片区主管，12名，负责所在片区的社区对接工作、项目的服务安排与管理以及协助督导该片区的一线社工人员；c. 一线社工，33名，安排到不同的社区，负责所在社区的具体服务。这三类社会工作者、护理员和全科医生共同组成多专业团队。

另外，为了提升机构的社会工作专业服务能力和完善多专业合作机制，A机构自成立之初与M大学社会学与社会工作系合作，在机构成立社会工作实践研究创新基地，由该系师生组成实务研究团队，协助A机构的多专业团队开展服务。两个团队的合作方式包括三类：①督导，实务研究团队向多专业团队提供社会工作专业督导，每周一次，协助解决项目的设计、服务的安排和专业能力提升等具体问题；②合作研究，实务研究团队中的研究生与多专业团队以具体实务问题为焦点，开展合作研究，提升多专业团队的实务能力；③经验提炼，实务研究团队负责提炼多专业团队的实务经验和合作机制。

2）项目运行情况

在这五年期间，A机构通过几个重点项目的开展逐步探索多专业合作机制，经历了以下三个阶段。

（1）多专业服务初探期（从2011年年底至2012年年底）。机构承接了当地政府购买的居家养老社会工作服务项目，在2个试点社区探索居家养老和社会工作相结合的服务模式，针对老人群体的生理、心理、社会等多重需求，以医疗、护理和社会工作者所组成的多专业结合的老人长期照护多专业团队，设计以"社区家庭病房"为核心，包括"社区家庭病房"在内的监护网络、预防网络建设以及互助网络建设的综合养老服务，建立起从监护、预防、到互助发展的居家养老综合服务体系，这是机构第一次把不同专业人群整合到老人长期照护服务中，开始多专业合作服务的探讨，但是对于如何进行多专业分工和合作仍然没有清晰答案。

（2）多专业服务发展期（从2013年年初至2013年年底）。经过前一年的服务探索后，机构积累了一些多专业合作的经验，但也同时发现由于专业间缺乏对彼此的了解，使团队合作无法深入。为了进一步发挥专业间的互补优势，中心举办首届护理社工综合服务培训班，并在一个试点社区设立社区护理社工服务站，通过专业培训和实际服务来提升团队合作水平。

（3）多专业服务深化期（从 2014 年初至 2016 年初）。随着之前服务项目成效的呈现和政府对社会工作服务项目的推动，A 机构先后承接市里两个区共 30 个居家养老社工项目，服务团队人数也相应增加，机构的多专业合作经验也不断积累。为了进一步深化多专业服务，机构有意识地进行多专业团队合作经验和社会工作在多专业合作中的技巧和方法的总结和提炼。机构根据不同项目的特点进行多专业合作片区划分，开展多专业社工综合服务能力提升项目。

截至 2016 年初，A 机构的医疗护理社工综合服务团队规模不断扩大，服务项目日益多元。这些项目获得老人、社区和政府的一致好评，其中有 3 个项目获得中央财政支持，1 个项目获得民政部举办的首届全国优秀社工专业服务项目二等奖和 X 市优秀社工项目一等奖。

3. 研究者与研究单位的关系

从 2011 年到 2016 年，研究者先后以两种身份参与了 A 机构多专业团队从创建走向成熟的过程。2011 年底，研究者以社会工作专业实习生的身份参与多专业团队创建之初的项目实施过程，这样的身份使研究者与该机构的社会工作者和其他团队成员在服务开展过程中有直接的接触和交流，这样的便利条件为本研究的资料收集和分析提供了有力保障，同时也对社会工作者在多专业团队中的想法和感受有了更准确的了解。但是这样的身份使研究者对社会工作者有过多的情感投入和主观评价。

为了保证本研究的信度，2013 年初，研究者结束了在 A 机构的专业实习生身份，开始以实务研究团队成员的身份开展本项研究工作。另外，研究者定期和所在研究团队的其他成员，尤其是研究者的导师和另一位硕士研究生讨论自己的研究进度，包括每一个环节资料的收集和分析，以尽量保证研究的可信度。

（二）研究对象的基本情况

根据研究问题和研究目标的要求，本研究选取 A 机构的社会工作者为主要研究对象，以长期跟踪的研究策略，考察社会工作者在多专业团队中的专业身份认同形成过程。根据研究目标的要求，本研究的研究对象应具备以下两个基础条件：①参与 A 机构的多专业团队服务的社会工作者；②在 A 机构服务之前，并未有过多专业合作经验。

值得注意的是，社会工作作为一门新兴职业，由于缺乏必要的制度保障和其他条件，社会工作者的高离职率一直是社会工作行业普遍存在的问题（陆飞杰，2011）。A 机构也不例外，A 机构成立之初招聘的两名社会工作者在不到两年的时间里相继离职，机构又招聘新的社会工作人员补充到多专业团队中。自 A 机构成立至今经历过多次的人员变动。不过值得欣慰的是，虽然 A 机构依然面临不低的社工离职率，但是也有相当一部分的社会工作者选择继续留在多专业团队。因此，本研究以社会工作者为研究对象，并不是指具体的某个人，而是 A 机构的全体社会工作者成员，并且根据任职时间的长短将社会工作者分为两类：任职时间超过半年的社会工作者和任职时间不足半年的社会工作者。

本研究选取 2011—2016 年在 A 机构任职时间超过半年以上且参与多专业团队服务的社会工作者为研究对象，尤其关注那些任职时间超过 2 年的社会工作者。根据 A 机构提供的人事资料，A 机构共有 27 位持证社会工作者符合本项研究的研究目标，他们的基本情况见表 2-1。

表 2-1　研究对象的基本情况

序号	研究对象	年龄	性别	专业/学历	持证情况	社工经验（年）	入职年月	离职年月
1	XL	29	女	社工/本科	社会工作师	0	2011 年 7 月	2013 年 2 月
2	ZX	27	女	社工/研究生	助理社会工作师	0	2011 年 11 月	2013 年 6 月
3	PL	28	男	社工/本科	助理社会工作师	0	2012 年 7 月	2013 年 6 月
4	CL	29	女	心理学/本科	助理社会工作师	2	2013 年 4 月	—
5	HY	26	女	社工/硕士	社会工作师	0	2013 年 7 月	
6	MZ	27	男	社会学/本科	助理社会工作师	1	2013 年 8 月	2016 年 5 月
7	LY	28	女	广告学/本科	助理社会工作师	0	2013 年 9 月	—

续表

序号	研究对象	年龄	性别	专业/学历	持证情况	社工经验（年）	入职年月	离职年月
8	KW	28	男	社工/本科	助理社会工作师	0	2013年9月	—
9	LC	28	女	社工/本科	社会工作师	1	2013年11月	—
10	ZH	27	女	社工/本科	社会工作师	0	2014年2月	—
11	CM	27	女	社工/硕士	助理社会工作师	0	2014年2月	2015年1月
12	LX	28	女	心理学/本科	助理社会工作师	0	2014年4月	—
13	KX	25	女	社工/本科	助理社会工作师	0	2014年5月	—
14	RX	24	女	社工/专科	助理社会工作师	0	2014年5月	—
15	HZ	25	男	社工/本科	助理社会工作师	0	2014年6月	—
16	XU	28	女	社工/本科	助理社会工作师	3	2014年7月	—
17	WS	24	女	社工/本科	助理社会工作师	0	2014年7月	—
18	JJ	28	男	社工/本科	社会工作师	2	2014年5月	—
19	YP	24	女	社工/专科	助理社会工作师	0	2014年7月	—
20	ZS	30	女	社工/本科	社会工作师	3	2014年1月	—
21	LL	24	女	社工/本科	助理社会工作师	0	2015年3月	—
22	CQ	24	女	社工/本科	助理社会工作师	0	2015年3月	—
23	HE	24	女	社工/本科	助理社会工作师	0	2015年3月	—
24	HX	23	女	社工/本科	助理社会工作师	0	2015年3月	—
25	PJ	27	男	社工/本科	助理社会工作师	0	2015年5月	—
26	JX	27	男	社工/本科	助理社会工作师	0	2015年5月	—
27	LP	27	男	社工/本科	助理社会工作师	1	2015年5月	—

　　另外，由于目前国内的大部分社会工作专业服务及社会工作专业教育仍然是以社会工作单专业实践的形式开展的，因此A机构所招聘的社会工作者均

是在入职以后才开始接触多专业合作。这些社会工作者入职后均面临如何与其他专业人员一起合作、如何在这种多专业团队中找到自己的位置和如何发挥社会工作的专业特长等问题。

三、研究资料的收集和分析

（一）研究资料的收集

根据生态系统视角，社会工作者专业身份认同的形成过程是社会工作者与其所在环境不断交流的历程，该历程是独特的，且深受所处生态系统的影响。这要求研究者不仅要从不同的系统层面进行研究资料的收集，还要从生命历程的角度来考察专业身份认同的建构过程。此外，扎根理论研究方法的基本要素要求研究者以开放的态度进入具体情境、收集一切与研究有关的资料，自然呈现研究问题的发展过程。因此，研究者必须充分灵活地使用多种资料收集方法进行研究资料的广泛收集，尽量保证研究资料的原始性、丰富性和饱和度。本研究综合采用文献法、参与观察法、访谈法等资料收集方法从不同层面并根据时间序列进行研究资料的收集和分析。资料的收集工作始于2012年3月，于2016年4月结束，具体收集过程如下。

1. 预研究阶段的资料收集（2012 年 3 月至 2012 年 12 月）

2012年3月，研究者为了收集硕士学位论文的研究资料，第一次探访A机构，访谈了A机构的机构负责人和两位社会工作者。虽然该论文的研究目的是探索项目购买中社会工作机构的发展困境及应对策略，但是研究者在访谈过程中发现A机构作为一家在医护基础上引进社会工作者的社会工作机构，不同人员对于社会工作者在团队中的定位有不同的理解，尤其对于社会工作能做什么存在不少疑惑。另外，虽然机构的定位是多专业结合，但是这个阶段无论是机构层面还是工作人员层面，都还不清楚如何实现社会工作者与医护人员之间的结合，诸如"各个专业之间应该如何分工？具体的工作流程应该是什么？社会工作者的位置在哪里"等问题都还没有答案。尤其是与医生和护理员相比，社会工作者经常面临"社会工作者是谁""社会工作者能做什么""社会工作者的专业性在哪里"等问题的困扰，这些问题引起了研究者的研究兴趣。

接着，2012年4月，由于专业实习任务的安排，研究者开始以实习生的身份进入A机构，具体参与了A机构的社区家庭病房居家养老服务项目及机构规章制度建设的讨论和制定过程。在这个过程中，研究者深刻感受到了社会工作者在多专业团队中开展服务的优势和困难，同时也意识到社会工作者在其中的专业身份成为了厘清多专业合作框架及呈现社会工作专业性的关键。因此，研究者最终确定以社会工作者在A机构老人长期照护多专业团队中的专业身份认同为研究切入点，并收集了早期A机构对多专业合作服务探索期的文献资料，包括项目规划书、个案工作资料、小组工作资料、培训项目资料和规章制度资料等等（见表2-2）。

2. 研究阶段的资料收集（2013年4月至2016年4月）

虽然研究者在预研究阶段尚未开始博士生学习生涯，但是这段时间的实践和研究经历为研究者的博士论文选题指明了方向，且积累了不少研究资料。在此基础上，本研究最终确定以社会工作者在老人长期照护多专业团队中的专业身份认同为博士论文的焦点，考察的范围包括A机构多专业团队的多专业综合服务的开展过程，及社会工作者在团队中的专业身份认同的建构过程。早期的专业实习生身份使研究者对多专业合作过程有直接的认知以及对社会工作者在其中的专业身份有更准确的感知。但是实习生身份使研究者对社会工作者有过多的情感投入和主观评价，并不利于研究工作的顺利开展。因此，在研究者的博士学习期间，研究者不再以实习生的方式参与A机构具体服务项目的开展，而是以A机构与M大学共建的实务研究团队成员的身份开展本项研究，综合使用文献法、访谈法和参与观察法等多种方法收集研究资料。

1）文献法

本研究采取文献法，根据项目开展的先后顺序，收集和整理团队开展多专业综合服务项目的基本资料，以及机构为了提升团队合作水平所开展的培训项目的相关信息。本研究选取文献法进行资料收集的原因涉及以下3个方面：①能够全面跟踪老人长期照护多专业团队的服务过程，包括服务的设计、服务的实施过程和服务评估与反思过程，尤其是服务过程记录中还记录了服务对象与服务团队成员之间的沟通过程和团队服务的介入过程，这些资料更为客观真实地反映了多专业团队开展服务的具体过程。②能够客观呈现服务项目之间的关联和发展情况，如实记录社会工作者和其他成员在服务过程中的分工定位和其中做出的调整。③以收集文献资料的方式代替研究者的直接介入服务，能够有效规避研究者更多的情感投入和主观评价，保证研究资料的可信度。

具体而言，本研究共收集了社区为本的家庭病房居家养老服务项目、首届护理社工综合服务培训项目、A 机构骨干督导培育项目及多专业社工综合服务提升项目四个项目的主要资料，包括每个项目的项目计划书、具体服务的过程记录、服务评估报告等相关资料。通过对资料的分析，考察多专业综合服务的实务逻辑，包括多专业综合服务的特征、具体分工合作和工作流程，尤其关注社会工作者在其中的位置和功能定位。另外，根据本研究的研究框架，研究者还收集了 A 机构在机构发展过程中所制定及修改的规章制度、服务表格和机构宣传等文档资料及政府部门在此期间颁布的一些政策文件，从机构层面、政策制度层面角度考察社会工作者的专业身份认同的变化。本项研究共收集到353 份文献资料，详情见表 2-2。

表 2-2 文献资料一览

1. 项目层面的资料

项目名称	关注的焦点	收集时间	文献信息（份数/编号）
社区为本的家庭病房居家养老服务项目（A）	多专业团队创建阶段开展服务的形式和社工在其中的位置	2012 年 1 月—2012 年 10 月	项目计划书（1 份，A2012J1），LZ 家庭病房资料（需求评估 1 份，A2012X1；综合介入过程记录 12 份，A2012G1-12；护理入户服务表 12 份，A2012H1-12；结案报告 1 份，A2012JA1），"家家都有护理员"资料（策划 1 份，A2012JC1；过程记录 7 份，A2012JG1-7；自评报告 1 份，A2012ZP1）
首届护理社工综合服务培训项目（B）	培训的知识、技巧以及参与者的反馈信息	2013 年 5 月—2013 年 8 月	项目计划书（1 份，B2013J1），社工的课堂作业（22 份，B2013Z1-22），培训课件（7 份，B2013P1-7），培训效果调查问卷（22 份，B2013D1-22）

续表

项目名称	关注的焦点	收集时间	文献信息（份数/编号）
机构骨干督导培育项目（C）	社工在多专业团队中需要掌握的核心能力以及社工在该阶段对专业身份的理解	2014年3月—2014年12月	项目计划书（1份，C2014J1），培训课件（5份，C2014P1-5），机构骨干所负责的项目的详细资料，共50份，包括每个项目的计划书（C2014J1-5）、需求评估报告（C2014X1-5）、服务介入过程报告等（C2014G1-40）
多专业社工综合服务提升项目（D）	提炼多专业团队的服务方式及其过程中的社工元素	2015年3月—2016年3月	项目计划书（1份，D2015J1），研究助理所收集的个案5个（需求评估和计划5份，D2015GJ1-5；综合介入记录40份，D2015GG1-40；评估与结案报告5份，D2015GJ1-5）、小组5个（计划书5份，D2015XJ1-5；过程记录25份，D2015XG1-25；结案报告5份，D2015XJ1-5）、社区活动4场（计划书4份，D2015SJ1-4；活动过程报告4份，D2015SH1-4；项目汇报书5份，D2016H1-5）

2. 机构层面的资料

（1）服务表格（E）：2016年版，活动计划书、护理社工综合评估及介入计划表、小组活动计划书等计37份（E2016B1-37）。从表格设置分析团队成员之间的分工和专业功能

（2）规章制度（F）：2011年版，如社会工作者职责、机构组织构架图等计11份（F2011ZQ1-11）；2013年版，如机构组织构架图、个案工作流程图等计17份（F2013ZH1-17）。分析机构对多专业团队和社会工作的定位和管理

（3）相关政策资料（G）：民政部、H区区政府有关社会工作发展政策，计30份（GZ1-30）；媒体有关H区政府参与社会工作发展的事件报道，计35份（GM1-35）。分析政府和社会对多专业团队和社会工作服务的理解

2）深度访谈法

根据专业身份认同的内涵，社会工作者专业身份认同的建构不仅包括自身对社会工作专业的主观理解和感知，在建构过程中也深受周围他人和具体情境的影响，同时还包括社会工作者对自身如何区别于其他相关专业的主观判断等等。这些过程包含大量的内心感受、互动交流及主观评价，这些都是文献法所无法捕捉的。因此，本研究除了文献法，还借助深度访谈法，对机构负责人、社会工作者和其他专业人士进行一对一的访谈调

查。之所以用一对一的方式进行访谈而不是用集体访谈的方式，是为了保证访谈对象在访谈过程中的开放性和自在性，有利于访谈对象在最宽松的环境下表达他的主观想法和梳理主观经验。

根据研究计划，研究者开展 3 次深度访谈工作，共 27 份记录，简要信息见表 2-3。

表 2-3　深度访谈法资料一览

次数	访谈时间	访谈对象	访谈目标	资料信息（编号）
第一次访谈	2012 年 5 月 30 日	机构负责人 L	了解 A 机构组建多专业团队的原因，她当下对多专业团队和社会工作服务的理解（提纲见附录 1）	记录（1）I-2012-L
		社会工作者 XL 社会工作者 ZX	围绕社区为本的家庭病房服务项目，了解社会工作者初入多专业团队的体验，社会工作者在当下如何理解自己在多专业团队的定位，总结遇到的困难和有效经验（提纲见附录 1）	记录（2）I-2012-XL，I-2012-ZX
		H 区民政局工作人员 H	了解民政局对 A 机构多专业合作方式的认知和理解（提纲见附录 1）	记录（1）I-2012-H
第二次访谈	2013 年 7 月 24 日	全科医生 W 机构负责人 Z 社区工作者 B 社会工作者 CL 护理员 SR 护理员 WY	1. 了解护理社工培训班开展的缘由 2. 了解多专业团队成员经过培训之后对多专业合作的理解，既关注社会工作者自身的理解和认知，也关注其他团队成员对社会工作专业身份的理解和界定 3. 了解机构负责人在项目结束后对社会工作的专业身份认知（提纲见附录 2）	记录（9）I-2013-W I-2013-Z I-2013-B I-2013-CL I-2013-SR I-2013-WY I-2013-PL I-2013-L I-2013-HY
	2013 年 7 月 31 日	社会工作者 PL		
	2013 年 8 月 1 日	机构负责人 L		
	2013 年 8 月 10 日	社会工作者 HY		

次数	访谈时间	访谈对象	访谈目标	资料信息（编号）
第三次访谈	2014年10月23日	机构负责人 Z	围绕多专业社工综合服务提升项目： 1. 提炼 A 机构已有的多专业社工综合服务经验，具体包括每个成员认为做得比较好的服务以及其中的有效经验和现存困难 2. 分析社会工作专业在多专业团队中的定位和需要用到的知识、技巧和合作方法等内容 3. 其他团队成员对社会工作的理解和认识（提纲见附录3）	记录（13） I-2014-Z I-2014-L I-2014-W I-2014-MZ I-2014-LC I-2014-JJ I-2014-LX I-2014-SR I-2014-CW I-2014-HY I-2014-LY I-2014-LB I-2014-ZH
	2014年10月24日	机构负责人 L 全科医生 W		
	2014年11月6日	社会工作者 MZ 社会工作者 LC		
	2014年11月13日	社会工作者 JJ 社会工作者 LX 护理员 SR 社会工作者 CW		
	2014年11月19日	社会工作者 HY		
	2014年11月21日	社会工作者 LY 社会工作者 LB		
	2014年11月27日	社会工作者 ZH		

由上表可知，研究者根据 A 机构的具体项目运行情况，于上述的不同项目的结束阶段对不同人群分别进行访谈调查，梳理项目过程中的社会工作者及其他人员的合作经验和身份体验，并且在访谈过程中侧重对合作过程中有效经验和具体阻碍的因素的探讨，以及各个专业的功能定位分析。这些访谈调查不仅有利于访谈对象梳理自己的合作经验，以改进现有的多专业合作服务，同时也帮助研究者观察社会工作者的专业身份认同是否会随着合作经验的积累发生转变，如果有转变，其发生路径和机制是什么。

3）参与观察法

为了提升机构的多专业综合服务水平和社会工作专业性，A 机构自 2013 年以来邀请 M 大学社会工作专业博士生导师 T 教授负责的实务研究团队为老人长期照护多专业团队开展集体督导，学期内每周一期，每期历时 3 小时。督导内容包括多专业团队在服务开展过程中遇到的困难，还包括社会工作者们在开展多专业合作过程中遇到的具体困惑。研究者以研究团队成员的身份参与了大部分的督导活动，观察并记录多专业团队在督导会上提出的问题和困难及社会工作督导给予的督导建议，也包括督导根据他们普遍存在的一些问题进行专题辅导和技巧训练，这些成为理解多专业合作服务逻辑和社会工作者专业身份认同的补充资料。

　　另外，为了深入了解多专业团队的具体实践过程，研究者征得服务对象及其家庭的同意之后，与多专业团队成员一起入户，参与观察 2 个家庭共 10 次的综合服务介入过程。最后，研究者还参与观察机构的行政讨论会、团队组织的社区活动以及团队培训等内容。参与观察法所得的资料共 97 份，详情见表 2-4。

表 2-4　参与观察法资料一览

观察对象	观察提纲	时间安排	资料编码
多专业团队督导	多专业团队在服务过程中遇到的困难，督导给予的建议；多专业团队关于多专业合作模式的讨论，彼此间的互动	2013 年 9 月至 2015 年 12 月，学年内每周一次，计 60 次	K2013D1-10K2014D1-28K2015D1-32
首届护理社工培训课堂	观察社会工作者、护理员和医生等学员在培训课堂中的互动	2013 年 6 月至 2013 年 8 月，计 11 次	K2013P1-11
多专业团队入户过程	观察多专业团队的服务介入过程，包括需求评估、服务实施等，留意社会工作者与服务对象、团队成员之间的互动	2014 年 3 月至 2014 年 6 月，计 10 次	K2014R1-10
多专业团队组织大型活动	活动的具体过程，居民、社区与多专业团队间的互动	2014 年 9 月至 2014 年 12 月，计 3 次	K2014S1-3
多专业团队开展健康知识讲座	讲座的具体过程，包括讲座前的准备、讲座过程和后续跟进	2015 年 3 月至 2015 年 5 月，计 3 次	K2015J1-3
多专业团队案例讨论会	讨论会的具体过程，讨论的焦点和分工过程	2015 年 9 月至 2015 年 12 月，计 4 次	K2015A1-4

续表

观察对象	观察提纲	时间安排	资料编码
机构行政讨论会	机构如何处理多专业团队服务过程中出现的一些问题，例如，如何配对护理员和社会工作者、如何使用服务表格等等	2014 年 3 月至 2015 年 1 月，计 6 次	K2014X1-5 K2015X1

综上，根据本研究的研究问题和研究框架的要求，本研究综合使用文献法、深度访谈法和参与观察法等调查方法，围绕 A 机构多专业团队的项目开展过程完成了本研究的资料收集，总共获得 477 份研究资料。

（二）研究资料的分析

1. 资料分析的方法和过程

本研究采取扎根理论的资料分析方法，并借助质性分析软件 Nvino11 完成资料分析工作。首先，研究者将通过文献法、深度访谈法、参与观察法等调查方法所收集到的资料进行编号，其中录音资料整理为逐字稿，标明时间、人物和事件，录入质性分析软件中。接着，研究者先通过反复阅读资料，对资料进行第一步的开放编码。在这个阶段，研究者始终保持开放的态度，逐字逐句地将资料所代表的内涵进行概念化。在此基础上，通过比较、提问题、归纳和整合等方式，将针对同一现象的相近概念整合起来，形成范畴（过程缩影见表 2-5）。在原因条件方面出现了"专业特质""社区合作"等 20 个概念，在社会处境方面出现了"合作分工流程"等 15 个概念，在介入条件上出现了"服务对象家庭的经济条件""社区的人员分工"等 305 个概念，在行动、互动策略方面出现了"学习专业知识""设计大型活动"等 56 个概念，在结果方面出现了"不是行政人员""多专业合作中的一员"等 23 个概念。

开放编码之后，研究者反复归纳与比较开放编码所获得的 419 个范畴的相似性和相异性，将它们进行重新排列，完成主轴编码环节，具体结果见图 2-2 所示。

表 2-5 研究资料编码举例

资料	资料来源	概念化	范畴
制定团队服务介入的共同目标，各个多专业团队成员再依据此共同目标，服务对象的需求和各专业特长，设置一些由各个专业介入的小目标	多专业团队案例讨论会观察记录，A2012ZJ4	讨论和制定团队服务的介入目标	合作分工流程
"灵活提问"，例如，在提问过程中，如果服务对象往后退，社会工作者则需要往前走一些，调动服务对象的积极性，而如果服务对象走太快，社会工作者则适当往后拉一些	培训的观察记录，K2013P8	提问技巧	学习专业知识
可能是因为我们机构的领导很认同社工吧，他们认同社工的理念和专业方法，在这种情况下，他们就会对我们社工的工作有一定的期待，有时候完成不了的话就会不太好，但是又因为他们认同社工，所以对这些没有做到的也能理解	社工的访谈资料，I-2012-XL	机构负责人对社工的定位	组织管理

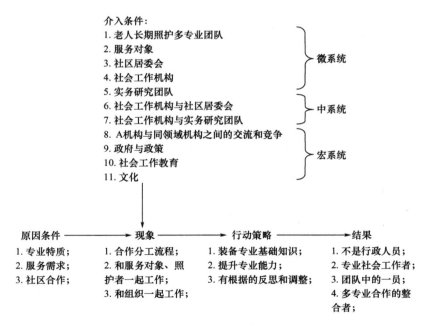

图 2-2 本研究的主轴编码结果图

最后，进入选择编码阶段。通过对研究资料的编码分析，本项研究最终形成横向和纵向两个维度，对社会工作者在老人长期照护多专业团队中的专业身份认同的建构和发展进行理论解释：①横向维度，梳理老人长期照护服务团队的多专业合作框架，尤其关注社会工作者和其所在环境的互动关系，强调不同系统对社会工作者专业身份认同建构的影响；②纵向维度，侧重社会工作者在老人长期照护多专业团队中的专业身份认同的建构过程，尤其关注引起社会工作者专业身份重构的主要事件和社会工作者在其中所采取的应对策略，将根据社会工作者在专业身份认同建构过程中所经历的主要事件进行梳理。

2. 资料收集和分析过程中的注意事项

本研究在研究进程中严格遵守尊重和信任研究单位和研究对象、对研究参与者信息及研究资料进行保密处理等基本原则，认真做到以下 4 点工作。

（1）知情参与。在研究开展前，研究者与研究单位负责人经过正式见面交流，详细介绍本研究的研究问题、研究目的、研究范围和研究用途等基本信息，并告知整个研究过程中预计开展的资料收集工作，并对如何处理资料进行沟通说明，在充分获得研究单位的信任和支持后，才开展本项研究工作。在具体的文献收集和访谈调查等资料收集过程中，研究者在每个工作开展之前，除了要表明自己的真实身份外，也需要告知研究参与者这次资料收集或者访谈调查的目的、内容和相关问题，取得研究对象和其他研究参与者理解和同意后，才开展具体工作。如果出现研究参与者在访谈过程中回避对某些问题的讨论或者要求停止访谈，研究者尊重研究参与者的决定并给予配合。资料收集完毕和论文成稿后，研究者邀请研究参与者阅读资料和论文稿，请他们进行主要内容和关键信息的核对，保障其充分的知情权。

（2）匿名化处理。在资料的整理和分析过程中，研究者对涉及个人和机构的具体信息，如人名、机构名称和学校名称等均进行匿名处理，并且对一些可能会透露出个人和机构信息的内容也进行了妥善处理，如对 A 机构所获的具体奖项和自助项目的具体名称进行匿名处理，以防止他人可能通过这些信息知悉 A 机构和研究参与者的具体信息。

（3）资料保密。在研究过程中，研究者对研究单位和研究参与者提供的所有信息和资料保密，妥善保管好研究资料，特别是对一些服务过程中可能会涉及服务对象隐私的信息进行匿名和保密处理，不与本研究无关人员讨论本研究的具体事宜。

（4）忠于数据。在资料收集和分析过程中，研究者以真实数据为准，不随意捏造数据、曲解数据或断章取义和夸大研究结果或为个人目的忽略或隐藏一些研究发现。

第三章 多专业团队如何开展服务

依据生态系统视角,通过研究资料的收集与分析工作,本项研究梳理了多专业团队的服务过程和社会工作者在团队中建构专业身份认同的历程。首先,本研究将从横向维度呈现多专业团队的服务现状,包括多专业团队的合作分工流程和社会工作者在团队中的工作任务和服务定位。

第一节 多专业团队的合作分工流程

根据研究资料的收集和分析,随着服务项目的开展和合作经验的积累,多专业团队经过多次"尝试、反思、总结和再尝试"的服务探索过程,逐渐形成一个比较清晰和完整的合作分工流程,依据合作分工的时间顺序,可以将流程分为图 3-1 中的七个阶段,包括:①寻找服务对象;②筛选服务对象和建立专业关系;③"医疗-护理-社工"综合需求评估;④制定综合服务介入计划;⑤综合服务介入;⑥多角度评估服务成效;⑦结案。

值得注意的是,虽然本研究在此将多专业团队的合作分工流程分为七个阶段,但是在多专业团队的具体实践中,各个阶段不是截然分开的,如寻找服务对象、筛选服务对象和建立专业关系这两个阶段,在实际开展过程中很有可能是交叉进行的,在寻找服务对象的过程中就会进行服务对象的筛查及专业关系的建立。在这里,我们把合作分工流程分成七个阶段只是为了更加清晰地梳理每个阶段的合作分工安排和具体的工作内容。

一、寻找服务对象

虽然近年来我国社会工作专业服务有了快速发展,但是国内居民对社会工作的认知度依然不高。与西方国家的社会工作者等待服务对象主动前往社会工作机构寻求帮助有所不同,我国社会工作者开展专业服务的首要任务是寻找服

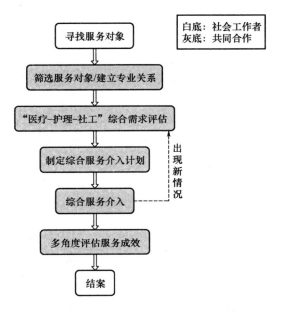

图 3-1 多专业团队的合作分工流程图

务对象，这也是社会工作者开展专业服务的前提和基础（童敏等，2008）。在本研究中，多专业团队面临的首要任务也是寻找服务对象。根据资料的分析，他们寻找服务对象的路径包括以下四种：①社区居委会等组织的转介；②开展社区调查；③宣传和公开招募；④在健康知识讲座和社区活动等服务过程中挖掘。

（一）社区居委会等组织的转介

通过整理多专业团队的案例资料和社会工作者的访谈资料，本研究发现由于社区居委会负责社区居民的日常管理和日常服务工作，他们非常熟悉社区居民的基本情况，再加上多专业团队的服务项目以社区为依托，社区居委会和多专业团队之间具有合作关系。社会工作者寻找服务对象的一个重要路径是社区居委会等组织的直接转介和其他相关人员的介绍和转介。例如，在 A 服务案例的需求评估报告里，社会工作者这样标明该案例中服务对象的来源："社区居民 A 有需求找到 J 社区，再由 J 社区转介给社会工作者"（需求评估报告，A2012X1）。同样，社会工作者 XL 和社会工作者 CL 这样介绍自己寻找服务对象的方式：

我们一开始是从社区居委会那边知道老人的情况，包括要给哪些老人提供服务，他们的一些基本情况等，他们（社区居委会）给我们提供具有长期照护需求的老人名单。（社工访谈资料，I-2012-XL）

社区残疾人联络员、社区退管口工作人员和计生小组长等社区相关人员会把老人转介给我们，有的社区还有老人的健康档案资料，在社区居委会允许的情况下，我们查阅和分析社区老人的健康档案，在里面找出一些符合条件的老人。（社工访谈资料，I-2013-CL）

（二）开展社区调查

除了由社区居委会等社区组织及相关人员直接转介服务对象外，社会工作者寻找服务对象的另一个路径是开展社区调查。根据研究者对多名社会工作者的访谈发现，当社会工作者和多专业团队成员开始承接某个社区的服务项目时，除了向社区居委会了解社区老人的基本情况和社区已有的相关服务外，他们还会开展更加详细的社区调查，以更加全面深入地掌握该社区老人的特征和服务需求。社区调查包括问卷调查和"典型人群访谈"等两种方式。问卷调查的内容包括老人的身体状况、家庭状况、邻里关系以及养老需求等（A 项目计划书，A2012J1）。社会工作者通过对问卷调查的开展和问卷结果的分析，挖掘具有长期照护服务需求的老人。"典型人群访谈"则是社会工作者无法在社区开展问卷调查的情况下根据从社区居委会收集到的基本信息，对社区中具有某种服务需求或某类特征比较典型的老人群体进行滚雪球式的走访，了解这类人群所面临的共同问题或存在的共同需求，以便寻找和确定潜在的服务类型及服务对象（督导记录，K2013D2）。

（三）宣传和公开招募

此外，社会工作者通过"积极运用社区宣传栏、社区 LED 大屏幕等社区信息平台"（过程记录，A2012JG1）、"发放 A 机构服务手册"（过程记录，C2014G2）、"参加宣传展活动和社区节假日活动展台"（过程记录，C2014G10）等方式，向社区居民，特别是具有长期照护服务需求的老人及其家庭，介绍多专业团队在社区开展的服务项目，以加深他们对该项目的服务内容、多专业团队的服务方式以及社会工作者的了解，并公开招募计划，鼓励有需求的老人及其周围他人主动联系社会工作者。

（四）在健康知识讲座和社区活动等服务过程中挖掘

另一个寻找服务对象的路径是在健康知识讲座和社区活动等服务过程中挖掘。根据研究资料的分析，社会工作者通常会组织多专业团队中的全科医生定期在社区开展不同主题的健康知识讲座，社会工作者通过对讲座参加者的现场观察和活动前后的交流跟进，挖掘潜在的服务对象（讲座的观察记录，K2015J2）。除了健康知识讲座外，由社会工作者开展的社区活动也成为他们发掘服务对象的另一种方式。例如，社会工作者 HY 在 LV 社区开展老人的血糖和血压监测活动，设置护理员给社区老人测量血糖和血压、全科医生提供健康咨询服务等活动环节。通过医护人员的工作收集老人的健康数据并进行排查，从活动参与者中发掘潜在的服务对象（大型活动观察记录，K2014S1）。她把这种方式归纳为"在社区活动中发掘个案的个案引入模式"（社工访谈资料，I-2014-HY）。

综上，在寻找服务对象阶段，多专业团队的工作主要由社会工作者承担。社会工作者通过由社区居委会等组织转介、开展社区调查、宣传和公开招募以及在健康讲座和社区活动等服务过程中挖掘这四个路径来寻找服务对象。在这个阶段，虽然在一些环节，如健康知识讲座和社区活动中需要一些医护人员参加，但是绝大部分的工作还是由社会工作者完成，多专业团队的合作分工并不显著。

二、筛选服务对象和建立专业关系

在第一阶段，不少服务对象是由社区居委会等组织和相关人员直接转介的，社区居委会通常会把社区内所有老人或者自己无法应对的老人问题"一起打包"给社会工作者。这样粗略的分类方式不仅影响服务介入的针对性和有效性，也无法保障服务对象的切身利益，尤其是那些服务需求超出多专业团队能力范围的服务对象。因此，在接下来的工作中，社会工作者通过"浏览社区健康档案"和"社区工作人员的介绍"（社工访谈资料，I-2013-CL）等方式初步掌握服务对象的基本信息。在此基础上，通过社区工作人员的陪同或者经社区联系获得服务对象的许可后，到服务对象的家中开展第一次探访服务。"与服务对象及其家属等相关人员面谈、初步了解服务对象的问题与需求"（社工访谈资料，I-2013-CL），以判断该服务对象是否符合多专业团队的介入条件，并开始建立专业关系。这个阶段的工作内容包括筛选服务对象和建立专业关系。

（一）筛选服务对象

研究发现，多专业团队筛选服务对象的主要依据是老人是否存在身体、心理和社会等多层面需求和问题，且这些需求和问题是服务对象及其家庭目前无法解决而多专业团队能够通过服务介入进行解决或者协助改善的。诸如以下情况则不被纳入服务范围：

如果老人患有精神分裂症，我们会建议转介给有精神康复专长的机构。（护理员访谈资料，I-2013-WY）

有些老人自理能力和经济条件很好，只是想找人陪聊，为避免团队中医护资源的浪费，我会邀请他们参加机构或社区的其他活动。（机构负责人访谈资料，I-2013-Z）

有些老人的身体状况和服务需求已经超出我们医护的能力范围，如需要医生开药和注射药物，我们会澄清我们团队的服务范围不包括在住家条件下给老人开药和注射，建议他们直接入住医院。（医生访谈资料，I-2013-W）

在这个阶段，社会工作者开始与医护人员一起提供服务。首先，由社会工作者根据已经收集的基本信息，在社区居委会的协助下，联系服务对象或照护者，预约多专业团队首次入户探访的时间。接着，社会工作者根据服务对象的基本情况，安排医护人员一起探访，并尽可能地向医护人员提供服务对象所患的疾病、身体功能状况等基本信息，以便医护人员能够做好探访前的准备工作，例如准备入户探访时所需要的医护用具。接着，社会工作者和医护人员一起入户，分别了解服务对象的身体状况、照护情况、家庭关系和家庭经济状况等信息。之后，社会工作者与医护人员汇总入户探访中所收集的信息，并共同讨论决定是否接案。（多专业团队入户观察记录，K2014R1、K2014R2和K2014R3）。

（二）建立专业关系

在本研究中，入户探访过程也是多专业团队与服务对象及其家庭建立专业关系的过程。在这个过程中，社会工作者负责组织和安排入户探访工作，医护人员则通常成为入户探访过程中谈话的主要承担者，特别是全科医生在场的情况下，几乎所有的对话都是由医生主导（多专业团队入户过程观察记录，K2014R1）。换句话说，在多专业团队服务介入早期，建立专业关系的工作主要是由医护人员承担，如此安排的原因包括：①具有长期照护需求的老人通常会面临一些生理功能、疾病治疗与康复以及家庭照护上的问题，医护需求比较迫切，例如褥疮的识别与处理、用药指导等；②对于服务对象及其家人来说，他们熟悉医护人员的专业身份，能够快速地接纳医护人员的服务，而与此形成对比的是，多数服务对象及其家人并不了解社会工作者的专业身份；③通常情况下，医护人员经过初步诊断就能给予服务对象及家庭一些医护建议，且"身体上的问题比较容易出效果"（社工访谈资料，I-2014-LB），所以多专业团队通常都会以服务对象的某个医护需求作为服务介入点，并着手建立专业关系。

简言之，在筛查服务对象和建立专业关系阶段，多专业团队开始合作分工，社会工作者负责收集潜在服务对象的基本信息，组织和安排医护人员一起入户探访并参与筛选符合条件的服务对象。在早期的入户探访中，医护人员成为主要谈话者，在建立专业关系中发挥重要的作用。

三、"医疗-护理-社工"综合需求评估

在第一、二阶段工作的基础上，多专业团队开始"医疗-护理-社工"综合评估工作，先由社会工作者做好组织和安排工作，接着由社会工作者、全科医生和护理员一起入户开展需求评估工作，开始"深入了解服务对象的问题、需要以及相关人员的需要，撰写需求评估报告"（机构服务流程图，F2013ZH3）。多专业团队需要经过1～2次的入户评估，才能完成服务对象的综合需求评估工作。

根据A机构的需求服务表格及评估过程记录，多专业团队在这个阶段开

展分工合作，体现在：①医护需求评估：以全科医生和护理员为主，社会工作者从旁协助，先由全科医生和护理员诊断与评估服务对象的生理功能状况、主要疾病史、用药情况、生活安排、家庭照护状况等医护需求，其中护理员和社会工作者协助记录诊断重点和跟进建议，并填写《医护需求评估表》（E2016B2）；②护理社工综合评估：以社会工作者为主，护理员为辅，在医护需求的评估基础上，全面评估服务对象的家庭状况、心理需求、精神需求和社会支持状况等内容，既评估这些方面存在的困难或问题，也评估服务对象和家庭在这些方面所拥有的能力和资源。具体而言，家庭状况包括家庭的经济条件、家庭结构、饮食安排、家庭护理和居家环境等。心理需求包括服务对象以及周围他人的认知、行为、情绪等。精神需求包括服务对象的愿望、信仰和兴趣爱好等。社会支持状况则包括家庭内外的重要他人及其资源。③在上述两项评估的基础上，社会工作者综合《医护需求评估表》和护理建议，填写《护理社工综合服务评估表》（E2016B3）。④值得注意的是，部分服务对象的身体状况可能会在服务介入过程中发生重大变化，如老人出现阿尔茨海默病中后期症状、癌症病人进入病症末期等。此时，社会工作者需要组织医护人员开展新一轮的评估工作，以重新评估服务对象及其家庭的服务需求（案例记录，C2014G34）。

四、制定综合服务介入计划

当"医疗-护理-社工"综合需求评估工作就绪，社会工作者和医护人员的合作就进入制定综合服务介入计划阶段，包括设置服务的总目标和阶段目标、划分服务介入阶段和安排阶段任务等，以便指导综合服务的开展。同样，这个阶段的工作由社会工作者与医护人员通过分工合作来共同完成，过程包括两部分。

首先，社会工作者组织多专业团队成员召开案例讨论会。多专业团队成员根据评估资料和督导意见，共同讨论和决定服务的介入目标、服务切入点和介入步骤等，在这个过程中他们需要遵循一些要点：

制定团队服务介入的共同目标，各个多专业团队成员再依据此共同目标、

服务对象的需求和各专业特长，设置一些由各个专业介入的小目标。（多专业团队案例讨论会观察记录，K2015A1）

服务目标要与需求评估的内容相对应，目标需要进行排序，把最紧急、容易做的目标放前面。（督导记录，K2014D2）

团队中的工作人员可以同时朝自己的目标努力，如护理员努力实现护理方面的目标，社会工作者也努力完成社工方面的目标。（多专业团队案例讨论会观察记录，K2015A2）。

接着，社会工作者根据讨论结果，撰写综合服务介入计划，并与服务对象及其家庭保持沟通，以确保服务目标和服务切入点与服务对象及其家庭的服务需求保持一致（多专业团队案例讨论会观察记录，K2015A2）。

五、综合服务介入

接着，多专业团队服务进入综合服务介入阶段，主要内容包括多专业团队与服务对象及其家庭一起改善他们目前的生活状况以实现服务目标。根据研究资料的分析，社会工作者和医护人员在这个阶段既有分工又有合作，提供三种服务，包括：①医护人员为主的直接服务；②社会工作者为主的直接服务；③医护人员和社会工作者共同提供的综合服务。

（一）医护人员为主的直接服务

这些服务由医护人员提供，具体包括：①针对老人，由全科医生和护理员定期入户，提供直接的医疗和护理服务，以改善老人的身体状况，并对老人的身体状况做好观察记录。②针对照护者，医护人员梳理照护者的照护经验，包括日常护理状况、协助服务对象用药、饮食照护等，并向照护者提出改善建议，在后续服务中由社会工作者负责跟进和落实，一起缓解照护者在日常照护中的压力，并改善老人的被照护质量（多专业团队入户过程观察资料，K2014R3/K2014R4）。

（二）社会工作者为主的直接服务

这些服务由社会工作者提供，包括：①提供治疗与辅导服务，老人及其主要照护者进行认知、情绪和行为等方面的疏导和调整，缓解他们的压力（多专业团队入户过程观察资料，K2014R5）；②搭建社会支持网络，链接人力和物力等资源，引进家庭外的支持系统，以维持和增强家庭的照护功能（案例资料，C2014G16；多专业团队入户过程观察资料，K2014R7）；③调整服务对象和周围他人的关系，包括家庭关系（多专业团队入户过程观察资料，K2014R8）、照护关系（案例资料，A2012G3）以及服务对象与多专业团队的关系（社工访谈资料，I-XL-2012）。

（三）医护人员和社会工作者共同提供的综合服务

在实际服务过程中，由医护人员和社会工作者提供的直接服务经常是以交叉方式开展的，并且在不少环节中需要彼此的配合，要求"把医护常用的方式与社工的特长（调整人和环境间的关系）发挥出来，让人家真正明白护理与社工的结合"（督导记录，K2013D4）。例如，在家庭照护技巧提升上，医护人员提出具体的指导建议，社会工作者协助照护者做好学习前的准备、对接已有经验及巩固学习效果，同时缓解照护者在学习过程中的压力并调动其学习动力等（过程记录，C2014G12）。

另外，为了提升多专业团队的合作效率，社会工作者还会开展一些定期会议，目的是：①巩固团队分工合作机制；②持续更新、完善和分享服务对象的信息。

六、多角度评估服务成效

围绕多专业综合介入的过程和结果，多专业团队从多个角度评估服务成效，具体工作由社会工作者、全科医生、护理员、服务对象、照护者及其他家庭成员一起完成，包括：①服务过程评估；②服务结果评估。

（一）服务过程评估

这项评估围绕多专业团队的综合介入过程，医护人员和社会工作者依据各自的专业特长和服务目标评估每次服务介入的有效性，并根据评估结果调整后续服务。过程评估通常会放在团队入户服务的前5~10分钟，由不同的多专业团队成员评估上一次服务介入的成效，包括医护人员评估服务对象的身体状况、用药情况和护理情况等，社会工作者评估服务对象的心理状况、照护者的照护技能和情绪压力等，还有服务对象和照护者等人自述变化，反馈服务介入的效果。根据这些评估结果，判断多专业团队的哪些服务介入是有效的，哪些服务没有达到预期的效果，找出其中的阻碍因素，并据此改善后续服务。此外，多专业团队借助服务介入中的过程评估，及时了解服务对象及其家庭在这个阶段中新出现的问题或困难，以保证多专业团队的介入能及时跟进服务对象的需求变化。

（二）服务结果评估

这项评估工作通常发生在服务结束阶段，由社会工作者组织多专业团队成员入户判断综合服务介入是否需要结束。在本研究中，多专业团队判断是否结案的依据，包括两个部分：①服务对象的相关问题是否已经解决；②服务对象及周围他人是否已有能力自己应付和解决问题。其中评估的内容和方式包括医护人员再次评估老人的身体功能状况，观察和评估照护者的照护技术和方法等，社会工作者观察和评估"老人及重要他人的认知、情绪和行为等"（C 项目案例 1，C2014G6），评估老人的家庭内支持系统及家庭外的支持系统，也包括老人和周围他人的自述变化。接着，由社会工作者组织多专业团队讨论会，确定是否需要结束服务介入，如果讨论结果同意结案，医护等专业人员则把结案工作移交给社会工作者。

七、结案

在服务结果评估和多专业团队讨论的基础上，综合介入服务进入结案阶段。除了在上述阶段中服务目标已达成的情况外，依据 A 机构的《中心服务政策和程序》，以下情况也被纳入结案范围：

服务对象不再符合接受服务的基本资格；所提供的服务不再符合服务对象的需要；负责社工有岗位调动；服务对象因住址变动等不在服务区域内；服务对象问题不在负责社工职责或能力范围内；服务对象因其他原因不能接受服务。（F2013ZH3）

这个阶段的主要工作由社会工作者负责，包括处理服务对象与多专业团队之间的关系，特别是处理可能存在的分离情绪，或服务对象对多专业团队过于依赖的问题。具体内容包括社会工作者跟进结案后的案例，如在结案后进行入户回访或电话回访等（C 项目案例 3，C2014G36）跟进由于老人生病入院或者入住养老院等原因被迫中止的介入活动的案例（C 项目案例 4，C2014G41）以及跟进因服务需求超出机构服务范围而被转介的案例（C 项目需求评估，C2014X1）。

第二节　社会工作者在多专业团队中的工作任务

上述研究表明，在多专业团队的合作分工中，不同的多专业团队成员在不同的服务阶段，承担不同的任务，以实现共同目标。接下来，本研究将在此基础上，梳理社会工作者作为多专业团队中的一员，在团队中的工作任务和服务定位。研究发现，社会工作者在团队中的工作任务可以分为两大类：一是为老人和照护者提供直接服务，二是为多专业团队、社区居委会和社会工作机构等组织提供间接服务。为了方便梳理，本研究以老人为中心，又可以把社会工作者的工作任务细分为五类：①有关老人的工作任务；②有关照护者和老人家庭的工作任务；③有关老人所在社区的工作任务；④有关多专业团队的工作任务；⑤有关社会工作机构的工作任务。

一、有关老人的工作任务

社会工作者作为多专业团队中的一员，在团队中的服务定位首先是运用个案工作、小组工作等工作方法向具有长期照护需求的老人提供直接的专业服务，具体包括个案管理、心理调适与情绪疏导、组织预防服务和互助服务等。

（一）个案管理

通过机构文献资料的分析，社会工作者在多专业团队中承接的一个重要任务是个案管理，包括发掘和筛选老人、评估老人的服务需求、撰写服务计划、评估服务成效以及结案和转介服务等。

1. 发掘和筛选老人——既是招揽员，又是守门员

社会工作者通过社区居委会等组织转介、开展社区调查、宣传和公开招募以及在健康讲座和社区活动服务过程中发掘等四个路径，主动寻找具有长期照护需求的老人。接着，社会工作者组织团队入户探访，一方面向老人及其家庭介绍多专业团队的身份和工作内容，一方面对老人及其家庭开展初期评估，收集他们的基本信息。之后，在医护人员的协助下筛查符合机构服务要求的老人和家庭，这样既保障老人的切身利益，又避免机构资源的浪费。

2. 评估老人的服务需求——需求整合者和能力挖掘者

社会工作者与多专业团队成员一起评估老人的问题和需求，其中社会工作者负责评估老人在心理和社会层面的需求，具体内容包括老人的心理需求、精神需求、居家环境、家庭功能、社会支持网络等。另外，当全科医生、护理员和社会工作者一起入户评估时，医生和护理员都集中关注老人的身体疾病以及照护者的照护不足，而社会工作者则更加关注老人和照护者的能力挖掘，如注意挖掘老人的兴趣爱好、发现老人和周围他人的能力和资源等：

社会工作者微笑着和服务对象谈起他以前的兴趣爱好，并鼓励他加油……从社区工作人员那里了解到，服务对象的儿子高大帅气，父亲住院时所需各种手续都是儿子在奔波。从这里可以看到，儿子对父亲还是非常关心的。社会工作者希望能和服务对象的儿子进行一次会谈，进一步了解儿子对父亲的态度。（A项目案例资料，A2012G4）

3. 撰写服务计划——增能者和调解者

在需求评估的基础上，社会工作者开始与多专业团队成员们讨论服务计划的基本内容，并由社会工作者根据讨论结果撰写详细计划。在这个过程中，社会工作者首先需要整合全科医生、护理员以及社会工作者各自的评估内容和服务建议。具体的做法包括查阅由各多专业团队成员填写的《医护需求评估表》和《护理社工综合需求评估表》等资料，以及召开案例讨论会，并邀请社会工作专业督导参与：

每次入户结束后，社会工作者、护理员及医生都要就案例进行讨论分析，联合确定入户护理等级及制定介入计划，并定期接受督导老师的督导。（A项目案例资料，A2012ZJ4）

另外，社会工作者除了综合多专业团队成员的服务建议，也要对接老人和照护者的具体想法，加强与老人和家属的沟通，再一次确认他们的服务需求，并一起找到容易介入的服务点。值得注意的是，社会工作者在这个过程中，始终关注老人和家庭的主动性和参与性，特别是当全科医生和护理员给老人和照护者安排任务时，社会工作者会从旁协助老人和照护者整理他们自己的经验，把好的经验保留下来，并继续挖掘新的能力。当然，如果医护人员的医疗指导建议和老人及其家庭的意愿存在不一致或者冲突，社会工作者负责沟通和协调工作：

还是碰到一个很传统的问题，医生给她做了一个指导，比如说你要经常按摩，他现在能够抬到什么样的程度，大概有一个什么样的变化，等你下次跟进，问他有没有做按摩，有没有什么困难，家属会说，我按摩，他觉得太痛，觉得不太好，他觉得很难做到，就是每天坚持给他按。所以这个老伴觉得非常痛苦，然后本来这个阿伯就是一个男的，会觉得没有信心之类的，所以就变成我还是要往回调，就是我要重新评估他现在能做到什么程度，可以达到的康复目标是哪个，就是变成我还是要去评估一遍，然后再制定更详细的计划。（社工访谈资料，I-2014-HY）

4. 评估服务成效——监控与再评估

与多专业团队成员一起评估服务成效是社会工作者的另一项工作任务。尤其是，具有长期照护需求的老人时常会在服务介入过程中出现一些新的问题，很有可能导致之前制定的服务目标和介入方法都不再适用。因此，社会工作者需要在服务介入过程中及时做好评估工作，监控服务进程，并根据阶段成效及时调整服务。例如，在案例 P 中，社会工作者评估每一个阶段的服务成效，并依据评估结果调整新的服务策略，详情见表 3-1。

表 3-1 　案例 P 的服务阶段成效评估及服务调整

接案：2014 年 5 月 27 日，社区转介，团队上门评估并建立专业关系	
建立专业关系	P 先生截肢术后出院，在家中，有定期上门换药的需求，照护者主动求助至社区居委会，居委会转介给机构。社工与医生一起上门评估具体情况。（右下肢缝合创口开裂化脓，较急迫；左下肢两处褥疮，外表呈干性）
第一阶段：四次：2014 年 5 月 29 日，2014 年 6 月 5 日，2014 年 6 月 10 日，2014 年 6 月 19 日 主要目标：促进右下肢创口愈合，提高家人在换药方面的能力（医疗、护理） 次要目标：调整照护安排促进照护者睡眠改善，通过倾听压力和健康监测增强对照护者的支持（社工）	

续表

社工评估	和照护者梳理了她目前存在的困难： 1. 在换药环节，家中缺乏必备的设备和材料； 2. 白天 P 先生经常睡觉，夜间则比较吵闹，导致照护者休息不够，身心状况不佳； 3. 照护者照护任务繁重，具有严重的负面情绪
服务成效及 阶段评估	照护者能够和儿子一起顺利换药，右下肢创口稳步愈合，水肿也很快消失；照护者表示已经有朋友愿意帮忙，在 P 先生的房间里安装有线电视，并送收音机给 P 先生听，照护者的夜间睡眠稍有改善

第二阶段：三次：2014 年 6 月 27 日，2014 年 7 月 11 日，2014 年 7 月 15 日
主要目标：促进左下肢褥疮愈合，巩固家人的照护能力（护理）

针对主要目标 （护理）	1. 药物使用指导：护理员带来医院里开的防腐生肌膏，并教照护者如何结合百多邦药膏，处理脚部的褥疮；根据创口愈合进度指导照护者及时调整用药方式； 2. 康复安排指导：向家人说明了左腿褥疮处情况，褥疮在改善，但由于创面较大，将面临较长期的换药和恢复过程，让其做好耐心准备，需加强 P 先生的营养促进创口的复原
服务成效及 阶段评估	1. 右下肢创口愈合良好，左下肢褥疮正在稳步恢复，照护者的照护信心显著增强； 2. 案主所使用的草席使背部皮肤发红，有产生新褥疮的风险； 3. 家里的护理床损坏，因其是网购产品，无法保修，造成照护中的长时间搬抬，让照护者感到吃力

第三阶段：四次：2014 年 8 月 1 日，2014 年 8 月 14 日，2014 年 8 月 20 日，2014 年 8 月 26 日
主要目标：增加照护中的预防措施，预防 P 先生产生新的褥疮。（护理）
次要目标：通过链接社会资源维修护理床，降低照护方面的操作难度。（社工）

服务成效 及阶段评估	1. 在接下来的回访中，服务对象三个月内都没有产生新的褥疮； 2. 照护者表示护理床修好后方便很多，也能经常让 P 先生坐起来，改善他的身体机能； 3. 照护者表示考虑到长期的现实状况，和家人商量考虑将 P 先生送至养老院照护

（资料来源：研究者根据 D 项目 P 案例个案报告整理）

5. 结案与转介服务——服务跟进者和收尾人

社会工作在其他服务领域的结案依据，多半是服务对象已经不再需要服务，或者社会工作者已经无法满足服务对象的需求。在老人长期照护服务领域，还存在一种情况，即直到服务对象逝世之后才结案。但是本研究中，除了以上两种状况外，还存在"钱走人走"的情况。本研究的服务项目均是以政府购买的方式运行，一旦项目结束，没有资金的支持，社会工作者将面临结案的选择。这种情况需要社会工作者提前做好准备，妥善处理好相关事宜，做好服务的转介或结案工作。

值得注意的是，在老人长期照护服务领域，存在一种特殊的转介服务，即在某种条件下，有些老人的问题和需求发生很大的转变，以老人为服务对象变成以照护者为服务对象。例如，在阿尔茨海默病案例中，当老人的病情发展到重度期，家庭的主要压力将集中到照护者身上，这时社会工作者需要重新评估老人和家庭的需求，依据结果把服务对象由患病老人调整为主要照护者，并重新开案。

（二）心理调适和情绪疏导

具有长期照护需求的老人面临的一个突出挑战是心理层面的压力。针对这项需求，社会工作者直接向老人提供心理调适和情绪疏导等辅导服务，具体内容包括：调整老人的认知、针对老人的不稳定情绪开展辅导及回应老人的精神需求。

1. 调整老人的认知，增强老人的自我了解和调适能力

根据资料分析，老人心理层面压力大的原因之一是不少老人由于长期患病或卧床不起，对自己的现状存在不少错误的认知。他们觉得"自己拖累家人""很没用"和"只是在等日子"等。面对这种状况，社会工作者需要调整老人的认知，让其认识到自己现存的能力。例如，在 A 项目的过程服务记录里，社会工作者 XL 这样描述服务对象 LZ 的状态：

服务对象除需承受身体病理性疼痛和不适外，还会陷入对生活的绝望及对死亡的恐惧，觉得自己这样就是家人的累赘，几乎不主动跟人说话，习惯性地一个人呆呆地望着窗外，有时冲家人发脾气。（A 项目案例资料，A2012G1）

2. 疏导老人的不稳定情绪

老人心理层面压力大的另一个表现是情绪不稳定，这种不稳定既包括长期的情绪低落，也包括情绪的跌宕起伏。在服务过程中，社会工作者需要提供温暖和可信任的情境，让老人能表达情绪和困扰，及时疏导老人的不良情绪。社会工作者 LC 这样讲述她在团队中的工作任务：

还有一类是情绪疏导，在我们刚接触这个个案的时候，护士提醒我们服务对象在吃一些稳定情绪的药。我们进行了解，慢慢发现她确实有情绪的问题，比如说她和丈夫的关系不好，她觉得很孤单，不愿意一个人在家里，还有她和孙女之间也经常吵架。了解清楚后，我们对她开展情绪疏导，而且邀请她去参加讲座和停靠站出游的活动。根据我的观察，她的情绪比刚开始时好一些，慢慢觉得她的笑是发自内心的笑。（社工访谈资料，I-2014-LC）

3. 回应老人的精神需求

面对这些压力，不少老人及其家属通常会信奉宗教来寻求精神上的宽慰。社会工作者在设计服务时，也会把这些精神需求纳入其中，特别是在老人的临终关怀阶段。

考虑到服务对象信佛，社会工作者和服务对象的妹妹一起请来念佛团为其助念。（A项目案例资料，A2012G4）

（三）组织预防服务和互助服务

社会工作者把小组工作的相关知识运用到健康知识讲座当中，提供预防性服务，增强老人及其家庭预防和应对危机的能力。另外，社会工作者还组织互助支持型小组，搭建老人和周围他人之间的互助网络，提供互助服务。

1. 开展知识教育型小组，提供预防服务

开展知识教育型小组是指社会工作者把小组工作理论和技巧运用到健康知识讲座中，以达到活跃课堂气氛、巩固学习成果和培育积极分子等服务目标，也是社会工作者与医护人员合作分工的服务之一。根据研究资料，社会工作者在其中的任务，包括准备讲座、参与讲座和跟进讲座。

1）准备讲座：选择讲座主题、设计讲座方案和招募成员等

社工走访老人群体，观察社区已有的老人服务情况，熟悉社区的老年组织，掌握社区高危老人的基本信息，与他们建立初步关系。根据已收集的材料，社工与医护人员、社区工作人员一起进行讨论，发挥各自特长，有针对性地设计讲座主题、课堂方式，进行良好分工，设计"康龄知识你我他"计划。（A项目总结报告，A2012ZP1）

2）参与讲座：组织小组游戏和发掘积极分子等

针对老人的特点，组织医生或护理员，从老年护理的角度，为老人普及基本的医护常识。在讲座过程中，社工把课程讲解与动作示范结合，使得课程变得丰富有趣和易于掌握；其次，充分结合社工的元素，把社会工作的理念和方

法融入到整个讲座课程中，如小组游戏、积极分子培育等，积极探索预防网络的建设。（A 项目总结报告，A2012ZP1）

3）跟进讲座：巩固学习效果、培育积极分子和制作社区预防手册等

社工评估讲座的效果，跟进老人的学习状况，把学习和复习结合，进一步巩固老人健康知识的学习，进而有效预防疾病。社工逐渐把积极分子纳入到活动的设计和安排工作中，并根据老人的学习应用情况，整理课堂及培训知识，形成社区特有的预防手册，并在社区中做推广。 （A 项目总结报告，A2012ZP1）

2. 开展互助支持型小组，搭建互助网络

除了开展知识教育型小组之外，社会工作者还会在社区开展一些不同主题的互助支持型小组。例如，老人互动支持型丝网花小组、智能手机学习互助小组等。这些小组的目标，包括：

提升服务对象对自我价值的肯定，帮助他们之间建立互助陪伴的关系，尽可能地发挥他们的优势，提高生活质量。（小组计划书，D2015XJ1）

希望发掘和培育一些年轻的老年志愿者为具有长期照护需求的老人服务。（小组计划书，D2015XJ1）。

这部分工作全由社会工作者承担，包括撰写小组计划书，招募成员，布置场地，组织服务，评估成效及跟进服务等。社会工作者在其中扮演的角色包括：组织者、带领者、观察者、协调者和使能者等。（小组工作记录，D2015XG1-5）

二、有关照护者和老人家庭的工作任务

在本项研究中，社会工作者和团队的服务场景是老人所在的家庭，团队以家庭入户的方式提供多专业服务。在这个过程中，社会工作者视家庭为整个介入的单元，这包括两层含义：①多专业团队的服务安排要以日常生活为基础，要考察老人所遇到的问题或拥有的能力在家庭场景中的具体表现，包括是否会涉及家庭中的其他人，如果涉及，彼此之间是如何互动的，再根据这些具体情况，设计和开展专业服务，这样，服务对象才有可能发生改变。②服务效果的

维持也是多专业团队关注的重点，多专业团队的服务具有阶段性，如果服务对象的问题消失或者项目购买服务到期，多专业团队的服务就会结束，如果多专业团队想要保持服务介入的成效，就必须借助家庭照护功能的维持和提升。因此，社会工作者在团队中的另一个任务是向照护者和老人所在家庭提供直接服务，包括：①评估照护者和老人家庭的需求和能力；②帮助照护者和家人克服不良的情绪；③协助照护者和家人掌握照护知识和技巧；④链接资源；⑤调整家庭关系。

（一）评估照护者和老人家庭的需求和能力

在本研究的"医疗-护理-社工"阶段，社会工作者除了评估老人的问题和需求之外，还需要评估家庭中主要照护者的能力及其在照护过程中面临的压力、家庭的完整性、家庭关系、家庭经济状况以及家庭应对危机的能力等。例如，在 LZ 案例中，社会工作者针对 LZ 的照护者及其家庭所做的评估工作，包括以下内容：

（1）家庭护理状况：服务对象日常护理主要依靠妻子，但妻子的护理能力并不理想，翻身、换洗、褥疮换药、饮食调整等基础护理都不会，加上妻子身体不好，护理难度更大……

（2）照护者的心理状况：服务对象的突发疾病，给他的妻子及儿子都带来了沉重的压力和不适，治疗效果并不理想，病情逐渐加重，其对丈夫离世的恐惧、对病情的绝望、对照顾的无意义感和厌烦感、对丈夫的爱，各种复杂的情感不停地变化……

（3）经济状况：家庭收入全部来源于服务对象千余元的退休金，儿子上学、日常护理及医疗开销大。

（4）临终关怀需求：服务对象随时都可能因病情恶化而离世，可能还会面临老人临终前关怀、家属悲伤情绪的调节及后事处理等问题。

（5）照护者和家人的能力：服务对象的妻子原本是一个不主事的家庭妇女，面对突然生病的丈夫，她勇敢地和儿子承担起照顾丈夫、为其治疗的责任。尽管承受着巨大的心理压力，妻子还要时常照顾服务对象的情绪，从不对服务对象发脾气。服务对象治疗期间各种对外联络都是儿子做，连妻子也认为儿子在这件事情上变得成熟了。儿子希望父亲的病能够好起来，为此请求医生帮忙，平时也会协助母亲照顾父亲。（A项目案例资料，A2012X1）

（二）帮助照护者和家人克服不良的情绪

1. 肯定主要照护者的艰辛、增强照护者的信心

其妻子虽然在照护，但只是解决基本的生存问题，其他的护理、调理及治疗几乎没有，有点放弃的感觉，因此，我们下一步要调动妻子的护理积极性，教她一些简单实用的护理技巧。（A项目案例资料，A2012G1）

2. 疏导主要照护者的情绪、缓解照护压力

照护者：很累呀，真的很累呀。照顾像这样的病人，我真的没想到我会活得这么惨，非常惨。我不懂得怎么才是个头，真的，不知道哪一天才是个头。

社工：阿姨我们这边就是想感受你这个状况，毕竟你是主要照护他的人嘛，他身边是离不开人的，你真的很不容易。（C项目案例资料，C2014G5）

（三）协助照护者和家人掌握照护知识和技巧

在老人长期照护过程中，照护知识和照护技巧的不足是影响照护质量的重要因素。针对这一现状，社会工作者在临床介入过程中协助照护者梳理照护经验，包括有效经验及现有不足。针对现有的不足，由医护人员教授，社会工作者协助学习和练习，帮助照护者掌握必要的照护知识和照护技巧。例如，在案例P中，社会工作者在医生的指导下，帮助照护者识别护理用品、掌握正确处理伤口的方法，具体对话如下：

照护者：医生开过房颤的药，还有好多其他药，都在那边。

W医生：酒石酸美托洛尔是吗？

社工：看一下吧，老人家也讲不出名字来。（走出房间来到客厅）

W医生：这个就是碘伏啦。（看到客厅的桌子上摆的碘伏）

照护者：这个就是？不是双氧水？

W医生：不是啊，是碘伏。

社工：阿姨，这个就是碘伏，不要再用盐水了，对了，你这个棉签是没用过的吗？（看到拆封后直接放在桌子上的干净棉签）

W 医生：污染到就没有用了，还会加重感染。还有就是碘伏是第二层用药，第一层你一定要用双氧水。

照护者：哪里有？

W 医生：药店都有卖。

社工：阿姨，你把从医院开出来的换药用的都拿出来，我们看下你有哪些，好不好？

照护者：他就是给我那瓶（碘伏）和棉签。

W 医生：可能是化脓前给你配的。现在是炎症，一定要先用双氧水……（D 项目案例资料节选，D2015G4）

另外，在本研究中，社会工作者还会组织医护人员在社区层面开展社区教育活动，以帮助社区居民掌握必要的照护知识和照护技巧。这些活动包括老年护理基础知识及技巧培训活动、老年急救技能培训活动和阿尔茨海默病预防保健活动等。以老年护理基础知识和技巧培训活动为例，他们的培训内容包括：

①熟悉我国老年人现状、居家养老趋势，重温长者关怀传统；②老年人生理、心理、病理基础知识；③老年人日常生活护理基础知识详解，示范护理技巧及详解注意事项，亲身体验并参与老年护理全过程。　（A 项目资料，A2012JC1）

（四）链接资源

针对老人及其家庭在长期照护过程中所面临的多元需求，链接资源，加强老人家庭的照护功能，成为社会工作者在多专业团队中的重要任务之一。根据资料的分析，这些工作任务包括：链接物质和经济资源和与链接其他非物质资源。

1. 链接物质、经济资源

链接老年安养中心的资源，为服务对象准备护理床、气垫床、制氧机、轮椅等设备，方便服务对象安排回家后的修养……协助阿姨在社区办理红十字会重大疾病救助相关手续……联系石室禅院慈善会，了解救助事项，准备申请资料。（C 项目案例资料，C2014G3）

2. 链接其他非物质资源

服务对象，Z，肺癌中晚期，从医院回到家中休养，面临居家康复指导的问题和较大的经济压力……社会工作者联系曾经与 Z 在社区共事过的工作人员，一起去探访 Z，给 Z 加油鼓气；社工邀请 T 癌友关怀部的癌友入户与 Z 交流，增进 Z 与同类群体的交流；根据服务对象的需求，在获取家人同意的情况下，为服务对象链接志愿助念团资源协助家人准备临终助念事宜（C 项目案例资料，C2014J1）。

（五）调整家庭关系

家庭作为具有长期照护需求的老人的主要支持系统，保持良好的家庭关系是维持和提升家庭的照护功能的重要保障。研究发现，调整老人所在家庭的家庭关系是社会工作者在团队中提供的专业服务之一。

我们了解到服务对象的二女儿一家就住在隔壁，只是之前因为一些纠纷后没了往来，但是听大女儿说二女儿之前有说过要帮忙照护妈妈，所以我们就在社区的帮助下，找到了二女儿，经过多次的沟通和协商，他们之间的关系得到改善，现在二女儿和女婿会定时过来看看老人，而且帮忙监测她的血压血糖，处理一些家务……另外，她的另外两个女儿住的比较远的话，根本不知道老人的身体情况，不知道她有高血糖，所以我们又把那个病历包括医生的诊断和我们社工在过程中观察到的和老人自己说的一些东西，我们都通过电话，还有一次见到的时候给她的女儿说，让她们重视到、意识到这个老人的病情，老人家的病有所加重。那几个女儿当时还是不错的，意识到了之后，就增加了过来看望的频率，也帮忙照护老人。（社工访谈资料，I-2013-W）

三、有关老人所在社区的工作任务

由于 A 机构所有的服务项目都是以社区为依托，且社区居委会不仅熟悉社区居民的基本情况，还掌握着大量的资源，所以，如何调动社区居委会的积极性成为了社会工作者在团队中的另一个工作重点。研究资料表明，为了调动社区居委会的积极性，社会工作者为社区提供的服务包括：增进社区与多专业团队的关系，加强社区与服务对象的关系以及在社区倡导社会工作专业及多专业团队服务。

（一）增进社区与多专业团队的关系

在与多名社会工作者的访谈中，我们了解到，如何增进社区与多专业团队的关系是他们面临的主要挑战。面对这一挑战，他们采取的应对措施包括：寻找社区与多专业团队的结合点，确定社区与多专业团队的合作方式。

1. 寻找社区与多专业团队的结合点

研究资料显示，H区政府购买服务项目的要求是多专业团队必须以社区为依托，与社区一起为社区内老人提供居家养老综合服务，使多专业团队的专业服务和社区的日常服务能有效对接，既能满足服务对象需求，又不造成资源浪费。但是在实际开展过程中，由于社区的日常服务思路和团队的专业服务思路有很大的不同——社区的日常服务讲究覆盖面大，"短时期内有效果"，但是变动性很大；反之，团队的专业服务思路则要求聚焦于某点服务，"做深做细做专"，通常要求比较长的时间投入。因此，如何寻找社区与多专业团队的服务对接点，实现两项服务的结合一直是团队进入社区场景开展服务所面临的主要挑战，这个问题也成为社会工作者在督导会议上时常讨论的问题之一。对此，机构督导提出了以下策略来探讨社区服务与多专业团队服务的结合：

机构去配合社区的思路，了解社区的思路，近期想做什么活动，想达到什么效果，服务老人的类型是什么。与他们的工作相结合，从无法立足到找到立足点、改变活动方式。（督导记录，K2013D2）

除此之外，社会工作者在实践过程中还需面对许多其他问题，将在第六章第三节展开讨论。

2. 确定社区与多专业团队的合作方式

在具体的实践中，社会工作者需要明确社区和多专业团队的合作方式，以实现双方之间的合作。研究资料表明，为了确保社区和多专业团队能够有效地分工合作，社会工作者在撰写服务计划时，会根据服务目标和社区的特长，在不同的服务环节中写明需要社区配合的内容和合作方式。例如，要求社区提供潜在服务对象的信息，和社区一起商议方案设计，让社区协助招募工作，提供服务场地，提供活动物资以及维持活动现场等，具体如表3-2所示。

表 3-2 社区与多专业团队合作内容节选

服务目标	服务内容	需要社区的配合
确定社区内符合项目要求的需长期照护的老人，建立关系，了解需求，提供照护服务。	1. 向社区了解不能自理需长期护理的老人名单； 2. 前期入户评估，再次确认服务对象，并公布； 3. 根据老人情况，制定护理计划，提供基础护理服务	1. 提供社区需长期护理老人名单及基本信息； 2. 帮忙联络通知需长期护理老人和家庭，确定入户时间； 3. 初次陪同入户； 4. 借助社区信息发布平台，发布入户信息和服务信息

（资料来源：A机构居家养老专业社会工作服务项目方案设计，A2012J1）

（二）加强社区与服务对象的关系

1. 对接福利政策和资源

在本研究中，社区居委会虽然熟悉社区居民的情况，拥有大量的社区资源，但是由于社区居委会工作人员承担大量的日常管理工作，导致有些福利政策和资源无法顺利链接给每一个有需求的社区居民。因此，社会工作者通常会通过提供政策信息和实际协助办理等方式，帮助有服务需求的服务对象，完成与社区的福利政策和资源的对接工作。节选案例如下：

社会工作者发现服务对象因缺乏专业护理床导致翻身、更换床单等护理难度增大。于是通过和社区居委会商量，利用残疾人的一些优惠政策，帮助服务对象获得防褥疮气垫床垫及一些辅助用品，解决翻身等难题，加强居委会对服务对象家庭的关心。（A项目案例ZL的总结报告，A2012ZJ1）

2. 宣传社区在居家养老服务中的作用

通过社会工作者在专业团队服务中的活动，让社区居民了解社区在居家养老服务中的投入和作用，拉近社区和服务对象以及其他居民之间的关系。A机构中心主任这样描述社会工作者所开展的服务：

社区让你做小组和社区活动，目的就是要宣传政府的服务购买，让老百姓知道社区普惠性服务的成效，让老百姓感觉到居家养老这一块服务补缺补上去了。（机构负责人访谈资料，I-2014-Z）

（三）在社区倡导社会工作专业及多专业团队服务

1. 举办大型社区活动

由于社区居民对社会工作专业以及多专业团队的认知度不高，社会工作者的任务之一就是举办大型社区活动，提高社区居民对多专业团队以及社会工作的认知度，具体的措施包括协助社区开展节日活动，组织社区居民出游活动，组织居家养老护理培训和社区健康知识讲座等，在活动中使用社会工作技术，宣传多专业团队的服务内容。

2. 做好社会宣传

在 A 机构的居家养老服务自评报告中，社会工作者这样描述他在团队中的一部分工作内容：

组织社区宣传 10 余次，分别通过 X 日报、X 晚报等不同的媒体报道过 4 次以上。尤其是通过 X 晚报的连续系列报道，扩大社区居家养老宣传的覆盖面，让人们充分认识和理解什么是居家养老、什么是社会工作以及如何开展居家养老，大大提高了社会养老事业的认知程度和对 A 机构等民办组织的认可程度。（A 项目总结报告，A2012ZP1）

在其他资料中，也有类似的描述，这些资料表明社会工作者在与社区一起工作的环节中，还要做好服务项目的宣传工作，以提升社区居民和社会大众对社会工作和多专业团队服务的认知度和认可度。

四、有关多专业团队的工作任务

在多专业团队中，社会工作者除了为老人及其家庭提供直接的专业服务外，社会工作者也向多专业团队提供间接服务，工作内容包括：组织多专业团队服务、做好协助和沟通协调工作、整理文字工作、总结合作经验、开展实务研究。

（一）组织多专业团队服务

在介绍多专业团队的合作分工流程时，发现社会工作者在团队中的一个重要任务是组织和安排团队服务，以保证团队合作分工的顺利进行。研究资料显示，在这个过程中，为了更好地组织和安排团队任务，社会工作者需要掌握一定的医疗和护理知识。

这个个案做得比较好，是因为我能把握好它的节奏，我知道了医生和护理的一些工作内容，能够去安排护理人员大概是什么时候来，然后一来她的任务比较明确，比较清晰。（社工访谈资料，I-2014-HY）

（二）做好协助和沟通协调工作

社会工作者除了负责组织和安排服务外，还在合作过程中，承担协助者和沟通协调者的角色。协助者的角色表现在收集病例，帮助医生和护理人员记录服务过程，协助检查老人的皮肤状况以查看是否发生褥疮，协助护理员检查服务对象的用药情况，以及帮助全科医生准备家庭照护的医疗辅助等周边性工作。沟通协调者的角色表现在为了多专业团队工作的顺利进行，社会工作者在医护人员之间，医护人员与服务对象和照护者之间承担沟通协调工作。

1. 医护人员之间的沟通协调者

当时我采取的处理方法有一点乱，当时链接了一个医生和两个护理员，他们都去看过了，但是他们之间说的一些东西太杂了，每个人根据自己的经验，给的建议都会不同，这样很乱，家属的压力很大，我自己的压力也很大。后来，我才发现需要进行沟通，组织他们讨论，重新梳理出介入建议。（社工访谈资料，I-2014-HY）

2. 医护人员与服务对象和照护者之间的沟通协调者

医生会给很多建议，但是有些建议未必会有用，所以社会工作者要一个一个去调整，与服务对象和照护者的日常经验对接起来。（社工访谈资料，I-2014-HY）

（三）整理文字工作

在团队合作中，除了《医护需求表》由社会工作者与医护人员共同填写以及《医护过程记录表》由医护人员填写之外，其他所有的数据收集和文字工作都由社会工作者完成，包括撰写需求评估及综合介入计划，填写《服务过程记录表》和《服务结案表》等。

（四）总结合作经验

此外，与所有的团队合作一样，总结每一次的合作经验，梳理团队合作过程中成功与失败经验，对于提升多专业团队的合作效率都是非常重要的。在本研究中，社会工作者承担团队合作经验的总结工作，并且根据总结的情况，不定期地召开业务讨论会，向其他多专业团队成员学习合作中的经验，并讨论共同面临的问题，寻找解决问题的方案。

（五）开展实务研究

社会工作者在多专业团队中的最后一个工作任务，是与实务研究团队的成员一起开展实务研究工作。例如，在多专业社工综合能力提升项目中，社会工作者与实务研究多专业团队成员一起开展的研究工作包括：

梳理 A 机构目前为止多专业社工服务的优秀案例，包括个案、小组和社区活动等；社会工作者接受实务研究多专业团队成员的访谈，共同整理其中的有效经验和存在的不足；跟进具体的服务案例，进一步加强多专业社工综合服务的专业性。（D 项目资料，D2015J1）

五、有关社会工作机构的工作任务

（一）行政性事务

研究发现，社会工作者在机构中担任不同的职位（项目总监、片区主管和一线社工），并分别负责职位范围内的行政工作。这三类岗位的工作范围包括：①协助中心主任"制定和完善机构管理制度和岗位职责"（F2013ZH4），以完成机构的规章制度建设；②配合中心主任做好机构各项接待和检查工作，包括准备检查的文档资料、机构上墙资料和办公布置等，以及"及时总结并向有关部门汇报，提出建议，努力推动社会服务政策的完善"（F2013ZH3）；③配合中心主任做好机构的宣传工作，包括制作机构的宣传手册、宣传视频等；④配合机构做好实习生的培育和管理工作等。

（二）设计服务项目和撰写项目总结报告

在本研究中，由于 A 机构所承接的社会工作服务项目都是以政府购买项目的方式进行的，其中有关服务项目的设计和申请，项目中期考核以及项目总结等工作均由社会工作者在中心主任的指导下完成。根据研究资料，多专业团队中不同职位的社会工作者，分别负责不同的服务项目内容：①项目总监负责主体工作，包括项目调研、项目设计、组织实施项目以及项目监督与评估总结；②片区主管和一线社工"配合机构完成项目服务计划，直接参与服务项目的策划和实施，以及协助项目总监进行服务项目的评估与总结工作"（规章制度资料，F2013ZH5）。

（三）志愿者招募、培训和管理

社会工作者在机构中的另一个重要任务是负责志愿者的招募、培训和管理，把志愿者纳为机构的合作伙伴，一起为社区具有长期照护需求的老人服务。

在本次项目中社工招募了14名社会志愿者（包含骨干志愿者2名），壮大了社区的志愿者队伍，通过社工带领志愿者入户等方式，提升服务的多元性，有利于满足不同老人的需求，提升服务的质量，丰富社区居家养老建设的力量。通过对志愿者提供培训、让志愿者参与敬老服务等，营造敬老、爱老的社区氛围。（D项目资料，D2016HB1）

综上，通过这一节的分析，社会工作者在老人长期照护多专业团队中的工作任务包括两大类：①为老人、照护者和老人所在的家庭提供直接服务；②为多专业团队、老人所在的社区和社会工作机构提供间接服务。具体的内容如图3-2所示。

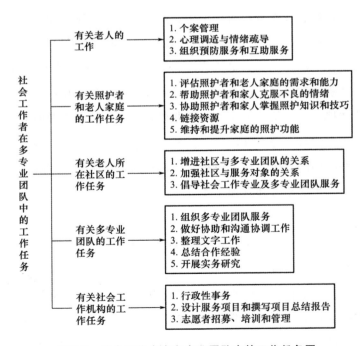

图 3-2 社会工作者在多专业团队中的工作任务图

第四章 影响专业身份认同形成的生态系统

通过上一章的分析，我们可以看到社会工作者与其他多专业团队成员在多专业团队中合作分工。在这个过程中，社会工作者与不同层级的生态系统交流互动，这些交流互动直接影响其在多专业团队中的专业身份认同。本章将具体分析这些生态系统是如何影响社会工作者建构专业身份认同的。

第一节 微系统与社会工作者专业身份认同的关系

社会工作者的专业身份认同不仅形成于社会工作者对专业自我的感知，同时也深受社会工作者与周围他人之间交流互动的影响。在本研究中，社会工作者的周围他人包括多专业团队、服务对象、社区居委会、社会工作机构以及实务研究团队等微系统。

一、多专业团队

社会工作者在多专业团队中的实践方式与以往的单一专业实践方式有所不同。社会工作者、医生和护理员组成多专业团队，共同为社区中具有长期照护需求的居家老人及其家庭提供居家养老服务，社会工作者被视为多专业团队的一员来提供专业服务。多专业团队作为社会工作者的实践共同体，影响社会工作者建构自身的专业身份。社会工作者与多专业团队成员在团队中持续地沟通交流，使社会工作者逐渐认识"社会工作者是谁？社会工作者要做什么？如何开展工作？"等问题。通过对研究资料的分析，发现社会工作者与多专业团队成员的互动包括：①多专业团队服务的开展；②社会工作者与多专业团队成员的人际互动。

（一）多专业团队服务的开展

首先，社会工作者与多专业团队成员的互动，体现在多专业团队的服务安排上。为了满足服务对象的多元需求，他们开展一系列的多专业合作服务。这些服务安排围绕多专业团队的合作分工流程，涉及社会工作者和其他多专业团队成员之间的任务分工、任务衔接、共同目标制定、服务介入和服务评估等环节，也涉及澄清专业角色和专业边界，是社会工作者建构专业身份的重要环节。

根据研究资料的分析，在多专业团队服务早期，由于多专业团队成员不了解其他专业的特征，使多专业团队成员之间不知道如何开展合作。例如，社会工作者由于缺乏医护知识，使他们在一些环节中不知道如何与医护人员合作。社会工作者 HY 在回答如何与医生和护理员合作时，谈到：

最开始时，W 医生说一些身体状况、药名时，不清楚、不知道，而且医疗和护理上我很困惑的一点是，他们蛮多的都是依据经验，因为经验不一样，所以导致每个护理员的工作方式也不一样，或者说他要求的东西不一样，比如有时候护理告诉我这一点，那么我就只会抓住这一点跟家属去谈，但是没有想到说如果家属这条路走不通，那么我又要怎么去协调？（社工访谈资料，I-2013-HY）

同样，由于医护人员不了解社会工作，造成他们很难理解社会工作者的专业服务内容，导致二者之间找不到合作点。机构负责人 L 在总结老人长期照护的合作经验时，谈到一定要组织专业间的培训，以增进彼此之间的了解，否则容易出现她之前遇到的困惑：

护理员和社工一起上门服务，护理的指导做完了，社工的服务还没完成，还在和家属了解，因为做护理的不了解社工，所以她会觉得她问的问题好奇怪啊，她认为这种东西是没有必要的，事情做完了就可以走了。（机构负责人访谈资料，I-2012-L）

另外，受专业训练和专业价值观的影响，不同多专业团队成员的服务逻辑也有所不同。医护人员普遍遵循"问题—建议"的服务逻辑来开展服务，"我到一个家庭，我能做的是给予他一些指导，我能给予的我就给予"（护理员访谈资料，I-2012-WY）。在这种服务逻辑中，医护人员与服务对象之间是一种自上而下的关系，"我要告诉他这个应该怎样做"（护理员访谈资料，I-2012-

WY）。而对于社会工作者来说，虽然他们也是从服务对象的问题入手，但是除此之外，他们还会考虑服务对象的能力发挥和日常安排，并且会在现有问题或日常安排中寻找一个比较容易解决的"小问题"，开展服务介入。社会工作遵循"问题-能力"的服务逻辑，与服务对象是合作的关系，强调"让服务对象自身认识到自己的一些问题，自己去面对，增强他面对问题的能力"（社工访谈资料，I-2013-HY）。

基于上述的两种情况，再加上社会工作者的专业认同不如医护人员，以及入户过程中多专业团队的实践偏重医疗建议，社会工作者在多专业合作早期，面临专业身份认同危机。例如，"不知道如何向服务对象及其家庭介绍自己"（社工访谈资料，I-2013-HY），"找不到自己的专业角色，分不清自己的专业任务"（社工访谈资料，I-2013-P），以及"得不到自己的专业成就感"（社工访谈资料，I-2012-ZX）等。

（二）社会工作者与多专业团队成员的人际互动

除了社会工作者与多专业团队成员在服务过程中的分工合作外，社会工作者与多专业团队成员在服务过程中的人际互动也会影响社会工作者专业身份认同的形成。例如，医护人员是如何看待社会工作者的？社会工作者又是如何根据医护人员的"看待"，进而调整自己的专业身份的？在这个过程中，多专业团队成员的专业特质、专业用语，甚至个人素质都会发挥作用。

首先，不同成员的专业特质会直接影响多专业团队成员对彼此的专业认知。例如，不同的多专业团队成员对服务对象的关注点会有所不同。在本研究中，具有长期照护需求的老人，具有生理、心理和社会等不同层次的需求，不同多专业团队成员对老人的服务需求的关注点是不同的。比如一位护理员在访谈中提到：

> 我作为护理人员进去评估，只是评估很单一的身体健康方面……我没有先听他（服务对象）说现在有什么困难或者需要，而社会工作者会——听他们说他们目前的困难，比如像经济上的困难、家庭关系的梳理等，这些我们之前是没有关注的，我当时觉得他们这样做很没必要。（护理员访谈资料，I-2013-WY）

再加上不同专业的价值观和哲学理念不同，这些专业特质造成不同多专业团队成员对一些问题的描述和侧重点各有不同，容易造成多专业团队成员间沟通不畅的问题，加剧了彼此间的合作难度。

其次，专业术语也是影响多专业团队成员了解彼此的关键因素。在研究中，全科医生和护理员反映"听社工的用语很不习惯，社工的专业术语，很琐碎"（医生访谈资料，I-2013-W）。

最后，这些多专业团队成员的个人素质，例如多专业团队成员的灵活性与合作经验的长短，也会影响他们彼此间的合作方式，以及其他多专业团队成员对社会工作者的认知和认可。社会工作者 HY 在访谈中提到，随着合作经验的积累，她开始明白自己在多专业团队中的工作角色：

今年下半年，我感觉有一个特别好的案例是在多专业合作上，在整个过程中我就感觉特别清晰自己做了什么。（社工访谈资料，I-2013-HY）

又如，全科医生 W 在总结如何才能把多专业合作做得更好时，指出多专业团队成员的个人素质也是其中的一个影响因素：

刚才讲的那句话，情况看不出来的，就是比较优秀的人先去把这个工作做完，然后再去看他们用了什么技巧。（医生访谈资料，I-2013-W）。

二、服务对象

服务对象作为社会工作者的专业实践对象，服务对象的家庭作为专业实践的重要场所，是第二个影响社会工作者建构专业身份认同的微系统。根据研究资料的分析，服务对象的服务需求是社会工作者理解自己为什么要加入多专业团队的关键要素，能否与服务对象建立良好的专业关系是影响其专业实践能否顺利进行的重要环节。最后，社会工作者能否通过团队的专业服务满足服务对象的服务需求是社会工作者能否获得专业价值认同的重要条件。这些都影响着社会工作者的专业身份认同。

（一）服务对象的服务需求

根据机构资料，机构依据社区老人的身体状况和自理程度，将社区老人分为"卧床不能自理需长期照护的老人、患慢性疾病自理或半自理的老人以及健康老人"三种类型（A 项目计划书，A2012J1）。其中第一个类型的老人是多专业团队的主要服务对象。多专业团队成员通过入户评估综合需求的方式发现，此类老人的服务需求可细分为医护支持、日常照护支持、情绪疏导、社会支持和资源支持等五个层次，并依据服务需求，提供相对应的服务内容（见表 4-1）。需要说明的是，这些服务内容在实际开展过程中，并不是完全分开的，而是紧密关联的。

表 4-1　多专业团队的服务内容

服务对象的需求	团队的服务内容	负责人员
医护支持	1. 阿尔茨海默病、中风及重症等主要疾病所带来的医疗护理内容，包括褥疮的处理、导管护理； 2. 用药指导； 3. 康复训练； 4. 健康监测	医护人员为主，社会工作者协助
日常照护支持	1. 居家安全指导； 2. 日常照护指导，如翻身、换药、洗澡等； 3. 日常饮食指导； 4. 照护者的照护技巧训练	护理员为主，全科医生和社会工作者协助
情绪疏导、压力管理	1. 针对被照护者的情绪疏导和精神慰藉等； 2. 针对照护者的情绪疏导和压力管理等	社会工作者为主，医护人员协助
社会支持	1. 被照护者的支持系统，如家庭关系的梳理； 2. 照护者的支持系统； 3. 家庭支持系统的完善	社会工作者为主，医护人员协助
资源支持	1. 经济资源； 2. 护理床、轮椅等物资支持	社会工作者为主，医护人员协助

（资料来源：A 机构家庭病房项目需求预估报告-A2012X1 和部分服务记录-A2012G1-6）

从表 4-1 中我们可以看到社会工作者加入多专业团队的重要原因，是为了满足服务对象及其家庭在情绪疏导、压力管理、社会支持和资源支持等方面的需求。社会工作者的服务对象包括老人、主要照护者和其他家人等。在服务内容中，有些内容直接针对老人，有些内容则直接针对主要照护者及其他家人。另外，在具体的服务过程中，有些服务是由多专业团队成员们共同开展，有些服务则由个别多专业团队成员独立开展，专业间的分工与合作及每个服务流程的开展不仅充分体现了社会工作者在团队中的功能定位，也呈现了社会工作者的部分专业身份。

（二）与服务对象的关系建立

在与服务对象的互动环节中，社会工作者遇到的首要挑战是如何向服务对象及其家庭介绍自己的专业身份。与多专业团队中的全科医生和护理员不同，服务对象及其家庭都非常清楚医生和护理的专业身份和专业特长，能够很快与他们建立专业关系。而对于社会工作者来说，虽然近十年来我国的社会工作有了快速的发展，但是服务对象对社会工作者的认知度还是不高，有些居民根本没听说过社会工作这个词，有些居民即使听过，也常常把它和"志愿者"和"义工"等混淆在一起。不少服务对象甚至把社会工作者也当作"护士"或者"医生"（A 项目过程记录，A2012G1）。因此，在服务开始阶段，社会工作者如何与服务对象建立专业关系，能否建立良好的专业关系都会影响社会工作者在服务过程中的专业身份认同。资料分析发现，服务对象家庭的户口所在地和实际居住地是否一致、家庭经济状况及他们对社会工作者的认知程度都是影响社会工作者能否顺利进入家庭建立专业关系的关键因素。

首先，从服务对象的户口所在地来看，"如果服务对象的户口与居住地是在同一个社区，社区会主动把他（她）推介给 A 机构，这样比较容易获得服务"（社工访谈资料，I-2013-CL）。但是这样的介入方式容易带来一些问题，有些服务对象会把这种入户当作"配合社区的工作，认为社会工作者是社区的人"（督导记录，K2013D7）。而服务对象的户口如果不在所居住的社区，服务对象则比较难接触到多专业团队，只有他们主动联系社区寻求帮助时，才有可能通过社区的转介联系到多专业团队服务。不过，这些老人一旦成为多专业团队的服务对象时，"他们反而更珍惜我们（团队）的服务，会和我们配合，对我们的要求也不会很过分"（C 项目案例记录，C2014G2）。

其次，服务对象的家庭经济状况也会影响服务对象及其家庭对社会工作者的接纳和认同。一般情况下，家庭经济状况较好的老人和家庭不太乐意接受社会工作专业服务。多专业团队在开展社区家庭病房项目时，曾遇到了被家属拒绝服务的情况：

他们这个家庭还是挺富裕的，也是觉得说，可以养得起，可以自己……（护理员访谈资料，I-2013-SR）

最后，服务对象及其家庭对社会工作的认知度也起到非常重要的作用。当社会工作者、医生和护理人员一起进入服务对象家庭时，医生和护理人员总是比较容易被服务对象及其家庭所接纳，而社会工作者的被接纳程度则取决于服务对象及其家庭是否了解社会工作专业。如果服务对象和其家庭了解社会工作者，将有利于整个服务的开展，反之，则容易出现以下状况：

社会工作者，除了有接触的人知道，没接触的人，像我们的居民，家里没有任何人接触社工的，一开始进去跟她说社工，他们都没反应过来，都不明白社工是什么东西，即使你解释清楚了，这些人还是会有顾虑啊。（医生访谈资料，I-2013-W）。

（三）服务介入过程的成效评估

这里的成效评估主要是社会工作者及多专业团队成员总结服务介入活动，包括两个内容：①评估服务对象及其家庭的改变；②总结多专业团队的合作分工经验。服务对象及其家庭的积极改变会使社会工作者意识到自己的专业价值，更加认同自己的专业身份。社会工作者反思多专业团队的合作分工经验，比如回顾服务介入过程中哪些分工和合作是有效的，各个专业在其中的贡献是什么，哪些需要改进，什么因素妨碍了团队合作。对这些内容的总结和反思，一方面可以看到各个专业在服务中的贡献，肯定各个专业的独特价值，另一方面可以总结过程中有效的合作技巧和专业手法。特别是社会工作者反思在服务过程中所使用的具体方法和技巧，这是社会工作者建构自己专业身份的关键。

三、社区居委会

除了服务对象的家庭，服务对象所在的社区也是社会工作者及多专业团队专业实践的重要场所。根据研究资料，A 机构所承接的所有服务项目都是以社区为依托，无论是服务开展前的服务对象寻找、专业关系建立和综合需求评估，还是服务过程中的资源链接和危机应对，甚至是服务结束后的成效评估和服务跟进或转介，都与社区居委会有着密切的关联。因此，社区居委会也是影响社会工作者专业身份认同形成的重要微系统之一。

（一）社区居委会主任对社会工作服务的要求

具体而言，社区居委会对社会工作者的专业身份认同形成的影响因素包括社区居委会主任对社会工作服务的要求和其他社区工作人员与社会工作者的配合方式。而社区居委会主任对社会工作服务的要求，又与社区居委会主任对社会工作专业的认知程度和社区已有的服务水平等因素密切相关。

首先，社区居委会主任对社会工作的认知程度，决定了社区能在多大程度上接纳社会工作专业服务。A 机构负责人 L 在回顾多专业团队开展服务所遇到的困难时指出，其中一个重要的挑战是"社区是否配合"。这种配合首先取决于社区居委会主任对社会工作的认知程度，她这样描述这种认知程度是如何影响社会工作服务的：

很重要的一点出现在社区的配合上，有些社区居委会主任对社会工作不了解，而社工对很多东西也没有深入的了解，他们会觉得你做的这些事情我用我自己的方法也可以做，不需要你们社会工作者介入，认为社会工作者没有专业性。而有一些社区居委会主任由于考过社工，他们对社会工作专业多少有一点了解，比如像陈主任，她就很有经验，她就清楚哪些是社工该做的哪些不是社工该做的，合作起来就比较顺利。（机构负责人访谈资料，I-2012-L）

其次，社区已有的服务水平，给社会工作者的专业身份认同带来不同的挑战。如果社区的日常服务水平较高，这个社区的居委会主任通常要求社会工作者负责社区服务中有难度的和专业性强的案例。例如，"为子女有精神障碍的老人提供服务"（C 项目案例，C2014G22）。但是这类案例对社会工作者的辅导水平和专业知识要求较高，没有相关经验的社会工作者经常无力提供此类服务，导致社会工作者难以得到此类社区居委会主任的认可。反之，如果社区的日常服务水平一般，社区居委会主任对社会工作者的要求也不高，社会工作者只要在社区"有个案、有小组、有活动就好了"（社工访谈资料，I-2014-MZ）。这样的要求下社会工作者容易得到社区的认可，但是又会给社会工作者带来另一种困扰。他们认为"自己的服务没有专业性，跟社区工作人员没什么不同，并不是一个社会工作者"（社工访谈资料，I-2014-MZ）。以上两种情况都不利于社会工作者建构自身的专业身份认同。

（二）其他社区工作人员与社会工作者的配合方式

在服务的开展过程中，除了需要社区居委会主任的支持外，社会工作者所在的多专业团队在社区中开展服务，还需要其他社区工作者的支持。根据研究资料的分析，社会工作者和其他社区工作者的配合方式包括：①提供服务对象的信息；②提供社区资源，如场地、活动经费；③服务成效的认可和宣传。

首先，从服务对象信息的提供来看，社区居委会作为我国基层管理体制中的重要组成部分，它负责社区居民的日常服务和管理工作，对社区居民的基本情况非常了解。而社会工作者，由于在国内的认知度比较低，社区居民对社会工作者的专业身份还缺乏了解，如果绕过社区居委会直接开展专业服务项目，将会面临找不到服务对象或者被居民拒绝入户等基本困难。因此，在服务项目开始阶段，A机构的社会工作者通常都是由社区工作人员提供服务对象的基本信息，并且通过社区工作人员的介绍或者直接带领的方式进入服务对象的家庭。在这样的配合过程中，如果社区工作者比较熟悉社会工作者的工作内容和专业身份，则会比较迅速地拉近社会工作者和服务对象的关系，而如果社区工作者"不够配合"，则会给服务项目的开展带来不少麻烦，如社会工作者XL在J社区开展服务项目时，就遇到了社区工作人员不够配合的问题，她这样感慨：

社会工作者XL：社区工作人员他们没有主动性。

研究者：社区工作人员的主动性，怎么说呢？

社会工作者XL：恩，就是他们应该对项目有一定的了解，有什么好的想法要主动跟我们联系。从目前来看，我们现在社区里面画图，但是我们本身对社区是不了解的，所以我们画图就很困难，我们对哪个群体哪些老人，各种各样的需求都不了解，我就觉得社区一团乱糟糟的，对每个群体的特点还没办法把握的那么清楚，社区事务我也不了解。然后我就很希望社区工作人员能够利用他们对社区的了解给我们的项目提供一些帮助，比如把社区内与项目相关的动态变化和社区思考的想法能够及时地反馈给我们，能够对项目的参与度高一些。目前我们跟他们的配合没出现任何不愉快的地方，但是都是我们很主动，比如我现在需要做什么事情，需要你们给我们帮助，他们会给我们，但是……

研究者：没有更多的帮助或者是参与？

社会工作者XL：是的，我希望他们能积极参与，因为我们本身对社区不是很了解。我们也不可能扎根社区，所以对社区内部的很多事情就不是那么清晰，感觉自己一味地在……（社工访谈资料，I-2012-XL）

社区居委会除了非常熟悉社区居民的基本情况之外，它还掌握着大量的社区资源。这些资源包括针对特殊人群的经济补助信息、可以开展活动的场地和设备、大量的社区志愿者资源以及面向社区居民的各种宣传栏等。社会工作者如果能够在社区工作人员的配合下，使用这些资源，不仅可以节约服务项目的运行成本，同时也可以加强服务对象对社会工作者的专业认可。特别是社区的宣传资源，如果运用得当，将大大加强服务对象对社会工作者的认知。A 机构负责人 L 在访谈过程中提到：

如果社区支持的话，在宣传这一块，如果是要我们民办的去做的话，写一个版出来都要好几千块，但是他公家就不一样了，他不需要付这个费用，不需要走商业的这条路，在社区做宣传就好，而且他们的路径特别多，这样社区居民也会更加了解我们，但是在实际过程中，负责宣传的社区工作者并没有把我们纳入他们的宣传范围。（机构负责人访谈资料，I-2012-L）

另外，社区居委会作为我国政府管理体制的重要组成部分，对上接受上级政府的领导，对下代表政府为居民提供日常管理服务。在项目运行过程中，社区居委会承担着上级领导和社区居民的"委托"，负责监管社会工作服务项目和评估服务成效。具体而言，H 区民政局、社区所在的街道办事处会定期组织社会工作机构和社会工作项目所在的社区工作者，共同考评社会工作服务项目。考评的内容包括评估社会工作服务项目的已有成效，也包括讨论社会工作者在开展服务项目过程中遇到的困难并希望可以获得的支持。在这个过程中，社区工作者对社会工作者的专业角色的理解和专业期待将影响社会工作者在服务项目中的专业身份认同建构。同时，由于上级政府领导和居民对社区居委会的信任度很高，如果社区居委会及其工作人员认可社会工作的服务成效并且进行宣传，将会大大增加上级领导和社区居民对社会工作者的认可，也将使他们更加明晰社会工作者的专业身份。

到了 2016 年，随着 H 区所购买的社会工作服务项目的增多和社区居委会对社会工作服务的认知度的提升，社区居委会对社会工作机构提出新的要求，要求机构的社会工作者在社区居委会驻点工作。这样的要求对在社区开展专业社会工作服务的社会工作者提出新的挑战——如何明确自己的专业身份，并且也将进一步影响社会工作者在多专业团队中的专业身份认同，因为他们比其他多专业团队成员多出了一个驻点社区的工作。

四、社会工作机构

2006 年以来，由于我国社会工作行业的迅速发展，政府大力扶持民办社工机构，社会工作机构日益成为社会工作专业人才发挥作用的重要平台。社会工作机构作为社会工作者的专业共同体，一方面它为社会工作者提供工作环境和服务平台，直接影响社会工作者的专业身份认同，另一方面它承接政府的社会服务与管理职能，通过机构的日常组织和管理间接实现政府对社会工作者的专业身份认同的塑造。因此，社会工作机构也是影响社会工作者专业身份认同形成和发展的重要微系统之一。从研究资料的分析来看，社会工作机构对社会工作者的专业身份认同的影响包括组织管理和资源支持。

（一）组织管理

组织管理又包括机构负责人对社会工作者的定位、人员招聘和分工、工作任务的安排和团队建设等。

首先，机构负责人对社会工作者的理解和定位对社会工作者的专业身份认同产生显著影响。机构负责人 L 在访谈中提到，她很早关注社会工作的发展，并且从 2008 年开始就在人才市场上招聘社会工作者，希望在她开办的老年安养中心设置社会工作岗位，探索养老服务机构内的社会工作服务。她虽然一直没有招到社会工作者，但是很早就有社会工作服务与医护服务相结合的想法：

我了解社会工作比较多的，一个是中国香港一个是中国台湾，在中国香港和中国台湾的养老机构里面特别是民办的机构里面，院长的设置要有两个专业背景，一个是医生，一个是社工，如果院长是医生，副院长就是社工；要么院长是社工，副院长是医生，我对我们机构的设置也是这样的。（机构负责人访谈资料，I-2012-L）

由于一直关注社会工作的发展，到 2011 年 6 月，她在 H 区政府的推动和扶持下，在 H 区民政局注册了 A 老年社会服务中心，接着成功招到一名社会工作者，并把这名社会工作者纳入到原有的医护团队，和 1 名全科医生以及 3 名护理员组成了最早的多专业团队，开始承接 H 区政府购买的居家养老社会工作服务项目。随着服务项目的开展，L 对社会工作的认识和理解也变得具体和深入，她意识到社会工作者与医护人员的合作其实并不容易，需要给他们的团队合作提供更多的理解和支持。这样的认同和支持影响社会工作者理解自己的专业服务和专业身份，社会工作者 XL 这样描述机构负责人对社会工作的认同，对其开展工作的影响：

可能是因为我们机构的领导很认同社工吧，他们认同社工的理念和专业方法，在这种情况下，他们就会对我们社工的工作有一定的期待，有时候完成不了的话就会比较不好，但是又因为他们认同社工，所以对这些没有做到的还是很理解。（社工访谈资料，I-2012-XL）

由于机构负责人 L 一开始对机构的定位就是多专业结合的，所以在人员招聘层面，A 机构负责人除了招聘社会工作者外，还同时招聘全科医生和护理员，并且把新进人员都纳入多专业团队。虽然在早期的机构设置中，分别设立社工部和护理部，"社工部由社会工作者组成，负责项目设计、志愿者管理和专业服务开展；护理部由全科医生和护理员组成，负责团队服务过程中遇到的医护问题"（机构规章制度资料，F2011ZQ2），但是在实际过程中他们都是以多专业团队共同入户的方式提供服务。

同时，机构负责人 L 认为在合作的最初阶段，医护人员不理解社会工作者的一些做法，这个现象"不能怪社工"（机构负责人访谈资料，I-2012-L）。因此，她邀请高校的社会工作老师到机构给团队中没有接触过社会工作的员工做一些培训，"让他们了解社工"（机构负责人访谈资料，I-2013-L）。

除了通过组织社工培训，让其他多专业团队成员更加了解社会工作外，机构还定期组织团队活动，以团队建设的方式促进多专业团队成员之间的沟通交流。L 主张彼此尊重与合作，避免竞争"（机构负责人访谈资料，I-2013-L）。在此期间机构还尝试过引进团队建设指导老师，对多专业团队成员如何更好地关怀自我以及如何有效参与团队合作进行专业指导。虽然这项尝试没有成为一项制度，但机构一直坚持通过加强团队建设来提升多专业团队的合作水平。

综上，社会工作机构在组织管理上所做的努力，一方面帮助社会工作者明确自己在多专业团队中的位置，一方面促进社会工作者、多专业团队成员和机构之间的沟通，使社会工作者在社会工作机构和多专业团队中的功能定位和专业角色在互动中逐渐清晰起来。

（二）资源支持

除了加强组织管理，A机构还尽一切可能地为社会工作者和多专业团队成员提供资源支持，以增进他们对彼此的认知和促进团队之间的合作交流。通过分析研究资料发现，A机构提供的资源支持涉及专业知识培训、业务学习例会、专业社会工作团体督导、实务研究团队和外出学习交流等。

从专业知识培训来看，在机构刚成立之初，社会工作者和医护人员第一次以多专业团队的方式开展居家养老社会工作服务项目。他们对彼此都不甚了解，社会工作者不知道医护人员的工作流程和服务特点，而医护人员不知道社会工作者是谁，他能做什么。机构负责人L这样描述她所观察到的医护人员与社会工作者的合作：

她们（医护）对社工的了解是很欠缺的，那么在做一些事情的时候，就根本不知道如何做……压力蛮大的。（机构负责人访谈资料，I-2012-L）

针对这种情况，机构层面组织了首届护理社会工作综合服务人才培训班，参加培训的学员包括多专业团队全体成员、通过招募而来的社会工作学生和社区工作人员。培训的主要内容包括老年医学专业的老师介绍老人生理心理发展的基本特点、老人常见病的特点及处理方法；社会工作专业的老师介绍社会工作的基本知识和常用技巧等；机构有经验的医护人员分享自己的入户护理经验和常用护理技巧，例如血压的测量、褥疮的处理、翻身练习及轮椅的使用等等（B项目计划书，B2013J1）。这些专业知识培训大大增加了多专业团队成员对彼此专业的认知和了解，护理员WY在参加服务培训后对社会工作者的认识有了很大的提升：

去年九月份，我才知道有社工这个词语，才知道大学有社工这个专业，不过还是不知道社工是干嘛的，当时我问过我们机构的社工XL，但是她也没有具体说，也只是说了社区里的一些事情，所以那个时候对社工的概念是很迷茫的。那这次通过 T 教授的讲解，我心里就比较有谱了，比如像"助人自助"，我原来以为是"你帮助了别人，同时也帮助了自己"，但现在知道还有另外一层的意思，"帮助人家实现自助"。这次还知道了社工的一些手法，如需求评估啊、关注能力的挖掘等等。（护理员访谈资料，I-2013-WY）

同样，这样的培训对没有接触过多专业合作的社会工作者也产生了不小的影响，新入职的社会工作者 HY 这样描述她参加完此次培训后的收获：

收获，对我个人来说，其实学到什么知识还不是第一位的。第一，让我了解到多专业合作的工作形式，接触了我未来的服务人群。第二，就是专业知识这一块，了解到老年护理工作者是在做什么，让我有一个大概的感觉知道在哪些地方可以跟他们合作，虽然这些都还要去具体的实践和落实，但是我现在最起码有一点头绪了。（社工访谈资料，I-2013-HY）

经过第一次的护理社工综合服务培训后，无论是机构还是多专业团队成员都对社会工作者在多专业团队中的位置有了一定的认识和理解，但是在实践操作层面如何结合，就像社会工作者 HY 所说的，"还需要去实践操作中一步一步地尝试和总结经验"（社工访谈资料，I-2013-HY）。因此，机构在继续组织专业知识培训的同时，还开展了多专业团队成员之间的业务学习例会。

业务学习例会的组织形式是多专业团队成员们收集自己在具体服务过程中遇到的常见问题和服务难点，汇总给机构行政助理，由行政助理在这些议题中选出大家比较关注同时又已经有一些解决方法的问题，于每周一下午的行政会议上组织团队成员参加业务学习。根据机构的行政讨论会记录（K2014X1-5、K2015X1），业务学习的内容包括褥疮的基础知识和褥疮个案处理的多专业交流、康复训练知识要点、社会工作活动设计要点和督导重点知识复习等与多专业合作密切相关的知识。这些业务学习能够帮助多专业团队成员把专业知识培训所学的知识点落实到服务过程，解决具体问题，同时也给多专业团队成员提供面对面的交流机会，让他们能够一起探索多专业合作过程中出现的问题和可能的应对方法，更加清楚彼此的专业角色和专业贡献。

另外，机构在项目开展过程中发现，社会工作在我国起步较晚，社会工作者的专业知识和专业技巧都明显不足。为了更好地提升多专业团队中社会工作者的专业水平，以推动机构社区居家养老社会工作服务项目的发展，A机构于2012年聘请M大学社会工作专业T教授作为机构社会工作专业督导，以每周定期见面的方式组织社会工作专业团体督导，督导内容包括为多专业团队成员在合作过程中遇到的具体问题提供专业建议，为多专业团队成员在服务过程中遇到的认知与情绪问题进行疏导以及根据服务过程中出现的知识盲点开展专题培训。到2013年，A机构还与T教授合作组建社会工作实务研究团队，由专业研究员、多专业团队成员和机构项目管理人员针对实务开展过程中遇到的问题开展实务研究，尝试通过以实务与研究相结合的方式提炼多专业合作服务经验，以提升机构多专业合作服务水平。这些项目的开展都对社会工作专业身份认同的形成和建构产生了重要影响，研究者将在分析实务研究团队这一微系统时进行更加详细的说明。

最后，为了拓展多专业团队成员的专业视野，A机构一方面鼓励成员积极参与国内外相关机构和组织开展的学习会议和专题培训，让成员积极参与同行业和同服务领域的业务学习和经验交流，另一方面，A机构也积极引进社会工作专业专家，在机构内组织短期的知识讲座和主题分享，以进一步提升多专业团队成员的专业服务水平。尤其是对团队中的社会工作者而言，机构希望他们能够通过经验交流和学习，更加清楚自己的专业定位并获取更多的专业知识与技巧。这些都对社会工作者在多专业团队中的专业身份认同的形成产生重要影响。

五、实务研究团队

从资料分析的结果来看，在这五年的合作过程中，实务研究团队通过提供社会工作专业督导、组织社会工作专业培训和开展实务研究这三种方式影响社会工作者的专业身份认同。

（一）社会工作专业督导

根据研究资料的分析，社会工作专业督导对社会工作者专业身份认同的影响因素包括督导的资源和督导的方式。首先，从资源来看，包括社会工作专业督导的经验和内容。A 机构聘请的社会工作专业督导 T 教授，获得香港理工大学社会工作专业硕士学位和博士学位，接受过严格和高质量的社会工作专业教育，并同时是 M 市和 J 市"全国社会工作专业人才队伍建设试点"工作的创建者，拥有多年社会工作本土化和专业化实践经验和督导经验。

当 T 教授对社会工作者进行专业督导时，督导的内容包括对多专业团队服务项目的规划和设计的指导，对多专业团队在服务过程中出现的合作与分工问题的指导，对社会工作者在合作过程中遇到的专业技术问题的指导以及为社会工作者及其他多专业团队成员提供心理慰藉和能力支持等。虽然督导的内容不同，但这些督导内容都对社会工作者的专业身份认同产生了重要的影响。下面，本研究将节选部分督导场景进行详细说明。

场景一：服务项目的规划与设计

项目基本信息：本项目是在社区中开展中风老人的康复和预防，涉及中风老人的康复训练、照护者的技能训练和照护关系的处理等内容。社会工作者 HY 在项目设计前期向督导老师介绍项目的基本情况，督导老师进行专业指导。

社会工作者 HY：在 YS 社区的安排主要是想做中风后康复的，包括康复的指导和家庭照护的经验，希望能有一个社区层面的呈现，但是由于是新的类型，现在服务思路还不清晰，个案数量也比较少，处理起来有点困难，不知道如何设计服务。

T 教授：中风康复照护的个案，非常典型，这里涉及多专业配合的要求非常多。中风老人康复护理的案例，居家养老当中肯定是一类，也不少，而且虽然直接中风的不多，但是风险性很高，如何预防中风及中风后的紧急处理都非常重要，这种情况对社区的影响很大，对老人来说也很有价值。

社会工作者 HY：嗯，但是我担心和这个有关的人群太少，不知道能做到什么程度。

T 教授：如果这样，你最好有一个相对聚焦的人群，使得你的服务的特色和内容更深入一些。你现在虽然只有一些个案，但是你可以看看与中风相关的人群，比如家人的照护安排、康复安排、照护者和被照护者的沟通、照护者其他层面的沟通等等。第二，中风既然对老人来说那么重要，有没有一个中风方面的预防活动安排和讲座安排——以这个主题，把你这一块中风如何预防，互助网络怎么搭建，护老者如何照护的重点放在这，看看是不是所有的老人都是需要，既要治疗又要康复的，从技术层面来看有没有划分，对后面的处理有什么要求，社工怎么和医生护理员配合。（督导记录，K2014D28）

在场景一中，我们可以看到社会工作者在多专业团队中负责具体项目的设计和规划，她在这个过程中遇到的困难包括"希望项目能有社区层面的呈现"和"如何从少数个案中挖掘出同类型的代表性服务"。针对这些提问，督导老师首先肯定了社会工作者选取的实务介入点具有典型性，并简单梳理了此类服务在社区居家养老服务中的实践意义。接着，针对社会工作者对于已有服务案例少、不能拓展服务范围的担心，社会工作督导从两个角度进行专业指导：一是建议社会工作者先聚焦核心人群，在此基础上再看核心人群是如何与周围重要的他人互动交流的，继而扩展服务范围；二是从中风病程的特点进行服务的延伸，关注中风前的预防和中风后的危机应对等，从已有的服务对象和服务内容中延伸出潜在的服务对象和服务内容以进行服务的拓展，并且和社区最近想做的"护老者"服务对接起来，做到既关联社区又具有服务覆盖面。当然，社会工作专业督导也一直引导社会工作者要在项目过程中根据服务内容进行多专业合作和分工。社会工作专业督导通过对这些问题的回答帮助社会工作者梳理服务项目的思路，帮助他们在服务项目的设计和规划上体现社会工作专业的独特价值，同时提醒他们需要在项目设计层面安排好多专业合作的工作内容。

除了帮助社会工作者应对在项目设计和规划上遇到的挑战外，社会工作专业督导还需要协助社会工作者解决在项目运行过程中遇到的具体问题。

场景二：

机构负责人Z：现在有一个突出的问题是机构现有的个案服务和小组服务中，特别是有医疗和护理需求的服务案例中，无法看到社工服务的需求，社工不会关注服务对象的支持网络并给予支持。

T教授：是服务对象看不到社工需求还是社工自身看不到？

机构负责人Z：服务过程记录中看不到社工服务的位置。

T教授：好，我们等会结合案例进行具体分析，包含两个方面：①如何从护理医疗的需求中寻找社工需求；②如何呈现社工服务。（督导记录，K2014D25）

在场景二中，机构负责人Z向T教授提出机构多专业团队在具体服务中出现的问题：无法在服务过程中体现社会工作者在多专业合作中的位置。T教授针对这个情况，结合具体案例进行分析，他强调解决问题的关键在于如何呈现社会工作服务在多专业合作中的位置及如何呈现社会工作服务的专业性。

另外，除了项目规划和设计、项目执行中具体问题的指导外，督导还会针对社会工作者在服务过程中出现的一些个人困扰，特别是和专业身份认同相关的问题提供专业关怀。社会工作专业督导一直关注社会工作者在服务过程中的心理状况，在与社会工作者的交流过程中，总会留意每个成员的"气色"和"状态"，对一些"气色不怎么好"或"状态不佳"的社会工作者，T教授及时给予支持和鼓励。另外，由于工作压力大或在多专业团队中遇到专业身份的困扰，有不少社会工作者想过要辞职或者已经递交了辞职信，T教授在得知情况后会进行介入，帮忙梳理他们的"症结"。经过T教授的督导，不少社会工作者选择继续留在机构，而有些社会工作者即使选择离开，也保持着对机构服务的认同。此外，T教授还一直在与A机构的机构负责人L商讨针对社会工作者的专业身份认同问题开展服务标准化梳理和员工自我关怀项目。

（二）社会工作专业培训

开展专业培训是社会工作专业督导对社会工作者专业身份认同形成与建构的第二个影响因素。T教授根据社会工作者在多专业团队服务中遇到的常见问题和主要困难开展对应的专业知识和专业技巧培训。专业培训内容既包括介绍社会工作是什么和社会工作的发展历史等社会工作基础知识，需求评估、倾听、设定目标和任务布置等社会工作微观服务专业技巧，也包括社会工作专业服务项目的设计和规划及如何从微观服务链接宏观服务等社会工作专业手法的介绍。这些专业培训不仅影响了社会工作者的专业身份认同，同时也影响了其他多专业团队成员对社会工作者的认知和专业期待。社会工作者P在参加了一次专业技术培训之后告诉研究者：

以前在入户的时候会想到很多问题，然后就没有认真地去听服务对象的想法，会失掉很多信息，然后 T 教授在课上说可以提前半小时放空自己，感觉挺好用的，入户的时候跟着护理人员一起入户，感觉就是护理人员的介入比较有用，而社工的介入比较没用，后面 T 教授讲到任务布置这一块以后才对社工的介入有了新的认知。（社工访谈资料，I-2013-P）

（三）实务研究团队

至 2013 年，随着 A 机构的社会工作服务项目的增多和社会工作者服务经验的积累，多专业团队对于提炼多专业合作经验的需求变得日益突出。因此，M 大学和 A 机构决定在原有合作的基础上，尝试建立机构-高校社会工作实务研究团队，团队成员包括多专业团队成员、研究督导、社会工作方向研究生（博士、硕士生）和研究助理，围绕服务项目中出现的问题和困难开展实务研究。根据研究资料，实务研究团队陆续完成阿尔茨海默病社区综合服务、高危老人居家跌倒风险评估与规避和社区晚期癌症病人社会工作综合服务等三个服务项目的研究。

研究者和实务者针对服务项目中遇到的常见问题进行研究探讨，参与其中的研究生以撰写硕士学位论文的方式呈现研究结果：①通过阿尔茨海默病社区综合服务项目，探索社会工作者在项目中发展多专业合作评估框架的具体实践过程，并进一步探讨健康照护多专业合作评估对社会工作评估的专业要求（D项目资料，D2016L1）；②通过高危老人居家跌倒风险评估和规避项目，探讨在护理人员的配合下，社会工作者介入社区高危老人居家跌倒问题的有效策略，提高社会对社会工作专业的认可和需求（D项目资料，D2016L2）；③通过社区晚期癌症病人社会工作综合服务项目，探讨社会工作者在多专业合作中的介入途径和方法以及如何与其他专业合作（D项目资料，D2016L3）。这些实务研究工作的开展和研究成果的分享有助于社会工作者更清楚地认识自己在团队中的位置，进而影响社会工作者建构专业身份认同。

第二节 中系统与社会工作者专业身份认同的关系

根据文献资料，中系统是指包括发展中的个人在内的两个以上的微系统间的互动。在本研究中，影响社会工作者专业身份认同形成和建构的中系统主要有两个：①社会工作机构与社区之间的互动；②社会工作机构与实务研究团队之间的互动。

一、社会工作机构与社区

社会工作机构和社区作为两个影响社会工作专业身份认同的微系统，它们之间的互动也同样影响社会工作者在团队中的专业身份认同，这种影响包括2个方面：①社会工作机构与社区的职责划分；②社会工作机构与社区的合作方式。

（一）社会工作机构与社区的职责划分

在第一节介绍社会工作者"增进机构与社区的关系"的服务功能时，我们谈到社会工作机构作为专业服务提供方，社区作为日常服务提供方，双方在满足服务对象及其家庭的服务需求时需要加强沟通合作以实现资源的合理利用，其中社会工作者在增进双方的合作上发挥着重要作用。在这个过程中，社会工作者首先需要明白机构和社区双方在合作中的职责，A机构的社会工作机构督导T教授在督导中提到：

H区的政府购买服务模式中，机构与社区的关系怎么处理，这不仅是一个原则，还涉及服务内容和相关规定。

机构的定位是专业服务，专业服务就要与一般服务有所区别，如果没有这个区别，社区自己的能力很难提高，还会把你们做专业服务的时间精力给耗费了。政府拿出这个钱不是让你做和社区同样的服务，没意义。政府是让你们做一些专业服务，与它的日常服务有一些结合，这样社区也得益，机构也得益。社工的服务不像医生的服务，界限没那么明显，有时候是预防服务，有时候是治疗服务，治疗服务很清晰，帮助社区补充。而你这里做大型活动和小组，你就要明白这些活动和社区活动有什么区别，这样保障你的专业性，至于扩展多少，不管它。如果扩展成一般活动，就让社区去做，如果扩展成专业服务，你的项目设计就应该涵盖进去，你给社区提供方案的时候就要考虑到这个。（督导记录，K2015D1）

这些服务的内容和相关规定不仅直接决定社会工作者在其中的工作内容，

也直接影响社会工作机构及社区对社会工作者的角色期待，这些共同影响社会工作者的专业身份建构。在第五章社会工作者的专业身份建构过程会展开具体讨论。

（二）社会工作机构与社区的合作方式

在明确双方职责的基础上，如何开展专业服务对于社会工作者来说显得非常关键。原因是多专业团队服务过程中，社会工作者如果无法处理好机构和社区的关系，常常会带来社会工作机构和社区居委会间的相互抱怨：

社区会嫌机构不够尽心，机构会说社区很多事情压在我们身上，我们没办法做专业服务……（督导记录，K2015D2）

这些抱怨不仅影响服务效果的扩展和巩固，而且会影响社会工作者在社区中的专业身份建构。因此，社会工作者必须在具体的实践过程中找到适合社会工作机构和社区的合作方式。从目前的研究资料来看，双方的合作内容包括资金等资源的分配和大型活动的配合。

1. 资金等资源的分配

因为你们资金量有限，社区也有类似的资金，做活动时，机构资金重点做的服务范围是什么？至于说多少钱就另外再算。比如我觉得，不管搞什么活动，机构的重点在老人的服务中，哪怕是同类型的服务，也是这个重点，到社区就是办这个活动，这就比较好计算了，这种类型的老年服务今年做了几场，这个方面的服务大概需要多少钱，大概算出来，不用精确。现在难就难在社区认为所有的费用都要机构来出。（督导记录，K2015D2）

2. 大型活动的配合

一个是大型活动方案的设计与修订，这肯定是他们做不来的，否则这个社区活动的专业性体现不出来。第二个就是大型活动的资源链接，资源链接好像不是很清楚，我们待会再多说一些。第三个方面就是活动的评估、效果的跟踪，这个我觉得他们恐怕也做不到，只有放入专业才能做得到。第四个方面就是活动的总结、宣传和报道，这可能只有机构才能做到。我刚才听到有两个，一个是资源链接是指什么，再清楚一些和社区的界限，第二个是因为他们的活动肯定需要你们的参与，如果这个活动要进行，不能光有一个活动方案，显然做不出来，需要调整，需要相关人员的培训，才能把活动做出来，在这个方面是否也需要一个专业的划分？一个是资源链接怎么和社区区别开来，你们做的资源链接主要是负责哪一块，还有一个是活动要推展，是不是要有一些训练、指导。如果需要，社工机构大概承担哪些方面的内容，要有一个比较清楚的界限。（督导记录，K2015D2）

二、社会工作机构与实务研究团队

本研究发现，社会工作机构与实务研究团队的互动也会影响社会工作者的专业身份认同建构，他们之间的互动层面包括：①社会工作机构与研究团队成员的交流；②社会工作专业实习生的培育；③实务研究团队参与机构督导；④社会工作机构与实务研究团队的合作研究。

（一）社会工作机构与研究团队成员的交流

根据资料的分析，社会工作机构在与研究团队成员的交流中，成员会向社会工作机构介绍社会工作专业、普及一些社会工作基本知识，以促进社会工作机构对社会工作专业的了解，机构负责人 L 在回答自己是通过哪些路径来了解社会工作时，这样说道：

我一开始想要的就是学过这个专业的人，后面慢慢地像 X 和 C（社工学生），因为过来做过志愿者，然后我们就进行了一些交流，包括之前的社工老师也来过我们院，了解一些事情，然后慢慢地就对这个专业更了解一些了……接着，我们开办机构以后跟 T 教授有交流啊什么的，然后就慢慢有在摸索。（机构负责人访谈资料，I-2012-L）

（二）社会工作专业实习生的培育

社会工作机构与实务研究团队的第二层互动是社会工作专业实习生的培育，培育内容包括机构和研究团队共同探索社会工作专业实习生培育的主要内容、培育方式和培育流程等。社会工作者们在培育实习生的过程中，开始反思自己在多专业团队中的位置及专业性，对这些内容的理解影响社会工作专业实习生培育规范的制定，而实习生或新进员工通过实习生培育规范的学习建构自己在机构内的专业身份认同。

（三）实务研究团队参与机构督导

在介绍实务研究团队与社会工作者专业身份认同的关系时，本研究已经梳理了 T 教授作为机构社会工作专业督导为社会工作者提供的多专业合作指导和心理建设等服务。但是根据研究资料，T 教授的工作内容还包括：①机构员工社工专业知识的培训和咨询；②机构员工社工重点案例、重点项目的分析和指导；③机构员工社工专业培训资源的联系；④机构员工社工专业技术和服务品牌提升的指导。（机构督导职责，F2013ZH3）

这些工作内容的执行同样影响社会工作者的专业身份认同。

最后，社会工作机构与实务研究团队的合作研究在本章第一节介绍实务研究团队与社会工作者的专业身份认同建构的关系时已经有过介绍，在此不赘述。

第三节　宏系统与社会工作者专业身份认同的关系

宏系统是指发展中的个人不直接参与，但是发生的事件会影响微系统的外围系统。根据研究资料的分析，影响团队中社会工作专业身份认同的宏系统包括：①A 机构与同领域机构之间的交流和竞争；②政府和政策；③我国社会工作教育；④文化。

一、A 机构与同领域机构之间的交流和竞争

研究发现，A 机构与同领域机构之间的交流表现在"与社会工作机构的交流和竞争"和"与养老服务机构的交流和竞争"两个面向。

（一）与社会工作机构的交流和竞争

首先，与社会工作机构的交流体现在，A 机构会借鉴香港、深圳等地区的机构发展经验来调整自己的服务表格，使自己的服务更加精准和可操作。例如，项目总监 CL 在描述她对社会工作服务的理解时，这样解释：

我最早是在深圳做社工服务的，刚过来这边时，我还是会参考他们的一些做法，尤其是他们的服务表格已经比较规范了，我会参考他们的服务表格，再根据机构的实际情况，调整我们自己的表格。（社工访谈记录，I-2013-CL）

其次，H 区的政府购买服务采用的是项目购买制，原则上要求符合申请条件

的社会工作机构向项目购买方提出申请，并鼓励多家机构同时申请，最后购买方综合考量选择一家条件最优的社会工作机构获得社会工作服务项目，这种方式无疑加剧了 H 区社会工作机构之间的竞争。A 机构负责人认为"如果要在同行业的竞争中脱颖而出，走多专业合作会是一个不错的选择"（机构负责人访谈资料，I-2012-L），T 教授也曾在督导会上解释 A 机构为什么需要走多专业结合的道路：

> "纯靠社工机构做专业服务是不可行的，除非做社工评估——将社工机构与其他相近的机构相结合。（督导记录，K2013D4）

（二）与养老服务服务机构的交流和竞争

A 机构作为以具有长期照护需求的老人为服务对象的社会工作机构，它除了要与社会工作机构交流和竞争外，它还要与老人长期照护服务领域中其他养老机构进行交流，甚至展开竞争。A 机构负责人通过与它们的对比和交流，找到机构服务的定位，进而影响她对整个机构服务的定位和对机构中社会工作者专业身份的认知。例如，机构负责人 L 在谈到如何定位机构的社会工作服务时，她这样描述其他养老服务的存在和开展方式对她理解 A 机构定位、社会工作专业以及多专业合作的影响：

> 我们就拿 J 社区来讲吧，其实社区本身对居家养老这一块很早就有计划了，包括它现在盖了两层楼，和某社区安养院合作了那么久了，我想说它的这个项目已经有所属了，它现在做的居家养老服务和我们设想做的居家养老服务是差不多的，所以我现在也是有压力啦，如果有机会有这个场所，尽快把这个东西做起来，比如说 J 社区这个养老院一旦做起来了，我们要处于什么样的角色，这个我一直在问我自己，我们这样的机构这样的社区还需要我们吗？因为从各方面来讲，现在社工经验都比较欠缺，所以真正做的一些东西呢，影响力还不够，还有群众对你的认识上面，你做这些东西有什么意义呢，你能帮我帮到什么，还有我们在社区进去看的时候，有些人他生活很困难日子照样在过，但是对于我们来讲，社工很多时候是力不从心的，所以有时候我一直也是有这样的一个想法，就是，我也是希望最终应该还是以实体为主的，然后由这个实体去延伸出这些服务，社工在这里面的服务，应该不是全部，他可以运用社工的理念去做这个东西，但是服务的很多东西没有办法，这个东西就像老师说的需要多专业的综合，社工专业在这里面也是其中的一部分而

已，但是这一部分，如果由我来做的话，我会把它当作很重要的部分。另外很重要的一点，就是和社区合作上，今天它很需要社工，它就要社工，不需要社工时就不要了，只要医疗保障、康复做一做，他觉得不一定需要社工，老人有饭吃、愉快就可以了，所以这个东西就真的还需要探索。社工将来不单单在居家养老上，我觉得在其他方面也是一样，都要探索怎么样来和其他的一些专业去做融合。（机构负责人访谈资料，I-2012-L）

二、政府和政策

政府在我国社会工作发展历程中发挥着举足轻重的作用，社会工作人才的培养、社会工作专业岗位的开发、社会工作机构的培养与扶持、社会工作服务项目的购买等工作都由政府主推。政府通过对社会工作行业的发展方向、工作领域、运作方式、资源使用甚至是管理架构等方面进行宏观把控，实现其对社会工作者的专业身份认同建构的直接或间接影响（王文彬等，2014）。根据研究资料的分析，政府对社会工作者专业身份认同形成和建构的影响体现在两方面：①中央政府和地方政府的政策制定和落实，直接影响社会工作者的专业身份认同；②地方政府通过对当地社会工作服务的推动和对社会工作机构的管理和监督，间接影响社会工作者的专业身份认同。

（一）中央政府和地方政府的政策制定和落实

从中央政府和地方政府的政策制定和落实来看，又可以分为三个层次：国家层面对社会工作发展的顶层设计和基本定位；国家层面对促进社会工作专业化和职业化发展的各项具体性政策；地方政府在国家政策的指导下，结合当地情况，出台的配套政策和方针文件。就国家层面对社会工作发展的顶层设计和基本定位而言，2007 年由民政部出台的《民政部关于开展社会工作人才队伍建设试点工作的通知》对社会工作专业的宗旨、服务对象、服务方法和服务目标做出了纲领性界定：

社会工作是一种以助人自助为宗旨，综合运用专业知识、理论和方法，帮助有需要的个人、家庭、群体、组织和社区，整合社会资源，协调社会关系，预防和解决社会问题，恢复和发展社会功能，促进社会和谐的专门职业。（政策文献，GZ1）

接着，2011 年，由中央组织部、中央政法委、民政部等十八个部门和组织联合发布《关于加强社会工作专业人才队伍建设的意见》，不仅从国家层面指出建设社会工作专业人才队伍的紧迫性和重要性，同时还提出通过加强社会工作专业教育培训、推动社会工作专业岗位开发和人才使用及推进社会工作专业人才评价和激励工作等策略来推进社会工作专业人才建设，并指出加强社会工作者的职业认同感的重要性。另外，2014 年出台的国务院令第 649 号《社会救助暂行办法》和 2015 年第十二届全国人大常委会第十八次会议通过的《中华人民共和国反家庭暴力法》，分别为社会工作者在社会救助领域和反家庭暴力领域开展社会工作专业服务创造了合法空间。

国家决策层在对社会工作做出纲领性界定和给予合法性地位的同时，出台了一系列国家政策来推动社会工作的专业化和职业化。2006 年，人事部和民政部出台《社会工作者职业水平评价暂行规定》和《助理社会工作师、社会工作师职业水平考试实施方法》，并于 2008 年首次开启了全国社会工作职业水平考试，这些政策的制定和执行不仅是社会工作者获得从业资格的重要保障，也是其他社会人士了解社会工作专业的重要渠道。2011 年，民政部、国家标准化管理委员会出台《全国民政标准化"十二五"发展规划》，指明"在社会工作领域，重点研制社会工作分类和基本术语、社会工作从业人员能力素质标准、服务标准等方面标准"，并于 2013 年成立全国社会工作标准化技术委员会，推进社会工作标准化建设，这些举措为社会工作者从事社会工作专业服务提供了评价标准和服务规范。2012 年，民政部、财政部印发《关于政府购买社会工作服务的指导意见》，明确将社会工作机构、社会工作者、社会工作服务项目纳入政府购买服务范围；2014 年，民政部出台《民政部关于进一步加快推进民办社会工作机构发展的意见》，这些措施加快了社会工作机构的发展，使社会工作机构成为培育和管理社会工作专业人才的重要平台之一。此外，2008 年，全国老龄委办公室、民政部等十部委及组织联合出台《关于全面推进居家养老服务工作的意见》，规范了社会工作者在居家养老服务领域开展专业服务的价值理念、行动策略和目标界定等。

根据以上国家层面的一系列政策和措施，X 市 H 区政府结合当地情况积极制定相应的地方文件和管理方法：2007 年，制定《H 区社会工作者职业守

则》；2007 年，拟定《H 区社会工作人才队伍建设综合试点工作方案》；2008
年，印发《H 区社会工作考核实施办法的通知》；2012 年，推行《H 区高层次
社会工作专业人才引进和培育实施细则》；2013 年，印发《H 区政府购买社会
工作服务实施办法（试行）》；2016 年，H 区司法局印发《政府购买社会工作
服务操作流程的通知》。这些地方文件和管理方法的推行直接推动了当地社会
工作行业的发展并影响了社会工作者对自我专业身份认同的建构。

（二）H 区政府的推动和管理

根据研究资料的分析，H 区政府等相关部门除了积极出台相关政策以推
动当地社会工作发展外，还采取一系列措施来落实相应的服务政策，具体可以
分为对社区社会工作服务的推动和对社会工作机构的管理两个方面。

1. 对社区社会工作服务的推动

H 区政府自 2007 年成为全国首批社会工作人才队伍建设试点以来，一直
推行以社区为本的社会工作服务策略。2007 年底，H 区政府确定了在"两街
七社区"试点单位开展社区社会工作服务。到 2010 年，H 区成为全国首批社
会工作人才队伍建设试点示范区，并于该年底开始试行政府购买社会工作服务
项目，以推动当地社区社会工作服务的发展，从而逐渐形成以区政府、街道等
相关部门出资购买、社区提出申报、社会工作机构提供服务的购买方式，把所
有的社会工作服务项目落实到社区。

此外，H 区政府针对大部分社区工作人员不熟悉社会工作专业、与社会
工作机构配合度低等现象，积极开办社区工作人员的社会工作专业培训班，以
提高社区工作人员对社会工作专业的认知水平，进而提升社区工作人员与社会
工作者的合作水平。例如：

举办社会工作专业知识培训班，包括社区党组织、居委会负责人、社区
"两委"其他成员、部分社区专职工作者在内的 213 名社区专职工作者参加了
培训。培训班邀请了 M 大学、Z 师范大学等高校的社会工作领域知名专家学
者进行授课，课程以新形势下社区社会工作开展的技巧方法为重点，涵盖社会
工作的基础理论、基本知识、基本方法和相应的社会工作实务等内容，既有宏
观理论的研究探讨，也有具体实践的思路方法，对进一步推进社区社会工作发

展具有很强的指导性和针对性。培训结束后还组织考试，对培训合格的学员发放社会工作员证，确保培训实效。（H区民政局网页资料，GZ15）

2. 对社会工作机构的管理

1）协调购买方、社区与社会工作机构间的关系

研究者：你和项目工作人员的合作过程怎么样呢？

H区民政局工作人员：我在项目过程中其实也很少叫做合作，当时这个项目我们民政是没有出钱的，主要是妇联和街道出的钱，我们民政在当中就起了个协调的作用，因为民间社工机构都是归我们民政管，而且社工也主要是我们科在负责，所以在项目的进行中我也只是负责与他们联系和协调他们与社区、街道之间的联系等。在项目进展过程中，时不时打个电话，问一下工作进展如何，有什么需要我们帮助协调沟通的，主要是通过这样的一个模式，就作为一个桥梁吧。（H区民政局工作人员H访谈资料，I-2012-H）

2）引入第三方评估机制加强对社会工作机构服务能力的审核

H区民政局工作人员：我们今后应该会先了解机构自身情况，然后再确定是否由它来做。

研究者：恩，那在这个过程中，你们打算怎么来操作呢？

区民政局工作人员：恩，这个我们具体的也不会做，就希望请T教授、J老师等专家来做或者是其他社工机构来评估，现在J老师他们已经成立社工事务所，我们想到时候的评估就可以请类似他们这样的机构来做了，就是通过第三方介入，比方说它这个项目本身就有能力承建这个项目，但是它作为项目的评估机构去帮我们评估其他机构的项目评估，像这次居家养老的项目就可以让它来评估。你现在提醒我的是在项目的前期也必须要一个……不能叫评估吧……应该叫什么……叫审核吧，叫项目审核，就是说条件成熟了就上，条件不成熟的我们就先压着，就不要轻易去做。不然会做歪，而且还收不回来。（H区民政局工作人员H访谈资料，I-2012-H）

3）采用分阶段方式进行社会工作购买服务项目的监察

H区民政局工作人员：恩，这个分阶段的话确实会好一些，但是对于评估的话我们是肯定做不了的，我们只能从他们文字或者和社区沟通说近期机构

和你们的合作怎么样、项目进展得如何，我们只能通过侧面去了解，但是整个项目的运作情况我们没法做到评估，只能通过第三方的介入去评估。分阶段的话有个好处就是能够及时发现问题并做出处理，不会到最后出现一大堆问题，对，这次我们在监督这一块，也的确没有做好。我们在项目的整个运行中，没有及时地帮他们发现一些问题，所以以后会以分阶段方式进行监察和跟进。（H区民政局工作人员 H 访谈资料，I-2012-H）

4）逐渐完善政府购买服务的程序和机制

研究者：恩，那你从这次的项目中，你觉得政府购买服务的程序和机制应该怎么设计才能更合理些呢？

H 区民政局工作人员：我觉得，首先在前期要做好充分的准备工作，深入地找出其中的问题，确立项目的核心点，然后前期要对机构有个严格的审核，看是否具备条件，看这个项目是否与机构能够提供的服务相匹配，与实际结合在一起。另外，在前期的审核和后期的评估工作要找其他社工机构或者中间力量来做；政府在项目运行前期要帮助做好沟通协调工作，不仅提供资金，还要配合他们协调与社区之间的关系等；进行跟踪性的持续性评估，及时地沟通，对机构主动关心，让他们感觉到我们的关心，给他们支持。（H区民政局工作人员 H 访谈资料，I-2012-H）

最后，H 区民政局工作人员 H 在访谈中这样定位社会工作机构：

我觉得首先社工要有自己的生命力，要有生存能力，而且它要有一定的沟通能力，学会与同行、社区、街道等单位部门沟通，不是仅仅依靠民政的力量来维持和发展，而应该扩展其他资源，实现多样化，不是说政府给一个项目就做一个项目，没钱了就终止了，要有自己的生命力，自己可以独立地运营下去，并且要自己去争取其他资源。（H区民政局工作人员 H 访谈资料，I-2012-H）

三、我国社会工作教育

我国社会工作的发展是"教育先行"，所以对于多数社会工作者来说，社会工作教育是其建构专业身份认同的起点。但是由于我国现有的社会工作教育面临着专业教育焦点错位、实务教学力量不足和专业技术缺乏等问题，社会工作教师在教育学生时价值感染和实务指导不足，进而导致这些刚从学校踏入职场的社会工作者们缺乏本土社会工作服务的知识、技巧和价值认同，严重影响了社会工作者身份认同的初步建构。

（一）专业教育的焦点错位

我国社会工作教育于 20 世纪 80 年代恢复社会工作本科和专科教学，在 2010 年开始招收第一批社会工作专业硕士，积累了不少专业教育的经验。然而，目前社会工作专业教育的课程设置模式，虽然在形式上把实务训练和理论训练放在了一起，但是它的设计理念依旧沿用学术教育的基本逻辑，采用理论和实务二分的原则，忽视了社会工作职业对理论和实践相结合的要求，使社会工作学生无法顺利地从学校过渡到社会工作职业领域。

我发现我们在这里做的专业服务和在课本上所学的专业服务很不一样，而且我们当时去机构实习，更多的是去陪老人聊天、做游戏那些，不知道原来社会工作服务的设计要有专业性，一开始来这里时，觉得自己头很大，不知道如何做才是专业的社会工作者。（社会工作者访谈资料，I-2012-ZX）

（二）实务教学理论不足

根据研究资料的分析，多专业团队中的社会工作者需要负责社会工作服务项目的规划与设计，在这个过程中，不少社会工作者面临专业理论知识储备不足的挑战：

唉，到开始做服务时才知道自己学的社会工作理论真的不够，特别是在规划和设计社会工作服务项目时，我们用来用去就那几个理论，比如社会支持啊、精神分析啊、行为认知理论等。我上了 T 老师的督导课才知道原来社会工作方面的实务理论有这么多，也才意识到学习社会工作理论的重要性。（社会工作者访谈资料，I-2014-LC）

（三）专业技术缺乏

除了专业教育焦点错位和实务教学理论不足外，不少社会工作者在研究访谈和专业督导过程中提到自己在社会工作专业技术上存在不足，特别是深度辅导技术、需求评估技术等基本操作技术，这些都会影响社会工作者能否在多专业团队中顺利开展专业服务。

四、文化

在本研究中，社会工作者及其专业团队是在服务对象所在的家庭、社区等自然场景开展专业服务的。社会工作者在介入服务过程中必然要面临这些自然场景中的文化元素，如家庭照护责任、地区风俗和孝道文化等。社会工作者在把握和理解这些文化元素的基础上开展工作，寻找有利于开展服务的切入点，找到与服务对象家庭、社区乃至与老人长期照护多专业团队一起工作的结合点。

（一）家庭照护责任

受我国传统文化的影响，当老人不能自理时，通常都是由其家庭来承担照护责任，照护者通常是老人的配偶或其子女等家庭成员。因此，多数的老人愿意并且选择在家庭场景中养老，这是社会工作者需要在家庭等自然场景中提供服务的原因之一，也是社会工作者及其专业团队需要与其主要照护者和家庭一起工作的重要原因之一。此外，由于长期照护服务是一项复杂且长期的工作，不少家庭在长期照护的压力下通常会出现一些家庭责任问题，如何调整家庭关系和维持家庭照护功能成为社会工作者在专业团队服务中的工作之一。

（二）孝道文化

敬养父母是我国孝道文化的基本元素，由家庭来照护老人被认为是一件天经地义的事情，尤其是老人子女不能推脱的基本义务。所以，当社会工作者以一种"外人"的身份走入家庭时，通常会造成家庭成员对社会工作者身份的误解，甚至因此拒绝社会工作专业服务。例如：

有的家庭也是说不需要，面子问题啊，说我们不需要你们来，自己养得起老人，做社工就是会有这样的问题，他们甚至还遇到了被人家家人赶出去的情况。（医生访谈资料，I-2013-W）

（三）地区文化与地方语言

H区属于我国经济特区之一，且位于闽南地区，社会工作者在开展老人长期照护服务时充分考虑闽南和特区两个文化元素，尤其是在社区大型活动时，把特区文化建设和闽南风俗融合到活动设计中。另外，该地区不少老人及部分家属只会讲闽南语，而多数社会工作者又不懂闽南语，造成社会工作者在入户过程中可能遇到语言障碍，需要借助医生或者护理员的翻译才能与服务对象进行沟通，这在一定程度上影响了社会工作者专业身份的界定，特别是在入户早期。例如，社会工作者 CL 在与护理员 WY 入户时，就遇到了语言障碍：

其实我和 WY 两个人，都是 WY 在讲，因为我不能讲闽南语，所以经常我进去的时候会看看情况，她会先问，然后她没有问到的我再给她一些提醒，让她再去问，就这样子，我能做的不多。（社会工作者访谈资料，I-2013-CL）

其他社工也遇到此类困难，于是 A 机构通过开展闽南语课程培训帮助社会工作者学习闽南语。

我觉得像入户过程中遇到语言不通的困难，有一种方式是挺好的，就是 W 医生在课上给大家教闽南语课程，我觉得特别好。（社会工作者访谈资料，I-2013-CL）

综上，社会工作者的专业身份认同，不仅是个人对专业自我的内在感知和持续反思的过程，也是其与生态系统交流互动的结果。依据本节的研究发现，本研究绘制了影响社会工作者建构专业身份认同的生态系统图（见图 4-1）。

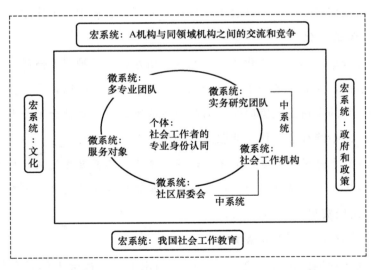

图 4-1　影响社会工作者建构专业身份认同的生态系统图

第五章 建构专业身份认同的历程

　　介绍和分析了多专业团队的合作分工流程、社会工作者在其中的工作任务以及过程中影响社会工作者建构专业身份认同的生态系统之后，本章将从纵向维度，借助生态系统视角中生命模式，分析社会工作者在多专业团队中建构专业身份认同所面临的挑战以及他们应对这些挑战所采取的措施，尝试回答第二个研究问题：社会工作者在多专业团队中的专业身份认同是如何形成的。根据研究资料的分析，社会工作者建构专业身份认同的历程也不是一蹴而就的，具体包括四个阶段：①不明专业身份；②初识专业身份；③发展专业身份；④深化专业身份（见图 5-1）。

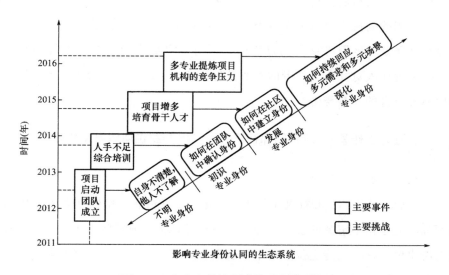

图 5-1　专业身份认同建构历程阶段图

第一节　不明专业身份：行政总助理？还是社会工作者？

　　这一阶段（2011 年 6 月至 2012 年 10 月）是指在多专业团队组建早期，社会工作者初入多专业团队，在发展初期面临专业身份不明确的挑战。根据对机构负责人 L 的访谈，在成立 A 机构之前，她一直关注社会工作行业的发展，特别是 2007 年民政部开展首批全国社会工作专业人才队伍试点建设工作，H 区政府成为试点之一，这一发展形势坚定了她要参与社会工作专业服务的决心。接着，L 于 2009 年报考了社会工作师考试，"考试结果虽然不满意，但是考完后我明白了，社工一定要跟我们医护结合"（机构负责人访谈资料，I-2012-L）。到 2011 年 6 月，H 区政府大力推动社会工作发展，机构负责人 L 瞄准这一时机，成立 A 机构，并招聘了曾在机构负责人 L 的安养中心做过志愿者、刚从 M 大学社会工作专业毕业的 XL 为社会工作者，与全科医生 W、护理员 SR 和护理员 L 组建多专业团队，随后社会工作者 ZX 也加入其中。2011 年 12 月，H 区政府推动政府购买服务项目，A 机构承接了两个社区居家养老服务项目，在 J 社区和 L 社区开展。在项目运行期间，多专业团队探索多专业合作服务，社会工作者们也开始面临专业身份认同的挑战。

根据研究资料的分析，在多专业团队早期，社会工作者的专业身份认同面临身份不明确的挑战，体现在两个层面：①社会工作者进入多专业团队后，在开展社区居家养老服务项目的过程中，不明确自身作为社会工作者的专业身份；②周围他人对社会工作者的专业身份认知不一致，使社会工作者无法在互动中明确自身的专业身份。

一、社会工作者："所有的都在做"和"没有我也可以做得很好"

（一）功能定位不清

从社会工作者 XL 和社会工作者 ZX 的访谈资料看，她们在多专业团队中都面临功能定位不清楚的挑战，即不清楚自己在多专业团队和合作服务过程中的功能定位。这种功能定位不清不仅表现在她们不清楚自己在多专业团队中的工作职责，也表现在她们不知道如何与其他多专业团队成员合作。

就社会工作者在多专业团队中的工作职责而言，她们对自己在多专业团队中的工作职责有完全不同的理解。社会工作者 XL 认为"自己所有的都在做"，而且也在尝试着做好，她这样描述她在团队中的职责：

社会工作者 XL：嗯，现在做的居家养老——我觉得所有的都在做，就是拟方案嘛，整体的方案设计、然后每一次具体的活动，就是从整个的……

研究者：都是你在做？

社会工作者XL：对，像我们院长做一些政府层面上的沟通，然后安排，就是一些信息下来，安排下来，然后具体的事务的话，就是任何一个文件，任何一个设计，这些东西都是我在弄，然后每一次具体的活动也参与进去。（社工访谈资料，I-2012-XL）

从社会工作者XL的描述来看，她没有划分她在团队中的职责，而是承担所有的工作，内容包括：①服务项目方案的设计；②每一次服务活动的设计和具体执行，例如开展家庭病房个案、举办社区健康知识讲座以及组织照护者的护理技能培训活动等；③与服务相关的文字整理工作；④参与项目"大小事情"的讨论；⑤服务跟进等。但是，另外一位社会工作者ZX，则认为她在多专业团队中的工作职责却是一种完全不同的状态，"最开始的时候没有什么想法"，她这样描述她刚入团队后遇到的困境：

我之前在读大学时，去过一些养老院，做过一些康乐活动。但是现在的老人是不能自理的，所以刚开始进去，我是觉得特别难，总想，我能做什么呀，能为他们做什么呀，心里很焦虑，加上自己不想在那里的心态，所以就很消极，觉得自己什么都做不了。虽然想过组织做活动，但是一看到他们的那种情况，就觉得很难，然后就自己先打退堂鼓了。（社工访谈资料，I-2012-ZX）

在社会工作者ZX的描述中，我们看到她的工作职责状态：不清楚自己能做什么，甚至觉得自己做不了什么。这和社会工作者XL所述"自己所有的都在做"的状态完全不同。这两种完全不同的状态说明：在这个阶段，社会工作者们其实并不清楚自己在团队中的工作职责，并不知道哪些是社会工作者需要做的，哪些是社会工作者不需要做的。

社会工作者除了不清楚自身在多专业团队中的工作职责外，也不了解自身在团队中的专业角色。社会工作者XL谈到自己在团队中的角色和定位时，她表示很无奈：

大家对我能做什么不是很了解，然后对社工的工作职责也不是很清楚，虽然后面说自己是社会工作者，但是他们也只是知道机构有社工岗位，但是他们

对我们能做什么不抱很大的期望，我们有时候也不知道怎么定位自己。（社工访谈资料，I-2012-XL）

因此，尽管在实际服务过程中，多专业团队根据社会工作、医疗和护理的专业特点尝试多专业合作，并取得了一些成效，但是至于如何进一步深入合作，社会工作者 ZX 和 XL 都表示"如何定位自己在服务过程中的位置、各自分别扮演什么角色、什么时候需要和医护人员结合等问题，仍然是没有头绪的"（社工访谈资料，I-2012-XL/I-2012-ZX）。社会工作 ZX 甚至认为自己几乎找不到与医护人员之间的合作点：

觉得很难做，医护和社工相结合，我的理解，这个是在老人身上的，但是我想不到这二者的结合点在哪里。你能清楚地看到护理人员可以针对老人做日常照料，而社会工作做的一些事情，我觉得他们护理员同时也可以一起去做，这样社工就没有自己的位置了。（社工访谈资料，I-2012-ZX）

（二）专业技术不足

XL 和 ZX 在多专业合作早期，除了面临功能定位不清晰的困境外，还面临专业技术不足的挑战，具体体现在两个方面：①缺乏整合和协调资源的技术；②缺乏扩展和延伸服务的技术。

在多专业团队创建初期，对于社会工作者 XL 来说，最难的是如何整合和协调资源。她在访谈中提到，由于自己缺乏整合和协调资源的能力，导致她不能及时做好服务衔接工作：

我作为这个项目的执行者，觉得自己缺乏协调和整合资源的能力，特别是在整体的安排上，觉得自己的把控能力、协调能力和时间安排有点散，有点不紧凑，有点拖延，很多资源也无法集中起来，导致之前计划要开展的互助服务网络一直没有搭建起来。（社工访谈资料，I-2012-XL）

机构负责人 L 在访谈中，也曾指出社会工作者们缺乏整合和协调资源的能力，间接印证了社会工作者 XL 对自己的认知：

最开始，我对 XL 和 ZX 的定位之一是整合和协调各项资源，资源汇集到她们这边，她们再把它分配出去，在这个过程中，社工相当于中间的执行者。她们也认可这种角色，但是可能 XL 和 ZX 刚从学校出来，比较欠缺这种能

力，她们也跟我说过好几次，觉得自己在这块不行，我就劝她们慢慢来，这些需要积累。（机构负责人访谈资料，I-2012-L）

社会工作者在多专业团队中遇到的另外一个难题是如何扩展和延伸服务。根据社区居家养老服务项目的项目设计，多专业团队除了要为不能自理需长期护理的老人提供"居家养老家庭病房"服务外，还需要帮助社区内的其他老人，如患慢性疾病自理或半自理的老人搭建"居家养老互助支持网络"（A项目计划书，A2012J1），以进一步扩展和延伸服务。但是，在具体的项目运行中，社会工作者 XL 发现扩展和延伸服务并非一件易事：

服务无法扩展到人群，如"家家都有护理员"的护理技巧培训，我们本来想安排在这个时候，但是我现在的思路还不是特别清晰，所以就还没有开始做。另外，我现在对小部分老人的服务比较清楚，但是要拓展到社区的老年服务，我就不清楚我要做什么，要扩大服务范围就不知道怎么做，目前我们在社区里面做的，就是讲座，做了第一期，活动效果还不错，但是没有把服务理念打进去，唯一达到的效果就是老年人过来听，得到一些有关健康方面的知识，没有把课后一些服务上的东西跟进去。（社工访谈资料，I-2012-XL）

社会工作者 ZX 也遇到了类似扩展和延伸服务的挑战：

当时 L 院长把我放在 A 机构，是希望我能拓展一些新的服务，比如让老人走出来，但是，我根本不知道要怎么做，觉得自己这块的能力很缺，我现在只能做一些个案，扩展类的根本没办法。（社工访谈资料，I-2012-ZX）

（三）专业知识不足

社会工作者在多专业团队中面临的第三个挑战是专业知识的不足。根据研究资料的分析，知识不足表现在两个方面：社会工作专业知识不足；缺乏医疗和护理专业的基础知识。

就社会工作的专业知识而言，虽然 XL 和 ZX 都受过系统的专业训练和专业教育，但是无论从她们自身的反思，还是周围他人的反馈，都表明她们在专业知识上仍存在不足。例如，ZX 在分析合作中遇到专业身份不明的原因时，说道：

说出来也有点不好意思，虽然我学了 4 年的社工本科，但是一到实践才发现，自己的社会工作理论、个案工作方法和小组工作方法等专业知识不够扎实，所以也不能很好地表现社工的特点，一些服务自然也无法做好。（社工访谈资料，I-2012-ZX）

另外，机构负责人 L 在谈到社会工作者的专业性时，她这样描述社会工作者 XL 在服务项目中的表现：

这当中是需要很多技巧的，从大的方面来说需要整合资源的能力，从小的方面来讲，具体的小项目和具体的执行，比如做一些个案、小组，我觉得是社工最基本的东西，但目前来看，这些都还需要成长和积累，她们自己的专业知识和技巧掌握得还不够。（机构负责人访谈资料，I-2012-L）

此外，XL 和 ZX 在访谈中同时提到，由于缺乏医护知识和老人生理心理等相关知识，直接影响了她们能否与医护人员顺利配合，进而影响了她们建构自身的专业身份：

像卧床老人这种，我想了解护理有哪些层面，这就可能直接帮助到你怎么去设计这个方案，去帮助到他，不然的话，不了解护理那块，我就不知道该怎么去做……虽然有护理人员的配合，但是你不知道她做事的步骤，就不知道他该康复到哪一步，下一步该怎么做护理，我觉得这个（护理知识）就是缺乏，我觉得我自己本身需要去了解这个部分。（社工访谈资料，I-2012-XL）

我们在与护理员的合作中，不能只考虑我们自己的知识，必须要去了解她们的一些知识，特别是老人的常见知识，比如一些常见药、褥疮等基本知识，不然她们在服务时，感觉自己是个局外人，可有可无。（社工访谈资料，I-2012-ZX）

（四）专业规范不清

自 A 机构成立以来，机构负责人 L 就一直在努力提高多专业团队的服务规范性。因为明确的专业服务规范不仅能够促进多专业团队成员各司其职而又通力合作，同时也对社会工作者在其中的专业身份认同起到重要的影响作用。为实现这一目标，L 安排 XL 草拟机构的规章制度和多专业团队的服务文档。这些资料包括社会工作者和医护人员的工作职责、多专业团队的工作流程及机构组织架构图等，希望这些资料能够规范多专业团队成员的服务。但是，在实际拟定过程中，她们二人发现，由于无法准确定位社会工作者和医护人员在团队中的服务功能和角色，导致这些服务规范都只停留在文字当中，并不能真正起到规范团队服务的作用。

> 当时 L 院长让我起草这些规章制度，我参考了其他地方的相关资料，但是发现，这些文档并没有起到很好的规范作用，大家还是各做各的，觉得这些制度只是做做样子，跟实际不太相关。（社工访谈资料，I-2012-XL）

另一个能体现多专业团队服务规范性的内容是多专业团队成员在服务过程中所使用的服务表格。根据研究资料，在多专业合作早期，多专业团队所使用的服务表格也是由社会工作者 XL 制定的。这些表格由于过于偏向社会工作专业的知识体系，使"不懂社工的人不知道为什么要按这个来整理"（社工访谈资料，I-2012-XL），医护人员不懂也不愿意填写表格，这样导致大量的文字记录都留给了 XL 和 ZX，大大增加了她们的工作压力。最后，这些服务表格的填写工作不仅无法规范专业服务，也曾一度让 XL 和 ZX 认为，她们的工作是填写表格。

（五）专业成就感不高

社会工作者在初入多专业团队时，由于不清楚自己在团队中的功能定位、缺乏专业技术和专业知识及专业服务规范不明晰等，导致她们无法在服务过程中找到自己的专业成就感和意义感。

一方面，她们在访谈中反复提到自己的工作可以被其他人代替。例如，社会工作者 XL 在回答"社工的专业性有体现吗"的问题时，她认为：

> 社工方面的，我感觉如果没有我，让我们院长（护理背景）去做的话，好像也可以做到。（社工访谈资料，I-2012-XL）

同样，社会工作者 ZX 也有类似的感受：

> 我们社工做的一些事情，他们（医护人员）同时也可以一起去做，并没有特别不同的地方。（社工访谈资料，I-2012-ZX）

不论她们的工作是否真的可以被他人代替，她们的这种"社会工作可以被其他人代替"的主观意识表明，她们在实际服务过程中无法体会到社会工作专业的独特性和专业性。因此，她们很难体会到服务的成就感，也很难自信地把自己标识为专业的社会工作者。

另一方面，她们在服务过程中也时常遭遇到不被认可或者不被肯定的情形。诸如此类的不解和边缘化，也造成她们很难在服务过程中找到自己的工作价值。例如，ZX 在她的访谈中提到：

自己在团队服务过程中主导的东西比较少，周围人员（医护）不知道社工能做什么，家属也不知道社工能做什么？（社工访谈资料，I-2012-ZX）

综上，社会工作者在多专业合作早期，建构专业自我的过程中所面临的挑战，包括功能定位不清、专业技术不足、专业知识不足、专业规范不清和专业成就不高。对照已有的文献讨论，有些挑战确实与已有研究所讨论的部分内容一致，如专业技术不足、专业知识不足和专业服务不规范等内容。而有些内容是已有研究中有讨论，但是在这个阶段没有出现的，如文献中所提到的专业价值观。另外，研究者也发现，这些挑战会随着多专业团队的服务开展而发生变化，如在此阶段没有出现的专业价值观，将会在后续阶段出现，而专业技术不足也会随着服务发展阶段不同而有不同的呈现。本研究将在后续内容中，根据多专业团队的发展节点，对本节的内容进行更新梳理。

二、周围他人对社工的专业身份认知不一致

根据专业身份认同的定义，社会工作者建构专业身份认同的过程，既包括社会工作者在专业实践中对专业自我的理解和认知，也包括社会工作者是如何从与他人之间的互动中来理解自己的专业身份的，如从与他人的互动中来调整自己的专业身份认同。根据研究资料的分析，在多专业团队早期，机构负责人、其他的多专业团队成员、服务对象、社区居委会以及实务研究团队等周围他人，对社会工作者 XL 和 ZX 的专业身份有很不一致的认知，这些认知在他们与社会工作者的互动中影响了社会工作者的专业身份认同。

（一）机构负责人的认知

机构负责人 L 由于一直关注社会工作专业的发展政策、参加过中级社会工作师考试以及与社会工作专业的师生有过交流等，她对社会工作者的专业身份有一定的认知，但是由于她自己是机构负责人和兼职护理员，她对社会

工作者的专业身份又有一些其他期待。在这个阶段，根据研究资料的分析，她对社会工作者的专业身份认知可以分为三个层面：①社会工作专业服务的"专业人士"；②机构管理层面的"行政总助理"；③多专业合作项目中的"全面手"。

1．社会工作专业服务的"专业人士"

首先，基于机构负责人 L 对社会工作专业的一些已有认知，她认为社会工作者在团队中是"专业人士"，应该有自己的专业服务：

一方面是针对卧病不起的老人，开展精神慰藉、心理护理、组织活动和康复等内容；另一方面则是针对我们自己的员工，开展员工压力舒缓和团队管理等工作……（机构负责人访谈，I-2012-L）

2．机构管理层面的"行政总助理"

其次，机构负责人 L 作为机构的管理层，她考虑到其他人员都不了解社会工作，于是给社会工作者 XL 安排了"行政总助理"职务。她在访谈中提到：

我最早向大家介绍 XL 时，是以行政总助理的身份介绍的，一方面希望大家能够较快地接受 XL，另一方面我也是把她往管理者的方面去培养，让她在发挥她社工优势的同时，能够把"机构的人力资源架构"和"员工的成长计划"等工作内容做好，希望"将来成长起来以后会是一个很优秀的具有社工专业的管理者。（机构负责人访谈，I-2012-L）

此外，机构负责人 L 还给社会工作者 XL 安排了制作机构规章制度资料和制定机构服务表格等行政工作内容，以及记录多专业团队的活动过程等文字工作，希望社会工作者能够承担行政管理的工作。

3．多专业合作项目中的"全面手"

最后，机构负责人 L 对社会工作者在团队中的另一个功能定位是"全面手"，希望社会工作者具备"整合资源的能力"和"协调各方面工作"的能力：

我希望社工具备的能力应该是全面的，他要有协调整个资源和具体执行这些东西的能力，比如前期的项目规划、活动设计和敏锐的观察力。（机构负责人访谈，I-2012-L）

（二）其他多专业团队成员的认知

1. 行政总助理

在多专业团队组建早期，只有机构负责人 L 了解社会工作，其他非社会工作专业的多专业团队成员都不了解社会工作。为了让社会工作者更好地融入团队，机构负责人向多专业团队成员介绍社会工作者 XL 时，并没有直接介绍 XL 是社会工作者，而是以"行政总助理"的身份进行介绍，也给 XL 安排了不少行政管理的工作，包括团队例会管理、员工活动和机构志愿者管理等。这样的安排确实可以让社会工作者更快熟悉机构和团队的日常工作，但是其他多专业团队成员只是把她定位为"院长小助手"。社会工作者 XL 在回答自己在团队中的角色和其他团队成员如何看待她的工作时，她这样描述其他多专业团队成员对她的专业身份认知：

在这样的机构，没有人知道社工，你得要做宣传的工作，当时我进来院内的时候，院长给大家介绍我的时候说我是行政总助理，没有说是社工，大家对我能做什么也不是很了解，然后对社工的工作职责也不是很清楚，可能大家马上能联想到的就是你能组织活动还有志愿者那一块，目前这两块会来找我，其他的，另外一个他们可能把我当作办公室的，可能一些日常事务也会跟我反映，其他的就对我不了解。（社工访谈资料，I-2012-XL）

2. 心理咨询师

护理员 WY 在谈到自己对社会工作的认知时，她提到在团队成立之初，自己对社会工作者的认知：

很迷茫的……之前 XL 她们（社会工作者），我们很少接触，不知道社工是干嘛的，当时我也有问过 XL，但是 XL 也没有具体说，也只是说了社区里的一些事情。（护理员访谈资料，I-2013-WY）。

在这个阶段，护理员只是听说多专业团队中有社会工作者，但是并不知道她们的工作内容和服务功能。接着，多专业团队承接第一个社区居家养老社会工作服务项目之后，护理员开始真正接触社会工作者，"应该是去年的十月份吧，那个时候，机构在社区有一些入户，会让我看一下，还有讲座方面，她们都让我来参与"（护理员访谈资料，I-2013-WY）。这时护理员在实务场景中观察到社会工作者的一些服务内容，但是仍然"不太懂社会工作"：

> 只会跟着她们去入户，也只是做护理方面的，然后就是看一下，她跟我入户，也是看她给老人做一些心理疏导什么的，可能我之前没有接触过社工吧，我觉得她们更像一个心理咨询师。（护理员访谈资料，I-2013-WY）

另一位护理员 SR 对社会工作者的认知也是始于第一个服务项目的实施。她指出，社会工作者 XL 刚来的时候，"她是行政总助理，在工作上接触得不多"（护理员访谈资料，I-2013-SR）。随着第一个服务项目的开展，她才开始对社会工作者有一些了解，并且这样描述她对社会工作者的认知，"我觉得更多的是靠近心理咨询和心理疏导这一块吧"。（护理员访谈资料，I-2013-SR）

综上，在多专业团队成立之初，其他多专业团队成员不了解社会工作专业。随着服务项目的开展，他们根据机构的设置和对社会工作者行为的观察，把社会工作者的专业身份理解为一种双重身份，具有行政管理功能的"行政总助理"和具有心理疏导功能的"心理咨询师"。

（三）服务对象的认知

1. 社区工作人员或 A 养老院的员工

在多专业团队成立早期，社区居民对社会工作者的专业身份缺乏认知，大部分居民不了解社会工作，不知道社会工作能做什么。因此，当社会工作者 XL 和医护人员第一次进入服务对象的家庭时，她总是先这样介绍自己和同行的医护人员：

> 你好，我们是 A 老年社会服务中心的员工。在 H 区民政局的指导下，和社区合作，正在做一项居家养老的服务，目前 X 市只有 J 和 L 两个社区有我们的服务。听社区的工作人员说起你们家的困难，现在过来看看您，看看有哪些我们可以帮助你们的。（A 项目案例资料，A2012G1）

在上述中，社会工作者并没有特意说明自己是社会工作者的专业身份，而是通过介绍自己的服务项目，说明自己与服务对象所熟悉的民政局和社区之间的合作关系来表明自己的正式身份。这样的介绍方式比较容易取得服务对象及其家庭的信任和接纳。但是这样的介绍也容易让服务对象及其家庭误认为社会工作者是社区的工作人员，或者是"A 养老院的员工"。

2. 医生或护理员

同时，由于社会工作者和医护人员在服务介入早期关注服务对象的身体状况、家庭护理水平以及家庭用药等问题，且通常也是先根据服务对象的医护问题开展服务，这样的服务安排容易使服务对象以及家人把多专业团队服务理解成是医生和护理的上门服务，时常把团队中的社会工作者当作是医生或护理员：

不少老人都把我们当作医生或者护理员，我们有时候一入户，他们就一直向我们咨询身体上的问题，还包括一些用药问题，还叫我医生。一开始我也没有解释，因为这样容易拉近距离，后来，我才慢慢有解释自己是社会工作者，但是有些老人还是习惯把我们当成医生。（社工访谈资料，I-2012-XL）

3. 做一些帮助他人的工作

在L案例中，L的儿子一开始并不接纳多专业团队成员进入他们的家庭开展服务，"我们入户的前三次他都是窝在房间里睡觉"（A项目案例资料，A2012G4）。但是随着服务次数的增加，尤其是随着团队服务的介入，服务对象的褥疮状况得到好转时，他的儿子开始接触多专业团队，一起协助他们处理服务对象的伤口，学习护理技能，并且讨论服务对象的照护安排，并谈到了自己在写毕业论文上的压力。在这个过程中，他开始关注多专业团队中的社会工作者，并出现了如下对话：

社会工作者XL：如果你写论文的时候有问题可以咨询我。我写论文的那会儿也很痛苦。我也是去年才毕业的。我读的是社会工作，现在做的是社工，社工就是……我也不知道怎么解释。你都好像还没有听过。

服务对象的儿子：我在招生简章上有看过，但不知道你们是做什么的。

社会工作者XL：就是去做一些帮助他人的工作。我们是这样子，我们以前在A老年安养中心，就是养老院，做了六七年，尤其是护理这一块，我们院里很多老年人的情况是这样的，都是不能自理的。后来在社工这一块，随着全国的经济发展，然后想做一些民生方面的服务。政府也是在大力推广社工，所以我们在去年的时候，另外注册了社工机构，就是政府购买服务，购买社工服务，鼓励社工去发展，所以我们注册了A老年社会服务中心，在H区，跟社区合作，去做居家养老，老人在家里面有一些困难，就过来探索这样的一些东西。我们也是从去年 10 月份签的约，我们真正的服务到社区来，也是 12 月份才开始的，所以之前您还没见过。

服务对象的儿子：对，对。

社会工作者 XL：我们前段时间也是 2 月份才入户的。我们现在想做的也是说去探索一下社会养老的服务模式。现在有事做很好。既可以帮助人家心情也比较好，一个帮助另外一个也是我们的主题工作，所以说你们不要怕麻烦。其实不会，因为我们做的就是这一块儿。我们工作就是这个。所以有需要的话就尽量打电话给我们。（A 项目案例资料，A2012G4）

在上面的对话中，我们发现社会工作者在介绍社会工作专业时，"也不知道如何解释"，于是选择用"帮助他人的工作"来定义自己的专业身份，并且详细介绍 A 机构成立的背景和近期开展的服务来帮助服务对象及家人了解社会工作的基本定位，并一再强调自己与服务对象之间的关系是帮助与被帮助的关系。从这样的解释逻辑来看，社会工作者自己确实也不大清楚自己能做什么，更多地是把自己解释为帮助他人的工作。这样的解释容易让服务对象及家人把社会工作与一般的志愿活动混淆，不能突出社会工作自身的专业服务特征。在 L 的案例中，服务对象和其家人这样评价他们的服务成效：

有你们过来帮我们，陪我聊天，我感到很高兴，心里有了个依靠，也有了信心，我自己也不那么害怕了（A 项目案例资料，A2012J1）。

综上，由于服务对象及其家庭缺乏对社会工作专业的认知，加上社会工作者在服务过程中并未过多地强调或解释自己的专业身份，在这个阶段，服务对象及其家庭对社会工作者的专业身份认同是模糊的，社会工作者在多专业团队中的位置也是不清晰的，周围他人只能从社会工作者在服务过程中显示的一些基本特征来理解它，如"社区工作人员""医生或护理员"和"帮助别人的工作"等。

（四）社区居委会的认知

1. 不重视社工，不清楚他能做什么

一方面，根据对机构负责人 L 的访谈，她认为社区居委会在合作过程中，对社会工作的认可度和支持度都不高，"不清楚他们能做什么"：

> J 社区的支持还只是在表面，而 L 社区是支持的很不够，他们的重点不在这边，重视度不够，可能因为他们也不太了解社工吧，不知道他们能做些什么。（机构负责人访谈，I-2012-L）

机构负责人 L 还指出，这种支持度低的原因在于社区并不了解社会工作的专业定位，进而使他们的合作缺乏共同目标和明确分工：

> 现在我觉得有必要去深入地了解一下，社区参与我们这些项目的意义是什么，了解社区的目的是什么，以及他们是如何定位我们的，希望我们在这里给他们做什么，承担怎样的角色，或者他们希望哪些由我们来做。目前，他们都不了解我们要做什么，虽然他们有不少工作人员考了社工证，但是我觉得他们还不清楚我们能做什么。当然我们自己也不清楚如何去与他们合作。（机构负责人访谈，I-2012-L）

2. 认为社会工作者仅仅只是做活动

另一方面，在社会工作者 XL 的访谈中，她也提出在与社区居委会合作之初，社区居委会对她的期待是"做活动"，她这样描述她在与社区居委会合作过程中的感受：

> 可能就是他们会把这个项目纯粹当作活动来做，不把它当成实务在做，所以一次活动做完以后，他们就期待下次的活动，你如果不做活动，他们就会觉得你们没什么服务。（社工访谈资料，I-2012-XL）

（五）实务研究团队的认知

根据社会工作者 XL 访谈，T 教授通过对 A 机构的社区居家养老服务项目的专业督导，明确过他对社会工作者在多专业团队中的专业身份认知。她认为 T 教授对社会工作者在多专业团队中的定位：

> 把社工的专业技巧融入到他们的服务当中，把自己作为团队中的一员来反思自己的服务，看看自己在多专业合作中，社工能够做什么东西，达到什么效果。（社工访谈资料，I-2012-XL）

在这里，T 教授强调社会工作者应该从多专业合作的角度来定位自己的专业身份，将自己视为多专业团队中的一员，并且以目前能做的服务为介入点，在多专业团队中找到自己的专业位置。

三、小结

通过这一节的分析可以看到，社会工作者 XL 和 ZX 在多专业合作早期，面临专业身份不明确的困境，具体表现在两个面向：（一）她们二人在专业实践中，不明自己的专业身份，包括：①功能定位不清；②专业技术不足；③专业知识不足；④专业规范不清；⑤专业成就感不高；（二）周围他人对社会工作者的专业身份认知不一致，社会工作者无法从与周围他人的互动中来认知自己的专业身份，表现在：①机构负责人对社会工作者的专业身份认知：机构管理层面的"行政总助理"、社会工作专业服务的"专业人士"和多专业合作项目中的"全面手"；②多专业团队其他专业人员对社会工作者的专业身份认知：行政总助理和"心理咨询师"；③服务对象对社会工作者的专业身份认知："社区工作人员""医生或护理员"和"做一些帮助他人的工作"；④社区居委会对社会工作者专业身份的认知："不重视社工，不清楚做什么"和"社工仅仅只是做活动"；⑤实务研究团队对社会工作者专业身份的认知：多专业团队中的一员。

综上，社会工作者自身的专业身份不明确，和周围他人对社会工作者的专业身份认知不一致，导致社会工作的专业性在多专业团队中不被认可，社会工作者在团队中面临专业身份认同危机，尤其是社会工作者自身及他人也不了解社会工作在多专团队中的服务功能。面对这样的困难和挑战，在本章的二、三、四节中，A 机构的社会工作者们、专业督导和机构负责人等，抱着要"成为专业人士，彰显专业功能"的决心，努力探寻社会工作在多专业团队服务中的功能定位，以及社会工作者实现这种功能所需的知识、技巧和能力等。

第二节　初识专业身份：装备专业知识

这一阶段（2013 年 4 月至 2013 年 11 月）是指多专业团队在完成第一个社区居家养老服务项目之后，社会工作者们面对专业身份不明确的挑战，开始通过各项途径来学习与装备专业知识，学习识别并扮演自己在多专业团队中的专业身份。

在这一阶段，A机构经过一年的服务探索，多专业团队所承接的第一个社区居家养老服务项目得到服务对象和所在社区的好评，并于2012年底获得民政部主办的首届全国优秀专业社会工作服务项目二等奖。另外，2013年初，H区副区长到A机构检查指导，对多专业合作的社区居家养老服务给予肯定和支持。在这两件事件的影响下，2013年5月，A机构承接了由某企业出资120万购买的8个社区居家养老社工专业服务项目，服务社区由原来的2个扩展到10个，多专业团队的工作量迅速增加。但几乎与此同时，机构仅有的两位社会工作者XL和ZX，因个人原因相继辞职，A机构只好重新招聘社会工作者以及增聘医护人员，重新组建和扩大多专业团队。对于5名新招募的社会工作者而言，他们在加入A机构之前，并未有过多专业合作的工作经验，也未在学校教育中接触过多专业合作。因此，他们也即将面临社会工作者XL和ZX此前所面临的专业身份不明确的问题，需要学会识别和扮演社会工作者在多专业团队中的专业身份。

针对这一现状，A机构在实务研究团队的协助下，举办了首届护理社工综合服务培训班，希望在梳理原有经验的基础上，培训社会工作者和医护人员在多专业团队中的服务能力和合作能力。

根据研究资料的分析，在这个阶段，社会工作者在多专业团队中的专业身份认同建构历程处于起步阶段，围绕护理社工综合服务培训班的准备和开展过程，社会工作者初步识别自己在团队中的专业身份，相关内容包括三个面向：①各方参与护理社工综合服务培训的原因；②梳理社会工作者在多专业团队中执行专业角色时所需的基础知识和常用技巧；③根据实务经验，讨论社会工作者和多专业团队成员对社会工作者专业身份的认知和调整。

一、各方参与综合服务培训的原因

（一）机构组织综合服务培训的原因

根据对机构负责人的访谈，机构层面积极推动护理社工综合服务培训的原因包括：①探索多专业团队的合作方式；②宣传社会工作专业以及机构的"医疗-护理-社工"多专业合作的服务特征。

1. 探索多专业团队的合作方式

一方面，两位机构负责人同时认为此次培训最重要的目的在于探索多专业团队的合作方式。机构负责人 Z 在访谈中提到：

之前我们结合在做，但其实我们心里很清楚，还是无法连在一起的，以前我的思路就是护理多学点社工，社工多学点护理，但是感觉这样我们工作人员压力太大了，多专业结合不是把一个人变成一个全才，这是不可能的，这次培训也是要解决一线很多问题，就是包括这两个专业在实务中怎么去结合，怎么去开展。（机构负责人访谈资料，I-2013-Z）

机构负责人 L 也提到类似的想法：

我们在做护理社工相结合，护理社工怎么样结合，其实也是想要探索这个东西。（机构负责人访谈资料，I-2013-L）

2. 宣传社会工作专业以及机构多专业合作的特征

另外，机构负责人 L 提到她希望通过培训这个平台最终能有一个"让更多的人知道社会工作专业和机构护理社工相结合的特点"的效果，"因为纯粹的实务很难让外界的人知道你是做护理社工相结合的，如果说通过培训的话，可能会让更多的人知道"（机构负责人访谈资料，I-2013-L）。特别是机构负责人 Z 提到他们之前开展的培训项目的宣传和推广效果很显著：

做社工的机构，开展这个培训，对这个品牌有很大的推动作用，我们去年有个家家都有护理员的培训，通过这个培训对我们品牌的推动是很快的，无论是老龄委、民政局，各方面反响不错、很认可，所以说居家养老社工介入服务现在已经有这样的反响，这个服务就必须要坚持下去。（机构负责人访谈资料，I-2013-Z）

（二）多专业团队成员参与综合服务培训的原因

在与多专业团队的其他专业人员的访谈中发现，无论是全科医生，还是护理员，都非常乐意参与社工护理综合服务培训，具体原因包括：开展实务服务的内在要求和多专业合作的必然要求。

1. 开展实务服务的内在要求

我们很多行业，包括护理员，接触很多家属的时候，接触很多老人，需要一些沟通技巧，了解老人的心理状态……我是觉得社工工作技巧是真的很重要，比如和家属沟通的语气还有一些用词用句，还有一些技巧。（医生访谈资料，I-2013-W）

2. 多专业合作的必然要求

因为我也是觉得自己在做个案嘛，也只是给大家一些护理上面的，还有我，还有 W 医生，他们有一些医护知识。但是我觉得老人和家属在一些心理疏导上存在很大需求，我在做个案的时候感觉每个个案上面存在的问题都很多，所以我觉得需要去学一学，院长也说，掌握一些社工知识，对我们做个案非常重要。（护理员访谈资料，I-2013-WY）

（三）实务研究团队参与综合服务培训的原因

根据督导记录，实务研究团队参与并协助开办此次培训，是源于他们探寻社会工作参与多专业综合服务的一个假定：

社工职业化和专业化发展的现阶段，综合服务是社会工作的必经之路，重点是想探索这种综合服务到底好在哪里，如果想发展，阻碍又在哪里，并且探索这种综合服务培训是否真的比单纯的社工培训好。（督导记录，K2013D1）

综上，这次培训的动力源于囊括机构、多专业团队成员和实务研究团队对梳理和认识社工护理多专业综合服务的迫切需求，希望根据知识的学习和实务现场观察等方式辨识社会工作者在多专业合作中的专业身份。

二、社会工作者所需的基础知识和常用技巧

如本章第一节所述，多数社会工作者刚进入多专业团队时并不清楚自己在多专业团队的专业身份，在功能定位、专业技术、专业知识和专业规范等方面都存在疑惑。另外，其他多专业团队成员及周围他人对社会工作者的专业身份的认知也各不相同，这些疑惑与不一致不仅影响社会工作者的专业身份认同建构，也直接影响多专业团队的服务效率。因此，社会工作者、多专业团队成员、机构和实务研究团队等各方力量都在积极探索社会工作者在多专业团队中执行专业角色时所需要的基础知识和常用技巧，并根据实践反思和小组讨论梳理哪些知识和技巧是需要社会工作者所掌握的，并通过组织护理社工综合培训

班的方式，帮助社会工作者们更好掌握这些知识，并尝试扮演相关角色。根据资料的分析，这些基础知识和常用技巧包括：①社会工作专业知识；②医护专业知识；③老人病理知识；④团队合作的基础知识。

（一）社会工作专业知识

根据研究资料，社会工作者在护理社工综合服务培训过程中所需要掌握的社会工作专业知识，包括社会工作基础知识、常用的实务技巧和专业价值观三个部分。

1. 社会工作基础知识

这里的社会工作基础知识是指社会工作者对"社会工作是什么"的抽象性理解，包括社会工作专业发展的历史选择、核心特点和基本主张等。这些知识不仅决定了社会工作者如何理解社会工作专业服务，也决定了社会工作者自身如何定位他们在多专业团队中的位置。在本研究中，社会工作者通过参与社会工作培训和社会工作督导获得此类知识。根据研究资料，面对社会工作者和周围他人不清楚社会工作在多专业团队中的功能定位的挑战，在首届护理社工综合服务培训中，社会工作老师梳理和介绍社会工作的历史发展过程，总结出他对"社会工作是什么"的理解：

社会工作依据人与环境的互动，解决心理社会问题。因此，社会工作者的任务在于如何在个案、小组和社区层面实现心理调适和社会支持。（培训观察记录，K2013P1）

通过学习和讨论，社会工作者和多专业团队成员对团队中的社会工作者的专业定位有了进一步的理解。

（1）社会工作者对社会工作专业服务的理解。

感觉老师的研究一直在创新，特别是对社工与心理咨询两者之间的区分，指出社工是处理心理社会问题，感觉收获很大。（社工访谈资料，I-2013-HY）

我觉得上完社工课后，思考的角度有所改变了，以前就是自己入户调查，然后就开始写介入计划，但是上完老师的课后发现应该先要让服务对象自己了解自己的情况，再来制订计划。（社工访谈资料，I-2013-CL）

（2）其他多专业团队成员对社会工作专业服务的理解。

通过培训学习和培训中的小组讨论，不少多专业团队成员开始认识社会工作专业服务的一些基本特征，包括怎么帮助别人挖掘能力、陪伴与鼓励老人去认识与正视自己的需求等。

我现在不能说我完全理解了社会工作具体是什么，但是我比之前清楚了不少，根据我的了解，社会工作就是怎么去帮助别人挖掘能力，就是把这个潜力激发出来。（护理员访谈资料，I-2013-WY）

最早来到机构的时候，我认为社工的工作是去看他们能帮助别人什么、能帮助老人做些什么、能为老人做些什么，到现在我发现，社工其实是要看老人自己想做什么，看老人有心想去做什么，我觉得这是我最明显的一个感受。（护理员访谈资料，I-2013-SR）

2. 常用的实务技巧

常用的实务技巧是指社会工作者在个案、小组和社区层面开展心理调适和社会支持等临床干预服务过程中所使用的实务技巧。在上一节的资料分析中，不少社会工作者在访谈中提到，自己缺乏专业知识和专业技巧，导致自己在初入多专业团队时不知道如何更好地开展社会工作专业服务。针对这一现状，A机构组织首届社工护理综合服务培训，通过组织学习和总结交流，不少社会工作者表示他们掌握了不少实务技巧，这些技巧帮助他们能更好地执行团队中的专业角色。根据资料的分析，这些常用的实务技巧包括以下方面。

1）建立专业关系的技巧

在第三章的第一节介绍多专业团队的服务流程时提到，在建立专业关系阶段，通常由医护人员承担主要谈话者的角色。但这不意味着社会工作者在这阶段就不需要与服务对象及其家庭建立专业关系。根据对部分社会工作者的访谈，在建立专业关系阶段，社会工作者可以使用一些专业技巧来更好地建立专业关系，包括：①了解老人的身体和照护情况，以老人的身体情况为沟通的切入点（社工访谈资料，I-2013-HY）；②肯定照护者的一些照护经验，与照护者建立良好的关系（社工访谈资料，I-2013-PL）；③配合医护人员做一些周边性工作，取得老人及其家庭的信任（社工访谈资料，I-2013-HY）；④了解老人的兴趣，以兴趣为出发点跟老人交流（社工访谈资料，I-2013-CL）；⑤自我介绍、主动找话题以及使用中性语言等（社工访谈资料，I-2013-CL）。

2）需求评估的技巧

根据研究资料的分析，需求评估的技巧涉及以下三个方面。

（1）针对问题的评估技巧

针对问题的评估主要是指社会工作者如何评估服务对象及其家庭所面临的问题。社会工作者MZ在访谈中提到，之前他个人过于关注老人过去的问题，特别是那些比较"老大难"的历史问题，这些过度关注使他无法聚焦服务介入点。通过专业督导和专业培训，他发现，对服务对象的问题的评估应该聚焦在当下，并做到把服务对象近期面临的问题具体化，并尝试转换角度。例如，他可以这样提问，"情况有变好吗？"或"你这个打算很好，如何能做到呢"（社工访谈资料，I-2013-MZ）。接着，对服务对象近期所面临的问题进行排序，从最容易解决的问题入手（培训观察记录，K2013P4）。

（2）针对能力的评估技巧

根据访谈资料，社会工作者的服务与其他专业比较不同的一点在于除了关注问题，也关注能力的评估，不仅关注老人自身能力的评估，同时还注重对老人的家庭及周围他人的能力评估和资源挖掘。

通过培训，我觉得我们社工很特别的一点是关注老人和家庭的能力，一开始我也是只关注他的问题，和W医生一起，比如身体如何，他的家人有没有把他照顾好之类的，都是挑出一堆毛病。但是在督导和培训中，T老师指导我们要关注服务对象的能力，挖出潜在能力比发现问题更重要，当然也不是不关注问题，只是在关注问题的同时，也还要关注老人的能力及家属特别是照护者的能力。我觉得这些挺启发我的，我最近把这些技巧运用在案例中，感觉效果不错。（社工访谈资料，I-2013-PL）

（3）绘制家庭结构图

绘制家庭结构图是指社会工作者根据老人及其家庭成员对他们之间的互动情况以及他们家庭与周围他人的互动情况的描述，绘制老人的家庭结构图，其中成员间的线条形状和粗细程度显示老人家庭成员之间的关系状况。

例如，社会工作者 ZX 根据她的入户情况，绘制了服务对象 LZ 的家庭结构图，如图 5-2 所示。

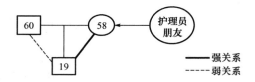

（资料来源：服务对象 ZL 的需求评估）

图 5-2　服务对象 LZ 的家庭结构图

图 5-2 表示，服务对象 LZ，60 岁，男，与妻子（58 岁）和儿子（19 岁）一起居住，日常生活由妻子照护，与儿子的关系比较淡。但是，妻子与儿子的关系比较强，并且妻子还有一名护理员朋友，可以向她提供支持性服务。

3）目标设定的技巧

社会工作者 HY 在访谈中提到，她在制定综合服务介入计划过程中，常遇到的一个困难是不知道如何设定合适的服务目标，她这样描述：

我觉得设置目标挺难的，首先不知道如何确定目标的强度，经常容易过大或过小，也区分不出目标的主次，这个老师之前也说过；另外，有些目标无法完成，可能是脱离实际，但是设置时我们并未察觉；还有，目标的合适度会变化，随着实务的推进，服务目标前后差异很大；最后，机构也从来没有明确过我们服务的目标，有时候我们也挺迷茫的。（社工访谈资料，I-2013-HY）

社会工作者 LC 和社会工作 CL 等人也访谈中提到此类困难。根据这一状况，A 机构在护理社工综合服务培训中特意组织了一期社会工作者如何设定服务目标的课程训练。根据培训的观察记录，该主题培训的内容包括：①明确目标设定的作用，帮助服务对象明确希望实现的目标；②设定目标的基本技巧，即能做的目标，了解老人及家庭近期的要求，从服务对象想做的且最容易做的入手；明确的目标，设置可以测量和观察的指标；行动目标，必须是具体活动的尝试（培训观察记录，K2013P5）。

4）服务介入的技巧

根据资料的分析，多专业团队在培训之前收集团队成员们在服务介入过程中遇到的常见困难，围绕这些困难，社会工作专业老师开展服务介入技巧培训，包括倾听技巧、布置任务技巧、提问技巧和情绪疏导技巧等内容。

（1）倾听技巧

根据多专业团队成员在督导会上的讨论，他们在入户服务的倾听过程中常遇到以下困难：

①老人或其家人一直讲，社会工作者及团队成员不知道如何插进去；②有时会听到对同一件事情的两种不同说法；③说的内容一遍一遍地重复；④不知道如何引导服务对象的谈话；⑤不知道如何收拢话题；⑥老人耳背或者有可能有听到但是说不出来，无法沟通。（督导记录，K2013D4）

针对这些困难，A机构在护理社工综合服务培训中特意组织了一期社会工作者如何倾听的技巧培训。根据培训的观察记录，倾听技巧的培训内容包括：①明确倾听的作用，包括帮助社会工作者及其他多专业团队成员确认服务对象的问题，以及了解服务对象拥有的改变愿望和改变愿望的可能途径。②学习倾听的基本技巧，做好倾听前的准备。例如，了解服务对象的基本情况，调整好社会工作者自身的心理和情绪状态等。倾听过程中给予服务对象回应，回应的内容包括服务对象的感觉、情绪、愿望、动机以及经验做法等。学会处理倾听过程中出现的一些特殊情况。例如，当有些服务对象不爱表达时，社会工作者可以通过边做一些事情边谈，带动服务对象表达；当有些服务对象不会表达时，社会工作者可以通过倾听其他人的描述，再加上现场观察和查阅资料等方式，加深对服务对象的了解；而当有些服务对象很爱表达时，社会工作者则需要去了解他到底想要什么，逐渐聚焦倾听的重点。③社会工作者在倾听之后，向服务对象及时做好倾听反馈。这些反馈，既包括社会工作者要及时做好倾听总结，也包括和服务对象一起明确具体可行的小目标，必要时给服务对象布置一些行动任务等（培训观察记录，K2013P6）。

（2）布置任务的技巧

布置任务的技巧是指社会工作者依据倾听的结果以及设定好的目标，与服务对象和周围他人一起布置具体任务，使服务对象和周围他人能够通过具体的行动发生改变。在本研究中，社会工作者布置任务的技巧包括：

①布置任务之前，社会工作者需要知道老人或其照护者到底能做到什么程度，不能安排过大或者过小的任务，否则都会影响服务介入成效；②布置任务是一个发展的过程，需要建立一些反馈机制，比如制定和使用记录表；③布置任务是一种介入方法，不是目标，社会工作者需要根据具体情况适当调整任务；④布置任务一定要简单，不要给照护者太大的压力，最好能按阶段来，一步步安排；⑤布置任务需要演练，社会工作者给老人或者照护者练习某个行动的机会，必要时要进行演示；⑥布置任务与任务检查同样重要。（培训观察记录，K2013P7）

（3）提问技巧

提问技巧主要是指社会工作者在服务介入过程中聚焦服务对象近期在生活中遇到的问题，这样做的目的在于提升老人和照护者处理问题的意愿和能力。根据研究资料的分析，具体的提问技巧包括：

①"灵活提问"，例如，在提问过程中，如果服务对象往后退，社会工作者则需要往前走一些，调动服务对象的积极性，而如果服务对象走太快，社会工作者则适当往后拉一些；②"任何起点提问"，根据服务对象的状况，选择任何一个适合点，可以是还没发生改变的愿望，也可以是已经有了改变的行动；③"双向提问"，对同一个问题，从服务对象和照护者双向角度进行提问，例如老人如何看待自己的康复训练任务，照护者又如何看待老人的康复训练任务。（培训观察记录，K2013P8）

（4）情绪疏导技巧

随着多专业团队服务的开展，社会工作常遇到的另一个挑战是如何帮助老人和照护者解决他们在长期照护中所产生的不同程度的情绪问题。如果是一般的情绪问题，社会工作者在入户过程中，通过运用同理心、感受回应和"开导"等服务技巧加以应对。但是，如果服务对象遇到比较难的情绪问题，多数社会工作者认为自己无法处理，觉得自己并不具备深度辅导的能力。例如，社会工作者MZ在处理服务对象S的案例时，由于服务对象S的意外住院，由其长期照护、瘫痪在床的女儿一时无法接受母亲生病住院的事情，情绪变得十分低迷，屡次在社会工作者MZ面前提到自己的轻生念头。MZ与她多次交流对话，但是效果不佳，她仍然很消极。直到最后，MZ 无计可施，对其"发飙"，进行"责备责骂"才有所好转。MZ 在反思这个案例时，觉得自己也是"心血来潮"，并意识到"责备责骂是非常冒险的"，在反思中他特别希望自己能掌握多一点的深度辅导技术，"像心理咨询师一样，很有条理地梳理情绪问题。"（社工访谈资料，I-2013-MZ）

虽然社会工作者 MZ 这次"有惊无险"地处理好了服务对象 S 案例中服务对象女儿的情绪低迷问题，但是这样的处理方法，正如社会工作者 MZ 所说的，是"非常冒险"的，并且它也存在违反社会工作者职业道德规范的嫌疑。

从本研究的服务案例资料来看，不少服务案例具有明显的疏导情绪和梳理家庭关系的需求，多数社会工作者反映自己在深度辅导技术上"有心无力，需要额外学习"（社工访谈资料，I-2013-HY）或者希望"转介给专业的心理咨询师"（社工访谈资料，I-2013-CL）。

面对这一挑战，A 机构组织社会工作者和其他多专业团队成员开展了情绪疏导能力培训。根据培训资料，情绪疏导的内容既包括社会工作者回馈服务对象的负面情绪，也包括社会工作者加强服务对象的正面情绪，特别是在服务对象遭遇突发事件时，社会工作者要注意防范与降低风险。根据研究者对护理社工综合培训的观察记录，情绪疏导技巧包括：

①学会倾听，社会工作者在服务对象有情绪问题时，要积极回馈，不去做其他事，不去想其他事；②鼓励服务对象表达自己的情绪，并给予正面回应，并尽量不做评价，适当条件下给予肢体动作的正面回应，如握手、拍肩，以及条件允许下承诺与对方一起合作解决；③社会工作者如果出现个人无法应对的情况时，一定要积极寻找同事或者专业督导的支持。 （培训观察记录，K2013P10）

3．专业价值观

本章第一节介绍社会工作者在不明自身专业身份阶段，社会工作者们并没有出现专业价值观层面的困惑。但是，在初识专业身份阶段，社会工作者们逐渐意识到专业价值观对建构专业身份认同的影响。根据资料的分析，在这个阶段，社会工作者们意识到在多专业团队合作中需要遵守的一些价值观，具体包括以下内容。

（1）相信服务对象的潜能

面对生活不能自理或是身患绝症的老人时，社会工作者也要相信他们的潜能，充分挖掘和发挥他们的能力。例如，在个案 P 中，社会工作者 HY 这样反思自己在服务过程中的专业价值观：

我觉得我应该相信每个人都有潜能，在 P 的案例中，我们就充分利用他的右半身能动的能力，训练其配合照护者做翻身、饮水等动作，减轻照护者的照护压力。（社工访谈资料，I-2013-HY）

（2）陪伴服务对象一起解决

之前没有想说让他们自己帮助自己，我按照自己的意愿来帮助他，不知道什么是助人自助，然后上完培训后，就能比较清楚地了解社工如何来更好地服务对象，不能凭自己的意愿来帮助服务对象。（社工访谈资料，I-2013-MZ）

以前会按照自己的角度和情感来观察服务对象的问题和需求，现在发现应该从服务对象自身意识到的问题和需求出发。（社工访谈资料，I-2013-LC）

（二）医疗、护理专业知识

在本研究中，社会工作者与全科医生和护理员一起为老人提供"生理、心理和社会"的全人照护。根据对社会工作者和其他多专业团队成员的访谈资料，他们均提到，当社会工作者初入多专业团队时，最好能学习医疗和护理专业的相关知识，包括全科医生和护理员的工作内容、专业用语、专业评估角度和常用技巧等。社会工作者学习和了解医疗和护理等专业知识，有助于其更好地参与多专业团队合作。学习方式包括参加护理-社工培训、小组讨论、阅读服务表格以及实务现场的观摩学习等。

根据研究资料的分析，在初识专业身份阶段，社会工作者学习和掌握的医护专业知识包括：①老年护理背景；②血压测量；③医护人员与老人沟通的技巧；④卧床老人的护理技巧，例如翻身、叩背及排痰；⑤老人的扶抱技巧，凳厕和轮椅的安全使用；⑥卧床老人的压疮、褥疮处理，以及皮肤的清洁；⑦老人的日常饮食知识；⑧按摩和保健操。（培训的课件，B2013P7）

多数社会工作者在访谈中提到这些医护专业知识的学习，有利于他们开展专业服务。例如，社会工作者学习和使用按摩可以拉近他们与老人的关系，学习医护知识可以帮助社会工作者与服务对象建立专业关系，掌握医护知识加强社会工作者布置任务的有效性等。

（1）拉近社会工作者与老人的关系。

我觉得很多医护知识，护理和社工相结合的时候很有用，我们入户的时候老人就跟我们说已经老了，不会好了，很没有信心，然后还流泪，我们又不会讲闽南语，那我就给他按摩啊，让他能感觉到一个支持的力量；还有昨天去参加活动也是，因为我不会讲闽南语，所以就通过按摩来跟他们沟通。（社工访谈资料，I-2013-W）

（2）帮助社会工作者与服务对象建立专业关系。

第二个入户的对象是食管切了、满身都是压疮，当时我的压力很大，然后是医生指导我去看压疮什么的，慢慢我发现护理和社工可以结合在一起。像我的一个个案，患有高血压和高血糖，我们过去的时候他家属就说最近血糖偏高了，我第一反应就是，是不是最近吃太多水果了什么的，然后他说是，吃了很多西瓜，那我就建议他吃点芭乐。于是，我感觉护理知识容易帮助社工取得服务对象和家人的信任、建立关系等。（社工访谈资料，I-2013-P）

（3）加强社会工作者布置任务的有效性。

还有就是在布置任务的时候，我也可以向护理人员咨询，因为作为社工去布置任务，但是不知道这些任务对服务对象会有哪些改善，主要是生理上这一块，根据这些医护知识，我们可以相互结合，布置得更为准确。（社工访谈资料，I-2013-P）

（三）老人病理知识

由于老人长期照护多专业团队的服务对象主要为生活不能自理或生活半自理老人。这些老人除了缺乏自我照护能力外，同时也会患有一种或几种常见的老人疾病或者面临一些常见的老人心理问题。因此，根据部分社会工作者的访谈，他们在初入机构时需要掌握老人病理的基础知识，包括：①老人生理和心理特点；②老年肢体康复知识，包括按摩和保健操等基础康复知识；③老人常见病，例如阿尔茨海默病、高血压、糖尿病和心脏病等疾病的识别、病程特征和照护知识等；④老人家庭常用药的知识等，包括药物的识别、使用和注意事项（社工访谈资料，I-2013-HY/I-2013-P/I-2013-MZ）。具体的学习路径包括全科医生的指导和交流、护理-社工综合培训、实务现场的观察、上网查阅以及阅读机构已有案例资料等。

（四）团队合作的基础知识

在多专业团队中，社会工作者需要面临的另一个挑战是学会与其他多专业团队成员一起工作。不少社会工作者在访谈中提到，在服务过程中需要学习的另一个知识是如何与其他多专业团队成员互动和合作，包括了解各个专业在团队中的任务，学习如何配合医护人员及尊重每一个专业的价值等。

1. 了解各个专业在团队中的任务

根据研究资料，社会工作者如果想要更好地与其他专业成员开展合作，必须要了解其他专业人员在团队中的任务，才能做到"知己知彼，亲密合作"（社工访谈资料，I-2013-HY）。而了解这些任务的重要路径之一是学习机构的服务表格，这些任务包括：①全科医生的任务，即疾病诊断和身体功能评估、康复指导、用药指导（医生为主，部分外伤护理用药则由护理提供）。②护理员的主要任务，即日常照料、创口护理和用药指导。③社会工作者的主要任务，即家庭经济、照护情况、能力提升和支持网络建设等。（机构服务表格，E2013P1）

2. 学习如何配合医护人员

研究者：你们在与医护人员合作时需要注意什么？

社会工作者 CL：我们注意的东西，比如说测血压的时候，社工就要避免讲话，社工就不要再去问什么东西，因为测血压是要听，要很安静的环境，不然的话会影响测血压的效果；还有就是他们需要一些护理指导的时候看我们能怎么支持到，更多地是配合，减轻护理员的一些压力。（社工访谈资料，I-2013-CL）

3. 尊重每一个专业的价值

此外，根据督导记录，A 机构的专业督导 T 教授还提到社会工作者在与其他多专业团队成员合作时需要尊重其他专业的价值，倡导社会工作者在多专业团队中要认识到每个专业的价值，学会接纳与理解。

在服务过程中不要一直强调社工是什么，社工的价值观是什么，而是要把实际的行动做出来，把问题做出来……社会工作者要学习新的经验，不要去批评别人，除非你有解决方案……社会工作者要认同自己及他人的身份，不给他人高高在上的感觉，学会技能更是要学会理解，尤其要注意团队合作，学会接纳与理解。（督导记录，K2013D8）

最后，根据研究资料的分析，社会工作者除了学习社会工作专业知识、医护专业知识、老人病理知识和团队合作的基础知识之外，还需要学习闽南语。他们在服务过程中发现，不少高龄老人只能讲闽南语，并且如果用闽南语和老人及其家庭交谈，可以拉近社会工作者与他们的关系。

三、社会工作者与周围他人的互动中初识专业身份

综上，随着首届护理社工综合服务培训的开展和多专业团队服务经验的积累，社会工作者们装备了在多专业团队中开展专业服务所需的基础知识和常用技巧，对自己在多专业合作中的专业自我有了基本的认识。此外，在培训和服务开展过程中，社会工作者也通过与周围他人的互动，初识自身在多专业团队中的专业身份。

（一）与服务对象的互动中初识自己的专业身份

1. 评估者

不少社会工作者在访谈中提到，在与老人及其家庭的互动中，他们的专业身份之一是作为评估者，评估老人及其所在家庭的问题和能力，特别是关注老人及其家庭的能力挖掘。例如，社会工作者CL在访谈中这样描述她自己在团队中的位置：

其实社工刚开始处理个案，应该要评估个案的一些能力、潜能，还有一些需求、一些问题，还要评估社工自身的能力能否支持到位的东西，然后再去应对，这些都是我们在团队中应该做的事情。那他们可能在观察的时候，比如说进入一个家庭，他有时可能被个案带着走，这样，判断、评估能力可能要提升；还有就是护理更多关注自身需要关注的这块，社工会多关注个案的家庭环境、家庭的一些功能、家庭成员等。（社工访谈资料，I-2013-CL）

2. 家庭关系的协调者

如何梳理和协调好老人所在家庭的家庭关系也是社会工作者在多专业团队

中的重要任务之一，社会工作者 CL 把自己的这种身份理解成"家庭调解员"，她这样解释：

要发挥社工的特色，比如家庭关系的支持，社工这一块要去发挥，有很多家庭都是因为家庭关系的疏离，有些是生病久了，淡漠了，习以为常了，关注度不够，我觉得这是我们社工要做的，作为家庭调解员，去协调他们之间的关系。（社工访谈资料，I-2013-CL）

社会工作者 HY 也有类似的观点，她在访谈中说到：

我们上次的那个服务案例，老人更多地是希望我们协调他家的子女关系。（社工访谈资料，I-2013-HY）

3. 情绪的疏导者

在本节的第一部分，社会工作者 MZ 和社会工作者 LC 都在访谈中提到他们在服务过程中向老人及其家庭成员提供情绪疏导和心理调适的直接服务，在此不再赘述。

（二）与多专业团队成员的互动中初识专业身份

1. 多专业团队中的一员

社会工作者 CL 在访谈中提到，从自己和护理员 WY 的合作经验来看，目前可以明确的是，社会工作者和医护人员一定要以团队的方式开展合作，并且一定要有分工，她这样解释：

我们现在是社工、医疗和护理的多专业结合，在实践中我们发现，医护和社工必须要有一个分工，我们发现在入户过程中，老人需要医疗、护理的支持很多，社工是不可能代替的，所以需要进行任务分工。（社工访谈资料，I-2013-CL）

另外，作为 CL 的合作者，护理员 WY 也认同 CL 的想法，她指出社会工作者应该作为她们团队中的一员，与医护人员一起合作分工，并且进一步指出这种合作的需求根源于服务对象的多元需求：

护理员 WY：我是觉得服务对象就是既需要护理、又需要社工的，所以很多时候，是自然地融合在一起了。

研究者：就是在服务对象上，她需要护理的服务就提供护理的，她需要社工你就提供社工的。

护理员 WY：是，主要是取决于服务对象，我们的社工、护理才能比较好地融合。（护理员访谈资料，I-2013-WY）

值得注意的是，虽然社会工作者和医护人员都认为社会工作者应该以"多专业团队中的一员"参与其中，但是至于如何与医护人员合作她们仍然没有明确的认识，社会工作者 HY 甚至在访谈中提出，她们看不到彼此的专业性：

我和 W 医生刚好合作，我们知道要合作，但大家彼此还不够明确对方能够做什么，可能她不了解，因为社工这块，我刚接手，我也没有让她看到社工专业的地方在哪里，然后她也没有让我看到护理是多么重要，我目前的感觉大家还没看到彼此专业的部分。（社工访谈资料，I-2013-HY）

2. 资源的链接者

虽然社会工作者仍然不清楚如何与医护人员深入合作，但是在与医护人员的互动过程中，特别是与医护人员的对比过程中，社会工作者发现了自己的一些专业特征。例如，社会工作者作为资源的链接者发挥作用。社会工作者 MZ 在访谈中这样提到：

医护人员更多关注个案的生理、身体上的健康，那我们社工更多关注他的家庭，像家庭资源的链接，就像我们昨天探讨的那个案例，就是他正常没有发病的时候，如果他家庭困难，有低保，或者一些残疾人补贴，平常没有生病的时候，生活可能都还可以，但是一生病她马上经济就窘迫了，哪怕富裕的人都会遇到这个问题，也许一开始还能应付，但是时间一长，就会陷入经济上的紧张，经济一紧张就会很烦躁，包括生病，情绪也会不愉快，会痛苦会烦躁，一般都会有，那很多时候是社工需要做的。（社工访谈资料，I-2013-MZ）

护理员 SR 也和社会工作者 MZ 持有类似的观点：

研究者：你最近对社会工作有没有一些新的理解？或者一些新的看法？

护理员 SR：嗯，最大的发现是社工会链接资源，举个例子来说，一个中风老人的康复，可能会利用老人身边的资源、照护者，包括家人和孩子啊，有空就教他们怎样去做康复，或者尽量鼓励老人自己去做，我们之前做护理的话，可能我们自己做的会更多一些。（护理员访谈资料，I-2013-SR）

整体而言，社会工作者通过与医护人员的合作和互动，已经初步认识到自己在多专业团队中的专业身份应该是"多专业团队中的一员"。例如，社会工作者在多专业团队中承担"资源链接者"的角色，但是这种专业身份具体包括哪些内涵以及如何扮演这种专业身份，还需进一步探索。

（三）与机构负责人的互动中初识专业身份

在上一节中，机构负责人 L 对社会工作者的专业认知为：机构管理层面的"行政总助理"、社会工作专业服务的"专业人士"和多专业合作项目中的"全面手"。经过这一阶段的发展之后，机构负责人 L 对社会工作者的专业认知更加具体，不再只是"全面手"的模糊印象，而是有了一些具体的认知，包括：①多专业团队服务的组织者；②老人家庭功能的维持和提升者。

1. 多专业团队服务的组织者

机构负责人 L：对，因为结合也不是全面的结合，更多地是如何组织这些服务。我们是希望社工有了一定的护理知识之后，面对个案，可能会出现什么情况，有什么样的隐患，要有一个预判，然后组织医生、护理跟他一起介入。我刚才说，社工需要分析，哪些需要护理的，哪些需要社工的，有哪些是护理为辅、社工为主要方面，让社工来组织服务。（机构负责人访谈资料，I-2013-L）

2. 老人家庭功能的维持和提升者

在与医生护理的介入过程中，如果出现家庭的支持存在一些问题，跟进方面跟不上了，就需要社工一起介入，一起进行家庭功能建设、家庭的支持、梳理等，就是这个情况也要及时给社工，社工才能很快知道怎么介入。（机构负责人访谈资料，I-2013-Z）

（四）与社区的互动中初识专业身份

1. 社工是一些社区的合作者

在这一阶段，A 机构的多专业团队在 10 个社区开展居家养老社区服务项目。随着服务的积累和项目的开展，社会工作者们发现一些社区已经把他们当作是合作者。例如，社会工作者 LC 在访谈中提到：

之前社区不了解我们，我们自己也不清楚，但是做了一年多后，他们好像已经意识到了和我们合作的必要性。特别是因为社区要做创新，那你如果没有创新的东西出来，社区一定会着急，包括 J 社区上次也是找我们，说你们如果有需要，资金尽管跟我们申请。我们有这样的能力。那他们也是慢慢意识到什么是该我们办的，什么该他们办，一起来合作解决问题。（社工访谈资料，I-2013-LC）

2. 不少社区仍然不知道社工的专业身份

机构负责人 Z 的访谈佐证了社会工作者 LC 的观点，J 社区和 L 社区确实已经初步认识到社会工作者和多专业团队的重要性，开始与社会工作者合作。但是，他指出，对于其他 8 个社区来说，他们仍然不知道社工的专业身份，社会工作者在与他们的互动中仍面临较大的专业身份认同压力。

昨天开会的时候我也说，社区现在已经分成了这两块，一块社区的主任、书记一把手已经有这个意识了，比如像 J 社区和 L 社区，希望和我们合作……但多数的社区居委会主任还是没这个意识，觉得居家养老就是入户的护理、入户的医疗、入户的无偿的家政。就是变成这两块怎么结合来做，后面那一块要怎么慢慢来改变，我是觉得至少是要需要一年多。未来社工在机构真正发挥完全作用的时候，一定在四五年之后，社工的作用才显露出来，没那么快，我们社工机构，虽然说多专业结合，但是只有多专业合作才能让社区明确社工能起到什么作用，不然大家也是很茫然，社工到底要怎么定位……另外，有些社区对你的能力是不认可的，没有看到效果，社工现在也是压力太大了。（机构负责人访谈资料，I-2013-Z）

（五）与实务研究团队的互动中初识专业身份

在这一阶段，社会工作者与实务研究团队的互动，体现在两个层面：一是实务研究团队为社会工作者们提供护理社工综合服务培训，帮助他们掌握必要的基础知识和常用技巧，使他们能够更好地理解自己的专业自我；二是实务研究团队为多专业团队中的社会工作者提供专业督导，帮助他们解决在实务中遇到的常见问题。在专业督导过程中，社会工作者们逐渐意识到自己在团队中的另一个专业身份是机构和社区之间的促进者。社会工作者 CL 在 A 机构的督导会议中这样说道：

刚刚 T 老师说了，我们社会工作者在团队中的一个重要位置是如何加强社会工作机构和试点社区的关系，通过了解社区的思路，如近期想要做什么活动，想达到什么效果，服务老人的类型是什么等，在这些基础上，找到与社区工作相结合的点，不能把机构服务和社区的日常服务完全脱离开。我个人感同身受，医生和护理员他们是无法完成这一项工作的，这项工作必须是我们要做的，这也是我们的特长之一。（督导记录，K2013D4）

四、小结

综上，面临专业身份认同不明确的挑战，社会工作者们通过参与首届护理社工综合服务培训、社会工作专业督导和团队讨论等方式，学习和装备了社会工作专业知识、医护专业知识、老人病理知识和团队合作基础知识等，使社会工作者自身和周围他人逐渐认识到社会工作者在多专业团队中的部分功能。例如，他们认为社会工作者在多专业团队中应该发挥社会工作者的专业特长，包括评估老人和家庭的需求和能力、链接资源、心理疏导以及促进社区和机构之间的关系等。但是，整体而言，他们对社会工作者的专业身份认同还不是特别清晰，如何加强社会工作者的专业性和提升多专业团队的合作效率仍是他们面临的重要挑战。

第三节　发展专业身份：提升专业能力

在这个阶段（2013 年 12 月至 2014 年 10 月），社会工作者在初识专业身份的基础上，开始尝试发挥社会工作者的专业角色。到了 2013 年 12 月，H 区政府和街道向 A 机构购买了 11 个社区的居家养老服务项目，加上之前的 10 个社区，A 机构需同时承担 21 个社区的服务项目。另外，H 区政府和街道作为购买方，规范了政府购买服务项目的管理，要求 A 机构提交每个购买项目的项目书以及定期考核 A 机械的专业服务，并且要求社区既作为项目的合作者，也作为项目的评估者，参与其中。在这样的安排下，多专业团队中的社会工作者首先面临如何在短时间内撰写好项目书以及处理好与社区居委会的关系这两大挑战。

为了应对这些挑战，2014 年 2 月，A 机构和 M 大学合作开展了 A 机构督导骨干人才培育计划，希望帮助社会工作者们进一步提升他们的专业技能，特别是撰写项目书和提升与社区居委会合作的能力。根据研究资料的分析，在这一阶段，社会工作者们通过参与培育计划、接受专业督导和开展具体服务等方式，进一步建构自己在多专业团队中的专业身份认同，相关内容包括三个面向：①提升社会工作者与社区居委会合作的专业能力；②提升社会工作者与其他多专业团队成员合作的专业能力；③在与周围他人的互动中进一步扩展社会工作者的专业身份。

一、提升社会工作者与社区居委会合作的专业能力

（一）项目书的撰写——专业创新能力

随着机构与社区居委会合作项目的增多，在增进社会工作机构与社区居委会合作关系的工作任务中，社会工作者面临的第一个的挑战是如何撰写社会工作服务项目书。根据研究资料，社会工作服务项目书是指社会工作者依据多专业团队对社区老人和社区资源等内容的评估，设计和规划该社区的社会工作服务项目。项目购买方要求项目书既能符合社区服务的基本要求，又能呈现社会工作专业性，以保障服务对象和所在社区的利益。因此，项目书不仅仅是一份社会工作者在该社区开展专业服务的整体计划，同时也是社会工作者呈现自身专业性和专业功能，让社区认同社会工作专业的重要媒介。

根据 A 机构的社会工作服务项目书的模版（机构资料，C2014J1），项目书的具体内容包括：项目名称、项目概要（项目要解决的问题、解决方法及核心成效）、项目团队介绍（机构介绍、工作团队介绍）、项目设立背景和需求分析、项目规划（指导理论、项目设计、总体目标、具体目标）、项目活动计划（项目活动安排、项目活动流程）、项目风险管理（项目风险、应对方法）、项目预期成效、评估指标体系和评估方法、项目的可行性和创新性以及项目费用预算等内容。根据资料的分析，社会工作者想要撰写出符合机构和社区特点的社会工作服务项目书，必须掌握三个方面的能力：寻找与社区结合的服务介入点、找到项目中的社工元素和实现两者的结合。

1. 寻找与社区结合的服务介入点

1）收集社区资料，定位社区已有服务的特点

在 A 机构接手 H 区政府和街道购买的 11 个社区居家养老综合服务项目

后，社会工作者及多专业团队成员们面临的第一个挑战是，项目购买方要求团队在第一个月内完成社会工作服务项目书的撰写。在这个过程中，如何准确定位合作社区已有服务的特点是社会工作者遇到的难题之一。例如，社会工作者CL在一次督导会议上提到，不了解社区的基本情况和服务特点是社会工作者在撰写社会工作服务项目书的难题之一，特别是有一些社区自己也不清楚自己的服务特征。针对这个难题，专业督导T教授鼓励社会工作者CL采取以下措施加以应对，包括：收集社区近三年的年度服务计划和服务总结报告，直接向社区居委会主任询问社区服务的特点和困难点，以及向社区工作人员咨询社区最近承接的检查工作和已经获得的奖励状况等。这些措施帮助社会工作者收集社区的基本服务信息，以协助社会工作者提炼社区的服务特征。社会工作者CL与专业督导T教授的对话如下：

社会工作者CL：感觉很难收集到社区的资料，而且社区的资料超级多，不知道从哪些入手，感觉一片混乱。

专业督导T：因为社区承担着整个社区的日常服务和日常管理工作，还有各项检查工作，资料多是正常的。你可以尝试直接询问社区居委会主任，如问问社区居委会主任前三年做了哪些服务、他认为这个社区的老年服务的特点在哪里、他的困难点在哪里以及他们最新的服务计划和总结是什么，如果可以的话，可以找他们要一下近三年的年度计划和年度总结资料。

社会工作者CL：嗯，这个方法不错，但是有些社区居委会主任很忙。

专业督导T：也可以问问负责各口的工作人员，问问他们最近有哪些检查，社区有哪些奖励以及为什么有这个奖励等。

社会工作者CL：嗯。（督导记录，K2013D10）

2）绘制社区服务图

除了了解社区已有服务的基本特征外，掌握社区居民的基本特征和社区资源的分布情况等内容也是社会工作者撰写社会工作服务项目书的前提之一。例如，社会工作者MZ在撰写WT社区的社会工作服务项目书时，遇到不少困难，包括社区的覆盖面广、社区资源零散以及社区居民之间的联系不多等，他不知道如何设计和安排好具体的服务活动。针对此难题，T教授想出了绘制社区服务图的方法，并且社会工作者们一起尝试和调整具体的制作方法。他们经过几次的尝试和调整，最终确定了社区服务图的基本内容：

①社区的地理和环境特点，例如，山地地形则要考虑老人出行的安全性，如果靠海则可能要留意海边生活的一些常见病；②居民基本状况，包括人口结构、素质特征以及一些与服务相关的特征，如这个社区的老人多数是同一个企业的退休工人则可以运用已有的关系网络设计服务；③基本的生活功能区域，例如哪些是生活区、人口密集点、节日活动点等；④社区资源分布点，包括社区的基本配套设施、社区内的企业资源和社区的志愿者资源等。（督导记录，K2014D1）

绘制社区服务图有助于社会工作者更好地了解所在社区的资源分布和服务现状，社会工作者 KW 在访谈中这样描述绘制社区服务图的成效：

了解到画一份地图需要的基本信息（资源、交通、人口分布、生活方式、聚集地）等等，感觉能比较好地理解服务对象与外在环境之间的影响，直观地看到资源密集处，比如说生活在湖边的话，比较容易得风湿，而住在山地区的老人，他们的运动就比较好。如果有小组长的话，小组长分布在哪里；也可以将相邻社区的资源调动起来；发现前期画过地图，实地会更清楚，要关注社区基本服务现状。（社工访谈资料，I-2014-KW）

3）了解社区居委会的基本架构和基本功能

此外，由于我国社会工作专业学生在课堂上所接受有关社区工作方法的训练，皆是以西方社区为教材蓝本，于是，学校毕业的社会工作者刚进入社区时，发现自己专业所学的社区工作知识无法运用到具体的本土实践中，专业教材中所描绘的社区服务与专业实践过程中的社区服务存在不少出入。因此，了解和熟悉社区居委会的基本构架和基本功能成为了社会工作者在设计社会工作服务项目时遇到的另一个难题。

针对这个难题，机构负责人邀请 T 教授组织了一场"社区组织框架与社会工作"的专业培训，帮助社会工作者和其他多专业团队成员熟悉社区居委会的基本架构和基本功能。

在专业培训中，T 教授选取与 A 机构合作的 K 社区为例子，绘制了该社区居委会基本构架图（见图5-3）。T教授结合图5-3介绍社区居委会的基本功能。首先，从图中的分布内容来看，K社区的基本功能包含服务和管理两项基本内容，并且由于社区的主要资源和工作考评都是依赖政府，因此社区居委会更加偏重于管理功能。另外，从K社区的内部基本框架来看，社区居委会的管理采取的是多头管理的方式，由不同的工作委员会履行各自的管理职能和服务职能，其中社会工作室被设置在负责社区弱势群体服务的保障服务工作委员会。T教授指出，社会工作者在撰写社会工作服务项目书时，要特别注意如何把社会工作的服务功能与社区居委会偏重管理以及多口管理的特点对接起来。

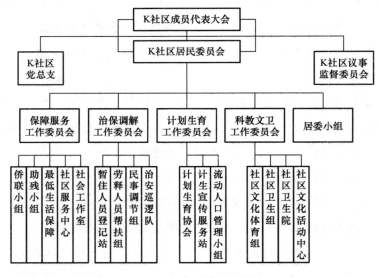

图5-3 K社区居委会基本构架图

4）处理好与社区工作人员之间的人际关系

由于社区工作人员不了解社会工作专业，因此他可能会依据他的经验，让社会工作者承担一些临时性的资料整理工作，或者邀请社会工作者参加一些常规性活动。特别是随着服务项目的开展，不少社区要求社会工作者驻点社区，使社会工作者承担的行政性工作逐渐增加，这时不少社会工作者觉得自己很难平衡好社会工作专业服务与社区行政性工作，感觉自己"进退两难"：

如果帮他做了，觉得这根本就不是自己的工作范围的事情，还占用了自己

的工作时间；如果不帮他做，人家又会觉得我们不尽人意，影响我们之间关系的建立。（社工访谈资料，I-2014-CL）

面对这样的状况，T教授建议社会工作者们应该灵活地把握自己与社区居委会的工作关系，在服务过程中既不完全拒绝对方的行政性工作，也不一味地承接行政性工作，以讨好居委会。在这个过程中，社会工作者可以适当地做一些工作，以加强自己与社区工作人员的人际关系，包括：一是社会工作者通过与社区工作人员的沟通，以及文字资料的整理等工作，了解他们的最新想法和社区工作的一些进度，在此基础上，对接自己的专业服务；二是尝试与社区工作者建立和保持较好的人际关系，为后续社区社会工作服务项目的开展打下基础（督导记录，K2014D5）。

2. 找到项目中的社工元素

在撰写社会工作服务项目书时，除了准确定位社区的服务特点外，社会工作者也需要呈现项目设计中的社会工作元素和A机构多专业合作的服务特点。但是在实际过程中，从项目层面呈现社会工作的专业元素并非一件易事，特别是随着多专业团队在社区的服务面越来越广和与社区合作时间的加长，如何深化自己的专业服务和如何增进多专业团队与社区的合作成为社会工作者在设计和规划服务项目时遇到的关键难题。例如，社会工作者LC在督导会上，这样描述她在设计J社区第四年的服务项目时亟待解决的难题：

J社区作为机构最早的试点社区，购买服务至今将近三年，目前，我们已经非常熟悉社区的服务特点和基本情况了，也开展了不少服务。但社区反馈机构服务成效未能体现社会工作元素，觉得不少服务社区自己也能做得很好，而且之前项目设计的目标也并没有实现。（督导记录，K2014D3）

社会工作者HY在L社区也遇到了相似的情况，L社区的护理社工站已经开展社区老人定期监测血糖和血压服务项目，项目成效不错，但是项目仅停留在护理员给老人们测量血糖和血压及身体其他情况的监测，社区希望社会工作者在第二年的项目设计时"加点社工元素"（督导记录，K2014D3）。面对这样的困难，在T教授的建议和指导下，社会工作者们在实践中采取学习相关技巧、调整专业价值观和学习社会工作理论等三个策略来加以应对。

1) 相关技巧的学习

（1）从能做的开始

遇到在项目服务中无法找到社工元素时，T教授通常鼓励社会工作者从他能做的事情入手。例如，社会工作者LB在督导会上，这样描述他在设计D社区的社会工作服务项目时遇到的困难：

感觉很难找到和社区结合的点，社区不知道我们社工的职责，我们也不知道他们对我们的需求，他们不知道怎么定位社工服务，就任由我们做，也没有明确的合作目标，社区成员不知道社工，社区居委会主任也不知道社工，她就让我们做就是了，但是我们不知道怎么去把自己的专业和他们的社区服务对接起来，感觉没有专业性的东西。（督导记录，K2014D4）

针对这种情况，T教授首先回应社会工作者LB遇到社区不理解社会工作专业的情况是很正常的，并且建议他从能做的事情开始，先完成他能做的，具体的督导建议如下：

目前H区的社区分为三个层次，一个是比较了解社会工作了，也有一些合作经验了，认为社工有帮助，但希望社工不只做活动，希望能有更好的服务建议，而不是要等社区说要做什么，对社工专业性有更高的要求和期待；第二类是认为社会工作有一定的作用，但不明显，专业性还很难说；最后一类社区是真的不知道社工在干什么，纯粹把和社工的合作当作任务，像LB说的D社区就属于这一类。所以遇到社区不理解社会工作的情况是很正常的，这个时候你不是非要让他了解，而应该从你能做的一些事情入手，不要多谈社工，找到你可以做的一些事情先做出来，先让他知道社工是能够解决一些问题的。（督导记录，K2014D4）

"找一些焦点比较小和容易出成效的点"的方式也是从能做的开始的重要方法。例如，社会工作者HY在设计Y社区的社会工作服务项目时，面对为中风老人提供康复服务还是为阿尔茨海默病患者提供预防服务时，T教授这样建议她做出选择：

在保障服务覆盖面和服务质量的前提下，你要选择最容易出效果的案例，或者同样是难的案例，你要先选择面对这个服务点做哪些事情比较容易出效果，要考虑效果和可能呈现的东西，因为服务不单单是对服务对象负责，你也要对服务的提供者——政府、街道和社区负责，所以，你要找到其中的平衡点，这个很实际也很专业。（督导记录，K2014D8）

另外，选择一个社会工作者擅长的服务方式也是从能做的开始的重要技巧。在多数情况下，由于社区工作人员不了解社会工作专业，他们不会特别关注社会工作服务项目中的服务人群、服务焦点和服务时间，但是一定会注意项目的服务成效。因此，社会工作者选择自身擅长的服务方式，从最容易做的事情开始，从服务对象容易改变的地方入手，可以"让社区看到社会工作的选择是有逻辑的、有办法的、有成效的"（督导记录，K2014D8）。

（2）关注改变

鼓励社会工作者关注改变，而不仅是关注活动，也是社会工作者在设计社会工作服务项目时找到社工元素的有效技巧之一。例如，在一次督导讨论会上，社会工作者和多专业团队成员们一起讨论到底如何才能体现社会工作服务项目的专业性时，他们有这样一段对话：

社会工作者 YP：我们在 T 社区的服务项目设计时感觉是在设计活动，没什么专业性。

全科医生 W：活动多了不就是专业性了吗？

社会工作者 YP：现在问题就是社区觉得我们设计的活动虽然多，感觉我们也在做服务，但是还是没什么专业性，感觉找家政公司也可以。

T 教授：嗯，这恰恰说明活动多不一定代表有专业性，有些能力比较强的社区自己就可以做很多活动。对社工来说，应该关注改变，改变的越多越专业。具体而言，关注改变可以体现在两个层面：一是关注个人心理层面的改变，这时社会工作者希望达到的点就是心理结构的改变，涉及个人的认知、行为和情绪的服务设计，其中社会工作者可能承担的是治疗者的角色；二是关注社会关系的改变，这时社会工作者可能的方式是改变社会生活场景中的支持关系，社会工作者可能是教育者的角色。（督导记录，K2014D10）

又如，社会工作者 CM 在设计 X 社区的社会工作服务项目时，在如何结合社区已有的环保服务特点与社会工作专业时遇到了困难，认为社区的环保服务特点与社工服务无法对接起来。这时，T 教授建议她从自己想要改变的点入手，看看自己有没有想要改变什么，他们具体的对话内容如下：

社会工作者 CM：X 社区老人服务最大的特点是关注环保，提倡绿色生活方式，怎么和社工服务相对接呢？

专业督导 T 教授：你想想你的项目想要改变什么？

社会工作者 CM：怎么让老人愿意做环保的状态保持下去。

专业督导 T 教授：嗯，如果是这样，你可以尝试和一般环保的理念做一个比较，一般可能认为环保是专业特长或者是政府管的事情，又或者是节俭的生活方式。你可以挑战这个想法，改变社会对环保的基本看法，它其实可能是一种生活方式，把个人的力量和社会的力量对接起来，这样的方式可能涉及教育和倡导，这就是社会工作专业的一大特点。（督导记录，K2014D10）

2）专业价值观的调整

（1）社工服务是多专业合作的一部分

在设计与社区的合作项目时，明确 A 机构的多专业合作的立足点对于凸显社会工作专业性也显得十分必要。在服务项目设计中突出多专业合作的特点不只是一种技术，更是一种专业价值观的体现。社会工作者在设计社会工作服务项目时，需要意识到自己的专业仅仅是老人长期照护服务中的一部分，认识到老人的服务需求是多元复杂的，并不是一个社会工作专业能够单独解决问题的，需要其他团队成员的共同合作。因此，T 教授在建议社会工作者在撰写项目书时，这样说道：

不要给自己那么大的压力，不要只去考虑这个事情是我的专业能做，也千万不要认为自己什么都不能做，一定要抓住和其他专业合作的机会。（督导记录，K2014D9）。

（2）社工服务是有局限的

根据研究资料的分析，在设计项目计划时，社会工作者认同社会工作服务是一种有局限的服务，对于呈现社工元素也显得十分关键。例如，社会工作者 LB 在设计 D 社区的社会工作服务项目时，面对社区中不少典型的中风偏瘫案例，觉得社会工作能做的东西很少，觉得自己不可能去把这个服务做好。他和

T 教授这样讨论他在撰写 D 社区的社会工作服务项目书时遇到的困难：

社会工作者 LB：经过初期的评估，我们发现 D 社区的老人有个特点，因中风或者脉管炎等疾病造成的卧床老人不在少数。比如一个个案是老人中风偏瘫，无法确定他还有无意识，平时是由儿子和老伴照护，两个人对老人不能说不好，但感觉死气沉沉的，一种陪伴到死的状态；另一个老人是因为脉管炎截肢导致的卧床，家庭富裕，但是药效不好，老人的情绪非常崩溃，这时我们除了情绪安抚，还能做些别的事情吗？我们发现社区有不少这样的卧床不起的老人，目前问题比较简单能做的是用药指导和心理关怀。但是一些深度案例，如何让社区看到我们专业性的效果，让社区可以跟我们合作，得到我们想要体现的专业性的东西，以及让社区和居民能看到，我们要怎么根据这些情况来设计服务项目。

T 教授：首先，你得明白，不要认为社工的介入能改变一切，社会工作只是促进他人生活改变的微量元素。如果是我，面对案例一的情况，我先不去判断他是"死气沉沉"，我也不会谈怎么照护才是好的，而是去谈怎么照护更容易，让老人以及照护者的辛苦怎么减少一些。我会看照护者的照护安排包括哪些内容，看看典型的一天，看怎么处理，分析哪些环节是可以改善的，让别人觉得你是为减轻他的压力，对照护者的安排做更细致的区分，如照护前、照护中、照护后，哪几点是能让他有一些变化的，不要给他增加新的任务，怎么让照护家里人的压力减轻一些，照护质量也得到提升，对照护者有更好的理解，这是你和社区和其他一般居民不一样的地方。（督导记录，K2014D5）

3）社会工作理论的学习

在撰写项目书时，社会工作者通常还会遇到的一个挑战是如何使用社会工作理论来指导专业服务的开展。在本研究中，我们发现不少社会工作者觉得自己在设计社会工作服务项目时主观性很强，"要把理论套进去的时候感觉不是很轻松"，在社区的项目设计中，"感觉理论与活动脱节，连接性不够强"。社会工作者 HY 在机构的行政会议上，这样分享自己在撰写社会工作服务项目书时遇到的困难：

感觉自己很多时候是因为要理论才使用理论，并没有去思考这个理论与服务开展的切合度是否合适，而且有时候就是罗列一些常见的理论，比如生态系统理论、人际关系理论和社会支持等等，感觉这些理论用在每一个项目都可以，没什么特殊性，而且它没有一个实务和理论的对接，这样有时候觉得有没有理论都一样，体现不了我们的专业性。（行政会议记录，K2014X2）

在会议上，不少社会工作者表示自己也存在这个困扰，有些社会工作者还坦言自己的社会工作理论知识储备不足，"我所掌握的社会工作理论并不多，有不少还是社会学的理论"（行政会议记录，K2014X2）。面对社会工作者们的这些困扰，T教授开展了一期如何运用社会工作理论设计社会工作服务项目的专业训练。在训练中，T教授这样解释了社会工作者为什么要在项目书中增加社会工作理论：

社会工作专业服务之所以是服务，不是活动，是因为活动具有重复性，而服务则是针对具体问题不断改变的，是有依据的改变。理论则提供这种改变的依据。在社工专业服务时采用理论依据是为了帮助社会工作者更好地理解服务问题以及可以为社会工作者寻找解决问题的路径提供依据。（督导记录，K2014D11）

接着，T教授针对社会工作者HY所描述的"为什么会存在实务与理论无法对接"的困扰，指出"现在的理论是一种分类的角度，而实际过程中是问题的角度"（督导记录，K2014D11）。因此，他建议社会工作者在选择项目书的理论依据时，必须要做到以下三点：

①依据服务对象的需求和问题的特征来选择理论，一般先把问题的逻辑梳理清楚，依据理论对这个问题的解释程度进行筛选；②平时多阅读社会工作理论书籍，积累社会工作理论知识，学习的内容可侧重理论的核心概念和内涵、有关服务安排的逻辑、服务成效的实现方式以及服务的技巧和方法等；③多做练习，多做讨论，在经验中找到逻辑。（督导记录，K2014D11）

3. 实现两者的结合——专业创新能力的重要体现

在前两步的基础上，实现社区日常服务和社会工作专业服务的结合是完成项目书撰写的最后一步。根据研究资料的分析，实现两者的结合需要遵循的基本原则是：

社会工作专业服务要与社区的品牌结合，让社区原有的服务聚焦、有亮点，社会工作在一些难的细节上帮助社区的日常服务，或者开拓一种全新的服务，社会工作专业服务是对社区日常服务的一种补充，需要明确各自承担的部分，也要明确双方合作的部分，整合出特点。（督导记录，K2014D13）

机构负责人 Z 在督导会议上，把这两者的结合形容成一种平衡的艺术：

如何来合作要明确到点上，可以说是一种平衡的艺术。在一个社区项目中，如果个案太多，团队服务一旦撤出后，社区将无法继续，会给社区带来很大的负担。同样，如果大型活动由社工代替，社区自己的能力也会减弱，而且社区的活动能力非常强，社工也不能抢风头，可以通过后期的宣传和汇报工作把自己的特色凸显出来。（督导记录，K2014D13）

综上，撰写社会工作服务项目书的过程要求社会工作者能够具备专业创新能力，在掌握社区基本情况的基础上，进行专业性创新，使专业服务项目既能符合社区的"创品牌"要求，又能保障项目服务的专业性。

（二）大型活动的设计——转化日常服务的能力

根据研究资料的分析，社会工作者在与社区合作的过程中，面临的另外一个挑战是如何处理好与社区居委会的关系，其中非常关键的是如何开展大型活动。在访谈中，社会工作者们把这种挑战形容为"与社区打交道，第一关就是要拿出一个既好玩又专业的活动"（社工访谈资料，I-2014-CL），并且认为"如果大型活动做得好，既容易获得社区的肯定，又能扩大社区居民对社会工作的认知度"（社工访谈资料，I-2014-HY）。T 教授把这项技术和个案与小组以及项目设计纳为"现代社工的三种技术"（督导资料，K2015D1）。

但是，由于社区的大型活动具有"人数多、场面大、时间短和人员结构复杂"的特点，使多数社会工作者在开展大型活动时遇到了不少困难。例如，社会工作者 LC 和护理员 WY 在 J 社区开展大型活动时，遇到了与社区居委会分工不明晰的问题，导致服务现场混乱，活动效果不明显。社会工作者 LC 在活动总结报告中做出了这样的活动反思：

我们这次的活动不太好，活动现场特别混乱，活动的目标基本可以说是没有实现。原因是和社区的合作上存在问题，社区那边没有专门的人跟我们配合，因为前期没有跟社区沟通好，社区工作人员也不清楚我们的情况，甚至出现之前让社区准备的礼品到活动现场时临时说没有，造成现场很大的麻烦。另外，这次参加的人群不仅有老人，还有小孩，在活动上得到的反馈效果很差，不能与后续的活动联系。（活动报告，C2014G6）

护理员 SR 也提出她在 C 社区观察到的大型活动的问题：

社会工作者控制不了场面、节奏，人数多、场地大，社区对此次的活动不是很期待，与他们之间的沟通存在障碍，可能要反思下我们团队在大型活动中的定位。（行政会议记录，K2014X3）

另外，不少社会工作者和其他多专业团队成员同时发现大型活动的难点在于无法界定与社区的分工合作内容：

感觉多数活动只是活动，没有什么专业性和后续性，感觉自己和社区工作人员没什么区别，有些还不如人家社区工作人员做得好。（行政会议记录，K2014X3）

面对以上困难，实务研究团队与社会工作者们一起梳理了在实际服务中遇到的具体困难和一些有效经验，同时由实务研究团队成员 XL 负责查阅国内外各种大型活动的研究资料，提炼了这些研究中有关设计和开展大型活动的关键元素，并由 T 教授组织"大型活动设计"的专题培训，培训内容详见表 5-1。

表 5-1　大型活动设计的培训要点

结合点	社区原有的活动元素	社会工作的活动元素
娱乐性＋教育性	娱乐性： 社区活动的第一个属性是娱乐性和宣传性，特别是节假日活动场面大、人多、热闹。因而，社工设计大型活动也一定要有娱乐性，且在此基础上加入教育性体现社工元素	教育性： 在社区遇到的问题、弱势群体的需求中，选择其中的一两个，纳入社区活动，针对性强，焦点清晰。或者关注社区中比较困难的某一类人，注重引导参与、宣传、口号，让社区、社会去关注
普及性＋专业性	普及性： 一般的社区大型活动强调普及性，因此可以针对这个特点在普及性活动的某一段加入专业性活动	专业性： 如在普及性活动中加入小组工作的方法和技巧，但要与社区沟通清楚
援助性＋参与性	援助性： 社区组织的活动会是直接帮扶的活动，如认捐认领、一对一帮扶	参与性： 在援助性的基础上加入参与性，接收帮助者的人能够展现帮助他人的机会，如捐助的服务对象的成果展现，让被帮助者感觉到能帮助别人，实现造血功能；受帮助者自己组织互助，相互帮助，然后去帮助其他人，成为社区中帮助他人的中介平台，资助其去帮助他人的能力；被帮助者参与社区管理
流动性＋持续性	流动性： 社区的骨干志愿者不多，一般活动需要付钱，持续性差	持续性： 用小组等方式建立社区的骨干队伍，如积极的人——骨干小组；有困难的人——辅导性小组

（资料来源：A 机构"大型活动的设计"专题培训过程记录）

如表 5-1 所示，大型活动设计的培训要点，在本质上，要求社会工作者掌握一种转化日常服务的能力，对原有的社区大型活动进行转化和提升，添加社会工作的专业元素，使大型活动既能保证活动的覆盖面，又能保障服务的延伸性。在这次专业培训的基础上，T 教授与实务研究团队成员一起协助 5 名社会工作者整理和设计他们所负责的大型活动，帮助他们更好地理解和掌握此项服务能力。

二、提升社会工作者与多专业团队成员之间的合作能力

根据研究资料的分析，社会工作者在应对加强机构与社区的关系中带来的专业身份危机的过程中，除了注重社会工作者自身专业能力的提升外，同时还关注他们在多专业团队中与其他团队成员之间的合作能力的提升。研究者在前文提到，在加强 A 机构与社区合作的关系中，社会工作者需要明确社会工作服务是多专业团队服务中的一部分。在访谈过程中，不少社会工作者也提到在服务过程中，加强与其他专业互动的重要性。例如，社会工作者 HY 在访谈中这样描述在服务过程中学会处理好与团队成员之间的合作关系的重要性：

随着机构服务项目的增多，我越来越觉得处理好工作中的关系非常重要，在现在的服务过程中，社工的位置会面临与机构、社区、其他不同专业的人和服务对象的关系，特别是因为我们是多专业合作，怎么去跟其他不同专业的人合作显得非常必要。（社工访谈资料，I-2014-HY）

面对这些挑战，或者说是需求，A 机构负责人、多专业团队成员以及其他相关人员，在行政会议和督导会议上以及合作服务中，积极探索应对策略，具体包括：调整机构组织架构和建立团队合作分工模式。

（一）调整机构组织架构

2014 年 5 月，随着 A 机构服务项目的增多，为了加强对项目的管理和提升工作效率，A 机构负责人组织多专业团队成员共同讨论和调整了机构的规章制度和服务表格。经过多次的讨论和调整，在规章制度层面，A 机构调整了机构组织架构，对主要职能部门的调整包括：①增设行政部、招聘行政人员，由其专门负责机构的行政事务，包括总务后勤、人力资源和公共关系，分担了原来由社会工作者承担的大部分行政性事务。②取消护理部和社工部的单独设立，把两者合并为项目部，并

增设片区主管一职（可由社会工作者或医护人员担任），由片区主管做好社区对接工作，管理好片区内的日常事务，定期或不定期地召开片区内部会议，协助社会工作者、全科医生和护理员之间的有效分工，并"对存在困惑或状态不佳的团队成员给予及时督导"。③增设研发部和义工部，由专门的社会工作者处理项目研发事务和机构的志愿者资源管理事务。具体的变化可参见图5-4。

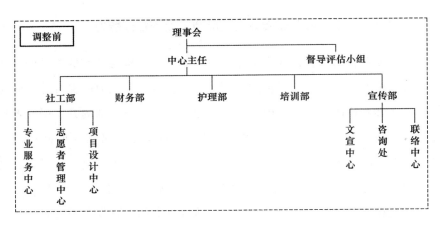

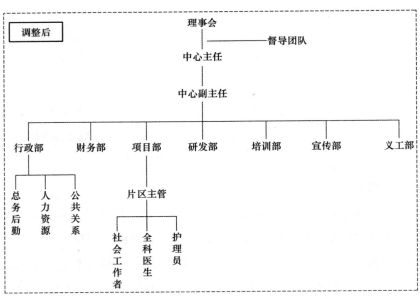

（资料来源：A机构规章制度材料）

图5-4　A机构组织架构前后对比图

除了通过组织架构的调整来分担社会工作者的行政事务和部分职能外，机构还调整了对社会工作者的考核制度，在个案数量、活动次数等单一标准的基础上，加入周围他人对社会工作者的评价考核。

社会工作服务需要个人的情感投入比较多，很难用规范的东西约束，不应只用个案量、活动量来要求，反而应该去培养团队的负责人去带动身边人，把情感支持与工作成绩考核相结合。（行政会议记录，K2014X4）

（二）建立团队合作分工模式

到了 2014 年 8 月，A 机构承接了民政部福利彩票公益金支持的《社区重症老人综合社会工作服务项目》，这个项目要求团队更好地呈现多专业合作的特点，以及提升社会工作者的专业能力。为此，除了在机构层面做出调整外，多专业团队的成员们，尤其是社会工作者，也在积极探索如何提升合作能力的方法，包括多专业团队成员之间建立团队沟通机制，团队成员们划分服务场景中工作内容和借助实务研究团队的专业支持等。

1. 建立团队沟通机制

多专业团队成员之间，通过定期案例讨论会上的正式交流和入户过程中的非正式交流，建立沟通交流机制。其中，正式的案例讨论会由片区主管组织，讨论会成员包括社会工作者、全科医生和护理员等团队成员，讨论内容包括"医疗-护理-社工"的需求评估、综合介入方案、与项目有关的各种报告内容以及团队在服务过程中如何应对危机状况等，也包括定期梳理和分享多专业合作的经验和心得。而入户过程中的非正式交流是指团队成员之间在入户前后讨论具体的介入内容、分工事宜和一些注意事项等，其中还包括一些成员之间的人际互动，这些人际互动可以增进个人间的人际关系，最终提升合作效率。例如，社会工作者 KW 在谈到如何与其他团队成员合作时，他这样回答：

基本上每次入户前都需要交谈，比如，今天去他们家主要要做什么东西，比如说是针对上次的康复工作，去评估他恢复得怎么样。因为像我们这边有个服务对象，他们这个月在小儿子家，下个月可能在大儿子家，所以我们首先去入户的时候就要了解一下这个月他是在大儿子家还是在小儿子家，所以我们就会有不同的沟通，比如说，给他大儿子沟通是什么，小儿子沟通的又是什么。

这些都要提前沟通好的。（社工访谈资料，I-2014-KW）

2. 划分服务场景中工作内容

不少社会工作者在访谈中提到他们时常讨论服务场景中各个团队成员工作内容的划分。但是，如何划分工作内容，以及是否需要划分工作内容，不同的成员有不同的理解，有些社会工作者主张根据老人的问题进行分工合作，如社会工作者 LC 认为：

主要看老人的主要问题是什么，如果是身体问题就问医生和护理员，如果是家庭关系和经济问题这些就问社工，入户前一定要有分工，每个人都得知道自己出去的目的是什么，要分清楚自己的角色。（社工访谈资料，I-2014-LC）

同时，也有社会工作者觉得也"不要分太清楚"，社会工作者 HY 这样理解团队成员之间的工作内容的划分：

有大方向的划分就好了，也不要分得太清楚，在入户过程中有些内容会重合，有可能他做到你的工作，你也做了他的工作。有个大概就行。（社工访谈资料，I-2014-HY）

3. 实务研究团队的专业支持

由 T 教授组建的实务研究团队，为多专业团队的合作提供专业支持。这些支持包括：①每周一定期的专业督导，督导内容包括社会工作服务项目的设计、案例问题的讨论以及社区关系的处理和团队合作分工方式等；②不定期的专业培训，实务研究团队协助多专业团队成员掌握其他专业的基础知识，如专业服务的逻辑、专业用语和服务方法与技巧等；③实务团队成员跟进具体的服务项目，与团队成员通过实务研究，一起克服合作过程中遇到的问题（督导资料，K2014D10/K2015D1/K2015D3）。

三、与周围他人的互动中进一步扩展专业身份认同

综上，经过初识专业身份阶段后，在 H 区政府购买服务项目的增加、机构调整规章制度和多专业团队承接民政部福利彩票公益金支持的《社区重症老人综合社会工作服务项目》等主要事件的影响下，社会工作者的专业身份认同历程进入发展专业身份阶段。在这个阶段，社会工作者通过提升"撰写项目书"的专业创新能力和"举办大型活动"的转化日常服务能力，以及在机构"调整机构组织架构"和"建立团队分工合作机制"等服务策略的配合下，进一步提升了自己在多专业团队中的专业能力。同时，在这个阶段，社会工作者在与周围他人的互动中，进一步扩展自己的专业身份认同。与前一阶段相比，社会工作者更加坚定了自己是专业人士的专业身份，并对用"多专业团队中的一员"来理解自己的专业身份有了更深的认知，且扩展了"研究的使用者和研究者"这一身份内涵。

（一）专业人士，不是行政总助理

在这个阶段，社会工作者在与周围他人如机构负责人、社区居委会成员以及其他多专业团队成员的互动中，明确了自身作为社会工作者应该是专业人士，周围他人也信任并且期待社会工作者的专业性，他们对社会工作者提出了更高的专业性要求，而社会工作者自身也接受了这一认知。

1. 与机构负责人的互动

在本节中，A 机构负责人和多专业团队调整了机构组织架构，减除了社会工作者的大部分行政性事务。此外，A 机构负责人 L 还明确提出了社会工作者的首要任务之一就是要明确自己的专业性：

有段时间大家（多专业团队成员）都在抱怨家庭病房护理只有医生、护理能做，后来我自己想了想，加上与 T 教授的交流，我们发现真正的原因是社工的一些技术能力没有达到。因为在医生、护理员和社工的配合当中，社工应该要起到很大的作用，社工他自己就必须要先明确自己作为一个团队成员的位置和专业性，掌握相应的技巧，之后他们才能更清楚如何合作。目前我看 HY 和 MX 都已经比较有感觉了。（机构负责人的访谈，I-2014-L）

正如机构负责人 L 所说的，社会工作者 HY 感受到了自己应该作为一名专业人士参与多专业团队，并且应该在短时间内去提升自己的专业性：

这段时间好忙，不过自己也有了一个新的感悟，即必须得提升自己的专业性。自己应该作为一个专业的社工人员参与其中，不能借口专业发展不足或者其他原因，就不去提升自己的专业性，专业性才是自己的立足之本。（社工访谈资料，I-2014-HY）

社会工作者 ZH 也持同样的观点：

其实我觉得多专业合作，最重要的是先有了专业，才有合作的基础，所以我们社工在其中，应该加强自己的专业性，之前他们医护因为不太了解我们，所以我们做一些专业元素的东西，他们会觉得我们不错，L 院长也是这么觉得。但是我发现在处理一些复杂案例时，L 院长就要求我们更好地发挥作用，那专业性就是根本了。（督导观察记录，KD2014D7）

2. 与社区居委会的互动

在多专业团队服务早期，社区居委会并不清楚社会工作者是谁，甚至认为社会工作者只是"做做活动而已，我们也可以做得更好"。但是随着合作的深入，社区居委会对社会工作者的专业性有了一定的认识，并要求社会工作者把服务做得专业化。例如，社会工作者 LC 在督导会议上这样分享她在与社区居委会合作过程中的心得体会：

社区居委会发现社会工作者在服务设计上很有优势，还有我们在执行过程中设计的一些游戏环节都挺专业的，希望我们能把专业优势发挥出来，最好能与他们的社区品牌相结合，活动他们可以自己做，但是专业性要我们负责。（督导记录，K2014D12）

社会工作者面对社区居委会的认知和要求，对自己的专业身份也有了新的理解，社会工作者 MZ 在访谈中提到：

我们刚到 WT 社区时，他们就要求我们做做活动就行，因为他们老人很多，而且之前没什么活动。所以他们觉得我们能做活动就挺好的。但是呢，随着合作的深入，他们的主任去其他社区参观后，发现我们社工能做的东西更多，要求我们要把服务做得好一些，帮他们社区做品牌、做特点。所以他们就不再一味地叫我们做活动了，一些活动可以给他们做，让我们做一些更专业的事情，把我们当成专业人士，当然了，这样我们的压力也更大了。（社工访谈资料，I-2014-MZ）

3. 与其他多专业团队成员的互动

随着多专业团队服务的深入，多专业团队中的其他团队成员对社会工作专业有了更加深入的了解，并且意识到社会工作者是多专业团队所必须的，且社会工作者具有一定的专业性。

到目前为止，我认为社会工作者发挥他们的专业性是非常重要的，例如，社工链接资源就是它很重要的功能，如果我们做成熟之后，看到一个个案评估之后，社工就会去链接资源，哪些资源是存在的，哪些资源是需要链接的。这是很自然的一个工作过程，社工在团队中也是非常必要的。（护理员访谈资料，I-2014-SR）

社会工作者 LY 在访谈中提到，医护人员在合作中意识到社会工作者是一位专业人士，会把属于社会工作者的任务转介给社会工作者，她这样描述：

我们在合作中，现在已经有了一种默契，W 医生和小 G（护理员），她们会把一些他们认为是社工做的事情交给我们，并且希望我们能够及时处理，比如说梳理家庭关系、链接资源等。比如，在服务对象 L 家中，W 医生听完 L 的陈述后，她知道 L 担心女儿的工作以及他自己与女儿的关系，W 医生就马上向 L 介绍了我，让我做具体的对接。（社工访谈资料，I-2014-LY）

（二）多专业团队中的一员

在上一阶段中，社会工作者和医护人员都认为社会工作者应该以"多专业团队中的一员"参与其中，但是至于如何与医护人员合作，他们仍然没有明确的认识。到了这个阶段，无论是社会工作者还是周围他人都能进一步了解社会工作者作为多专业团队中的一员，应该如何发挥专业作用。不少社会工作者开始以"多专业团队中的一员"来理解自己的专业性。例如，社会工作者 MZ 介绍自己在多专业团队中的工作时，这样描述自己的工作：

研究者：你是如何与医生和护理员开展工作的？

社会工作者 MZ：有情绪疏导的角色，就相当于扮演了心理咨询师的角色，还有就是资源的链接，媒介信息的传达，还有一个就是服务的实施，总共四个吧。（社工访谈资料，I-2014-MZ）

同样，社会工作者 JJ 也在访谈中，提到自己通过多专业团队中"角色的澄清"，来定位自己在多专业团队中的服务：

社会工作者 JJ：这么多专业，一个社工平时是怎么转换的？我自己有这么一个办法，以自己的角色来定位，比如说有时候我是一个咨询者，我是一个决策者，或者说我是一个协调者，那么我在各个学科之间就可以很轻松地去转换，所以多专业结合起来也比较轻松。

研究者：通过角色的澄清。

社会工作者 JJ：对，通过角色的澄清就可以很方便地去连成一条线。差不多目前就是这样子。（社工访谈资料，I-2014-JJ）

（三）研究的使用者和研究者

在这个阶段，为了 A 机构的社会工作者们能够更加准确地定位社会工作服务项目的特点和亮点，实务研究团队和社会工作者尝试以项目制的合作方式开展实务研究工作，社会工作者在这个过程中开始扮演研究的使用者和研究者等专业角色。

在具体实践中，一个社区项目配置 1～2 名来自实务研究团队的硕士生或博士生，由他们跟进社区项目，帮助社会工作者收集已有研究中的专业知识、服务方法和服务模式等，协助社会工作者更好地使用已有的研究成果来解决项目过程中遇到的困难，为老人及其家庭选择更好的服务介入以及更加全面地评估服务成效等（督导资料，K2014D4/ K2014D6/ K2014D7）。另外，社会工作者还和实务研究团队成员尝试一起开展相关研究，克服现有研究中的不足，并希望把研究成果运用于具体实践中，虽然在这一阶段暂时未有研究成果，但是他们一直在努力尝试。

第四节　深化专业身份：有根据的反思

经过不明专业身份、初识专业身份和发展专业身份等三个阶段之后，社会工作者们装备了专业基础知识和提升了专业能力，在与周围他人的互动中也逐渐明晰自己在多专业团队中的专业身份。但是，服务对象的问题具有多元性和多层性，多专业团队的服务场景又是复杂多变的。因此，社会工作者在多专业团队中的专业实践和专业身份认同也都不是一成不变的，而是围绕服务对象的问题和需求以及服务场景的改变而发生变化。在这个过程中，如何根据实际情况进行有根据的反思成为社会工作者能否在多专业团队中发挥专业功能的关键（2014 年 10 月至 2016 年 5 月）。

特别是到了 2014 年 12 月，机构负责人 L 和 Z 根据多专业团队成员希望整理已有的服务经验和服务模式的提议，与实务研究团队达成协议，在机构中开展《多专业社工综合服务能力提升项目》，由实务研究团队成员协助多专业团队成员尤其是社会工作者整理近年来的服务经验，提炼他们的多专业社工综合服务模式。在这个项目运行过程中，社会工作者一方面作为多专业团队中的一员继续为老人提供专业服务，另一方面在服务过程中反思自己的专业活动，特别是从多专业合作的角度来重新规划和调整自己的服务活动，以更好地发挥社会工作专业在老人长期照护服务中的独特作用，深化自身在多专业团队中的专业身份认同。

根据研究资料的分析，有根据的反思是指社会工作者通过实务观察、服务对象的反馈、与多专业团队成员等周围他人的沟通互动等方式，努力做到"进一步提升专业能力""反思自己与其他专业之间的联系与区别"和"扩大对机构多专业合作的认同取向"等，以深化自己在多专业团队中的专业身份，呈现专业身份认同的"动态发展过程"，包括两个面向：①在专业自我上进一步提升专业能力；②在与周围他人的互动中明确自己的专业身份认同。

一、进一步提升专业能力

根据研究资料的分析，在这一阶段，社会工作者们通过有根据的反思和持续的学习，在发展专业自我方面，进一步提升自己在多专业团队中的专业能力，具体包括三个面向：①发展整合微观服务和宏观服务的能力；②反思服务技巧；③调整服务策略。

（一）发展整合微观服务和宏观服务的能力

从本章第二、三节的资料分析来看，社会工作者在多专业团队中的专业服务包括两大部分：一是本章第二节梳理的微观服务——社会工作者与多专业团队成员一起为老人和老人家庭提供综合服务，社会工作者在其中需掌握在多专业团队中执行专业角色时所需的基础知识和常用技巧；二是本章第三节梳理的宏观服务——社会工作者在社区层面设计和开展多专业综合社会工作服务项目，社会工作者在其中需掌握专业创新能力和转化日常服务能力。

但是，随着 A 机构在 H 区所面临的同行业之间的竞争变得越来越激烈，到了 2015 年，H 区所在的 X 市已经成立了 29 家社会工作机构，不少机构和 A 机构一起参与社区居家养老服务项目的政府购买。另外，H 区进一步推动"社区-社工"协同模式，服务社区对社会工作服务项目的专业性要求进一步提升。在这些事件的影响下，A 机构的社会工作者逐渐意识到单有微观服务或者宏观服务都无法满足政府购买方和社区居委会的要求，也无法满足老人和家庭的长远发展需求。这时，社会工作者在多专业团队中的专业身份又面临新的挑战，他们在督导会上这样描述他们所遇到的新挑战：

一开始我们做个案服务时，社区还是很欢迎的，但是他们后面就会说个案数量太少了，覆盖面不够，所以要求我们做一些社区活动。我们做了社区活动，他们的反馈又是他们自己也能做，后面经过督导学习后，我们的社区活动有了进步也有一些特色出来了，但是花费了我们不少精力，我们在个案和小组上的服务时间又少了，又得补上，感觉自己的时间根本不够用，压力很大。（社工 CL 在督导会议上的讲话，K2014D28）

社工机构越来越多了，不是只有我们这一家了，我们现在的阶段不是做不做社工，而是如何把社工做好，如果不做好，整个项目都会被拿走，如何提升项目的专业性迫在眉睫啊"。（机构负责人在督导会议上的说话，K2014D28）

根据研究资料的分析，面对这一挑战，社会工作者们在专业督导 T 教授和实务研究团队的协助下，采取两项措施加以应对：①从微观服务连结宏观服务；②由宏观服务连结微观服务。

1. 从微观服务连结宏观服务

在本研究中，社会工作者发现基于多专业合作的优势，多专业团队容易在个案服务，特别是一些具有多重服务需求的个案中取得不错的服务成效，获得服务对象及其所在家庭和社区的认可。但是本研究中多专业团队的服务是政府购买服务项目，其中政府是项目出资方，社区居委会是项目的合作方，政府和社区居委会都希望多专业团队服务除了能在个案服务上做出成效外，更希望多专业团队服务能覆盖更多人群，提升服务的社会效应。因此，社会工作者通常面临如何从微观服务延伸出宏观服务的压力。另外，如何巩固已有的服务成效也是社会工作者在多专业团队服务中需要思考的问题，其中常用的方法是通过链接志愿者服务和搭建老人所在家庭的社会支持网络。社会工作者发现这种延伸服务必须要获得社区的协助，因为社区掌握大量的志愿者资源和物质资源。

以社会工作者 HY 所遇到的挑战为例，社会工作者 HY 在反思 YS 社区已有服务的基础上，调整了 YS 社区的社会工作服务项目走向，尝试从微观服务延伸出宏观服务。她在督导会上这样描述她今年的项目服务设想：

去年的社区服务项目中，我们没能花太多的精力和心思，今年希望有一些专业的成果出现。我想从个案出发，延续机构的多专业合作的传统优势，延伸出专业性的小组服务，同时也可以把志愿服务纳入进来。这么考虑的原因如下：社区中很多照护者经验丰富，照护主题也很明确（卧床病人的护理）。入户过程中碰到了困难，在个案服务的形式中无法将家庭需要的志愿服务纳入进来，一对一的对接和培训非常耗精力所以也无法做。照护者多为夫妻间相互照护，而且入户的时候他们之间那种相互照护的事迹真的很朴实，也很感人。我觉得可以延伸到家庭伦理和婚姻内涵的层面，成为面向社会的宣传点。从个案、小组服务延伸到一种社区倡导。（督导记录，K2015D1）

在具体的操作中，社会工作者 HY 把 YS 社区此期的服务项目定位为"1＋1"居家养老社区健康守护服务项目，一个"1"是社会工作者与医护人员组成专业团队，另一个"1"是社区志愿者，以长期照护服务中的家庭照护者作为目标人群，以社区内老老照护的家庭、社区中患高血压糖尿病等慢性病的老人为潜在人群，以社区志愿者为合作人群，把服务目标定为"改善照护者的家庭照护安排，增强社区护老者的社会支持与互助网络"。整个项目以提升家庭照护者的个人照护能力和照护压力的舒缓为基础，保障卧床老人的生活质量，主要工作由医护人员和社会工作者共同开展。之后，在社区层面，由社会工作者主持开展照护者的增能小组，小组成员包括个案家庭的照护者和社区其他同类型家庭的照护者，小组环节包括照护经验分享、技能学习和同伴支持，一方面增进照护者的照护技能，另一方面加强照护者之间的互助支持。同时，社会工作者在社区层面宣传这些照护者的经验和"光荣事迹"，倡导"老老照护"的情谊、"科学照护"的方法和"互助照护"的模式，并发展社区志愿者，增强社区整体服务对照护者的支持。通过个案工作、小组工作和社会工作倡导等多种社会工作方法的整合，从原有的微观服务中的个案服务，延伸出宏观层面的社区活动和社会支持网络建设等。（项目计划书，D2015X1）

2. 由宏观服务连接微观服务

当然，在本研究中，也有一些社会工作服务项目是由宏观服务入手，再连接微观服务。例如，社会工作者 LY 所负责的 DR 社区的阿尔茨海默病服务项目。她和医护人员在进行常规入户服务过程中发现：

DR 社区存在不少阿尔茨海默病的服务个案，但是家人好像都不太了解阿尔茨海默病，照护者在照护方面出现了对病症缺乏了解、照护技能缺乏、照护压力增大等情况，其中有 2 户照护者明确表示希望社区能够提供讲座等方式，提升护理技巧，减轻照护压力。（督导记录，K2015D2）

针对这些问题，社会工作者和多专业团队成员们经过讨论，决定采取"先社区讲座再持续入户"的方式开展多专业团队服务。特别是针对社区家庭对阿尔茨海默病认知不足的状况，由社会工作者"收集相关数据，分析照护者的困难和需求等信息，在此基础上，以小组工作和社区讲座的方式开展活动，进而促使阿尔茨海默病的个案服务做出成效"（项目计划书，D2015X2）。

在实际操作中，社会工作者和多专业团队成员们将服务对象由患有阿尔茨海默病的老人转变为老人所在社区的全体居民。面对这些服务对象，由社会工作者组织医护人员在社区开展阿尔茨海默病的健康知识讲座和相关主题的社区活动，以有趣的方式提高社区居民对阿尔茨海默病的正确认知，并且以问答互动方式收集部分家庭在照护阿尔茨海默病老人上存在的困难及需求。针对这些信息，社会工作者设计并开展阿尔茨海默病照护者照护技能提升小组，提升照护者的照护技能，以及搭建照护者之间的互助网络，再把这些成果带回家庭服务中，提升家庭照护质量。此外，社会工作者在多专业团队成员们的协助下，在社区层面开展阿尔茨海默病服务的倡导活动，并且招募和培育了一支"晚霞助爱之家"的志愿者队伍。社会工作者通过对志愿者队伍的培育，把志愿者资源链接到不同类型的微观服务中：

一是针对已有阿尔茨海默病患者的家庭，建立'志愿者对接机制'，由志愿者入户为患者家属提供互助、支持服务，协助提升照护技能，提供喘息服务，完善互助支持网络；二是针对普通老人，运用志愿者资源打造'记忆学堂'，为这些老人提供阿尔茨海默病相关预防知识和技巧。（项目计划书，D2015X2）

在这个过程中，社会工作者 LY 和她的团队成员们，通过扩展服务人群、社会工作倡导以及链接志愿者资源等方式，积极开展宏观层面的服务，并在服务过程中挖掘需要深度介入的个案家庭并进行介入，从而实现了在宏观服务中连接微观服务。

值得注意的是，无论是由微观服务转向宏观服务，还是由宏观服务转向微观服务，其中都有一条清晰的线索：社会工作者在多专业团队中承担整合服务的工作任务。这一能力的发展也补充了本章第一节所提出的社会工作者在整合和协调资源的能力以及扩展和延伸服务的能力的不足。

（二）反思服务技巧

社会工作者除了根据实际需求发展整合宏观服务和微观服务的能力外，也会反思和提炼自己在服务过程中的一些服务技巧。例如，社会工作者 HY 在总结自己在多专业合作中的经验时，发现随着服务经验的积累，自己在服务技巧的使用上也有了一些心得，能够更好地使用制定服务目标、布置任务以及服务介入等服务技巧：

研究者：在这个过程当中，刚听你说，一方面是自己的经验得到很大提升之后，再做这种案例的时候知道怎么做，经验起了很多作用，但是如果从技术层面来讲的话，你用到了哪些技术？

社会工作者 HY：我觉得比较明显的是，在服务目标的制定上更加合理了，而且在布置任务的时候，更多地根据实际情况去制定。比如说，不会强求家属去学习非常精确的换药技术，就是说他们原有的东西，我们不会动它，如果他本身就做好，就是把他已有的做好，然后在他现有的基础上，更加聚焦于其中某个环节的改善，比如单单就是换药什么的；第二阶段就是集中于做某一部分的事情，不是强调整体的介入。另外，我们现在对于病情发展的预测转换得也是非常的顺畅。（社工访谈资料，I-2014-HY）

同样，社会工作者 YJ 也会在服务结束后，反思自己的哪些服务技巧是有用的，哪些是无效的。他在机构的行政讨论会上，这样分享自己在与服务对象建立专业关系时所采用的服务技巧：

我觉得语言甜一些，适当地开开玩笑，握手、轻拍老人肩膀等肢体语言，以及先去同理老人等技巧都能迅速拉近我们和他们之间的关系。另外也要考虑全局，不要只顾老人，不顾周围他人，比如说我今天上午遇到的一个个案，就是这个老人比较在乎自己的身体，一直让孩子带她去做手术，去买药。事实上，孩子对老人也还是很有心的，做的也蛮多的，但是老人会一直要求。如果你要让这个家庭接受，那么你可能就要去判断可能真的是这个老人要求比较多，还是要先体谅一下孩子，而不只是站在老人的立场。（机构行政讨论会资料，K2014X5）

社会工作者 LY 在团队合作中也对自己所运用的专业服务技巧很敏感，时不时地进行反思和提醒自己，她在服务过程记录中，这样反思自己在服务过程中所使用的服务技巧和服务方法。

（1）不做过多的建议

我觉得我们不应该做过多的建议，除非是你有办法引导他，使他可以谈到他做的东西，并且他是可以试着去做的。（过程记录，D2015G12）

（2）评估时要兼顾服务对象和周围他人的看法和应对情况

我还是觉得评估非常的重要，需要一定的敏感度，和家属沟通的时候，我可能要观察一下，刚刚谈到要截肢的时候家属是什么反应，他们的反应是淡漠的还是说他们去过医院看，医生建议截肢，但他们打算不要截肢，为什么不要截肢等等，我就会这样去想。（过程记录，D2015G13）

（3）先同理，后介入，循序渐进

首先就是需要同理他们，感受他的压力在哪里，帮他解决一些压力，或者说先肯定一些他的付出，这个时候你是需要和他站在一起的，完了之后才能去分享说我们是怎么做的，比较好的方法是什么，一点一点去渗透。（过程记录，D2015G13）

（三）灵活调整服务策略

社会工作者除了反思和调整部分服务技巧外，也会结合服务对象的具体情况、服务过程中的互动过程以及社会工作理论，反思和调整自己在多专业团队中的服务策略。例如，刚毕业的社会工作者 JJ 在行政会议上分享自己在多专业团队中初次提供专业服务时的一些感受，他认为与服务对象和家庭建立信任关系是服务的基础，他这样说道：

我发现我做的第一步并不是非要从社工的角度来考虑，而是要先消除他的一些不安全的因素，先去和服务对象和家庭建立一种安全的信任关系，再来谈专业和服务会更好一些。（行政会议记录，K2015X1）

又如，社会工作者 LX 发现在与全科医生合作时"医疗和社工的合作并不是我们一直说的那么融合，他们之间还是有矛盾之处"。她在访谈中列举了其中的一个场景，讲述了在服务过程中医生容易以专家的角色给服务对象及其家人提出各种各样的建议，她自己作为社会工作者是如何通过反思调整服务策略，进而改善这种服务状况：

社会工作者 LX：我举一个例子来说，W 医生，她作为一个医生来说，她看到一个老人家，看到一个家人也好，一个老人也好，她就会直接说你要这样你要那样。但是对于我自己来说，我觉得首先要看他的意愿，看他愿不愿意，或者说如果不清楚他有没有这方面的需要，那么我们是不是不要一次性给他那么多要求。比如说她要求这个老人的家人给她买轮椅，这个老人也不大愿意买，家属也听老人的，这个时候 W 医生就会跟他说应该要买，但是对于我们来说可能在这个时候他已经拒绝过一次，不愿意去买，那我们就不应该再要求了，这是一个矛盾的点。

研究者：嗯，这种情况下，你们怎么处理？

社会工作者 LX：对我来说因为这个个案是我在跟，所以还是自己的想法很重要，服务对象确实是不能接受，并且我们社工也觉得不应该这样。所以当 W 医生提出这些点的时候，我们还是会去反思服务对象到底有没有必要，如果有必要就会跟进，但是如果在操作上有困难或者说服务对象没法接受，可能你就得进行舍弃。（社工访谈资料，I-2014-LX）

同样，社会工作者 HY 在与医生合作时也遇到了医生的建议与服务对象或照护者的实际需求不对应的场景，她经过观察、反思，结合服务对象的具体情况进行服务介入：

社会工作者 HY：让我很困惑的是，医生也会给他提很多的建议，很细致，比如说从病人的护理呀，他病情的解释啊，甚至他的饮食方面啊，睡眠方面啊，就是管得比较细。但是，感觉其实和家属的逻辑是很难接上去的，因为他没办法一下子去做那么多的改变。要根据病人的情况。如果他的病是长期性的，涉及一些平时的日常习惯，那他习惯了这种状态，他很难去做一个调整，他会觉得这是他生活的一部分。第二个，如果对方有非常明确的需求，然后你给他提些七七八八的建议，他不会觉得喝排骨汤就会对中风有很大的改善，而是觉得我们在这方面不是很注重。这个案例特殊的地方是在换药这一块，家属换药这一块相对于其他康复型的案例来说难度要小一点。（社工访谈资料，I-2014-HY）

二、在与周围他人的互动中明确自己的专业身份

综上，社会工作者通过发展整合微观服务和宏观服务的能力、反思服务技巧和调整服务策略，促使社会工作者在多专业团队中的专业功能和专业身份有更加准确的把握。在这个过程中，社会工作者与周围他人在持续的互动中，进一步明确专业身份，包括：①关于专业边界的辨识与反思；②反思自己与其他专业之间的联系与区别；③进一步认同机构的多专业合作方式。

（一）与服务对象的互动中辨识与反思专业边界

随着服务的深入，部分社会工作者发现，在与老人及其家庭的互动过程中，需要辨识哪些问题是自己的专业服务范围，并向他们加以澄清。首先，他们要学会辨别老人及其家庭的哪些问题或需求是属于自己的专业服务范围，而不是一味地承担所有。例如，社会工作者 LY 在访谈中提到：

之前自己一直把服务对象有关的所有问题都往自己身上揽，导致自己的压力大得不行，但是又因为自己无法全部都解决，所以他们（服务对象和家人）又多少会有抱怨或者失落，这样我自己也很难过。后来，督导老师告诉我，要对服务对象的问题进行分类，清楚哪些是社会工作可以做的和应该做的，哪些不是我们做的，经过多次练习之后，我才慢慢好一些，比较清楚自己作为一名团队中的社工，不能全部包揽工作，专业的边界非常重要，这样老人也会更加

认可你。（社工访谈资料，I-2014-LY）

当然，社会工作者根据服务经验以及专业督导等方式，学会辨识哪些是自身专业范围内的服务内容之后，需要及时且恰当地向老人及其家庭澄清自己的专业服务范围，否则会给自身的专业实践以及专业身份认同的建构带来不少困扰。例如，社会工作者 KW 在实践中就遇到了这个难题，他在服务总结报告中，作出如下反思：

我觉得社工应该更客观，或者说更专业些。我发现我们在做的时候，会带有一些主观或者情感上的东西，我觉得我们是政府花钱给他们服务，所以很不好意思去拒绝一些东西，特别是面对一些孤寡老人的时候，感觉自己根本无法拒绝，因此全部包揽了，但是发现我们又根本做不来。其实我们可能在评估完以后，就应该直截了当地跟他说这些东西可以去找保姆、钟点工来帮你做，但是又很担心，如果这样说的话，会破坏我们之前建立的专业关系，会让人觉得那你们来到底是要做什么呢？我需要的事情你又要我花钱去请别人来做，破坏了以前的专业关系等等。但是，其实我们可能真的要做的就是去做我们社工自己的东西，把这些不是我们的东西转介出去。因为如果全部都接收的话，我们的能力有限，肯定无法都达成。这样一来不仅自己觉得很无力，老人和照护者也觉得社工也只是嘴上说一些东西。（项目总结报告，D2015J4）

（二）反思自己与其他专业之间的联系与区别

社会工作者也通过判断自身与团队中其他专业人员的联系和区别来进一步明确社会工作专业在团队合作中的位置和独特性，包括两个层面：一是对自身与全科医生和护理员等专业人士之间合作关系的理解；二是对自身与心理咨询师和社区工作者等相近专业有所不同的判断。

1. 对与全科医生和护理员等专业人员之间合作关系的理解

结合本章前三节的分析，社会工作者们在现阶段，充分意识到了社会工作者与全科医生和护理员等专业人员之间的合作关系是建立在服务对象多元复杂的服务需求的基础上，不同专业人员为了满足服务对象的不同发展需求而聚在一起，社会工作者与其他专业人员之间的关系是一种合作共生的关系。正是对这种合作共生关系的理解，使社会工作者在建构自己在团队中的专业身份时，不是从自身的专业出发，而是从服务对象的多层需求以及服务对象所处的社会结构出发，认识到自己的专业服务是多专业合作中的一部分。例如，社会工作者 ZH 在谈到自己是如何理解在多专业合作中的专业身份时，她这样回答：

其实对我来说，最根本的就是脑袋里有老人和家人，从他们的根本需求和问题出发，没有很清楚地说这个是社工专业的，这个是什么专业和什么专业在结合，就是本能地会把脑袋里社工的也好，医疗的也好，护理的也好，整合到老人的服务过程中，做完之后，回头过来想一下，才会觉得其实老人和他们家属自己的发展需求是最重要的，我们社工也好，护理员也好，都是其中的一部分，因为老人的问题在一起，因为问题的解决而解散。（社工访谈资料，I-2014-ZH）

在具体的实践中，加深对彼此专业的了解和认同各个专业对服务对象的贡献是社会工作者与其他专业人员能够有效合作的有利条件。这与达穆尔（2005）在研究中发现多专业合作的前提之一是成员了解各自专业所提供的服务内涵的研究结果相一致。其中，专业督导和专业培训在促进专业人员彼此之间的了解上发挥了重要的作用。社会工作者 LC 在访谈中提到，随着专业督导和专业培训的开展，社会工作者和其他团队成员清楚了各自的工作内容，合作起来比较有默契：

其实后面发现，通过培训和专业督导之后，我们都更清楚对方会做什么，能做什么，如护理人员应该做些什么，社工应该做哪些。像在评估中，我们大概明确了一下我作为社工，应该问的点是哪些，你作为护理员，应该问的点是哪些。就算不讨论，我也会把我的点给她看一下，她会明白大概等会儿聊的时候，她要问哪些，不至于说我聊到这个点的时候，老人和家人的谈话会被她的加入带偏。到最后，大家渐渐会有一个默契在，就算不说，大家都知道彼此的点在哪里。（社工访谈资料，I-2014-LC）

2. 对与社区工作者等相近专业之间有所不同的判断

1）与社区工作者不同

在本章第一节中，由于服务对象对社会工作者的专业认知度不高，服务对象容易误把社会工作者当作社区工作者。此外，社会工作者在服务过程中所开展的社区活动、链接社区资源等服务，时常会与社区工作者的日常服务重叠，这样导致部分社区居委会主任甚至 H 区政府的工作人员不认同社会工作者的专业性。面对这样的挑战，社会工作者在专业督导及其实务研究团队的协助下，在与不同系统的互动过程中逐渐厘清自己与社区工作者的区别：①从服务功能进行区分，社区工作者倾向管理功能，而社会工作者倾向服务功能；②从工作划分的形式进行区分，社区工作者按照全面管理的特点进行分口管理，社会工作者按照专业领域进行划分，强调专业性；③从工作重点的特征进行区分，社区工作者的工作重点具有流动性强的特征，而社会工作者的工作重点具有持续性强的特征。

（1）社区工作者倾向管理功能，社会工作者倾向服务功能

一开始我们就很注意如何才能够与社区工作者有所区分，因为如果没有区分的话，没有社工自己的专业特点的话，那政府就没有必要推动社工了。经过几年的探索，我觉得最大的一个区别就是，社会工作者是助人自助的，社工是服务人的，而社区工作者更多的，像 T 老师所说的，是管理的职能，社工是一种持续性的发展性的服务。（机构负责人访谈资料，I-2014-L）

（2）工作形式和工作重点不同

别说老人会把我们当作社区工作者，有些护理员也是这么认为，因为他们不了解你的专业功能，只能从他们看得见的地方来看。说实话，一开始的时候，我们自己也做了不少社区工作者相关的内容。但是慢慢的，我们就发现，社工考虑的点和社区工作者的不一样，社区工作者更多是一次活动或者一次补助，而我们社工，这些活动和补助都只是一些过程，更多地是关注服务对象的发展，以及如何把这些活动整合起来，有助老人的长期发展，很明显的区别就是我们会把微观服务和宏观服务整合起来，而社区他们只做自己的那口，很多服务都是重复的，当然，这些与他们的岗位设置有关。（社工访谈资料，I-2014-HY）

在这种区分中，社会工作者认识到自身是一种服务逻辑，而社区工作者是一种管理逻辑。在此基础上，社会工作者意识到自己与社区工作者的关系。不是竞争关系而是合作关系，是一种专业服务和管理服务链接的合作关系。

2）与心理咨询师不同

虽然本研究的老人长期照护多专业团队中并没有心理咨询师这一专业设

置，但是在研究中发现，在多专业团队合作早期，不少医护人员把社会工作者当成是心理咨询师，认为他们承担心理咨询师或心理治疗师的辅导功能，并且认为"他们的能力还很有限"，同时也有部分社会工作者以心理咨询师的专业能力来要求自己，认为自己的辅导能力还不行。但是随着服务的深入，他们意识到社会工作者与心理咨询师的区别：①与心理咨询师相比，社会工作者除了关注服务对象的心理和精神层面外，也关注服务对象的社会层面，而且横向连结的能力更强，从心理社会的角度来理解和提供服务。②社会工作者的辅导能力和治疗深度确实不如心理咨询师，无法在心理辅导上完全代替心理咨询师的位置。

（1）社会工作者是心理社会取向

我自己是心理学毕业的，毕业后直接来做了社工，一开始我确实不太了解社工，都是按照心理学的方法来开展服务的，但是接触老人多了之后，发现单会心理咨询不太能解决老人的问题，因为老人的问题太复杂了，你必须跟其他社会工作者一样，去关注老人的家庭、社区以及其他周边的情况，把老人置身于一个环境来考虑，而不是把他单独拿出来，这就是我理解的社工与心理学的差别，但是，值得一提的是，我之前接触过不少厉害的咨询师，他们的辅导能力确实比社工的强，这是社工的不足之处。（社工访谈资料，I-2014-LX）

（2）社会工作者的辅导能力和治疗深度确实不如心理咨询师

如果可以的话，我希望我们机构能够继续培训我们的辅导能力和咨询能力，虽然不能够像心理咨询师那样专业，但是希望能够帮助我们解决老人和家属遇到的一些情绪问题，我们在心理辅导上的压力还是蛮大的，现在又无法找到心理咨询师帮忙，所以希望自己能够自我提升，我看西方社工的深度辅导能力就挺强的，我希望我们也有所突破。（督导记录，K2015D25）

综上，对与不同专业之间合作的理解和对相近专业之间的对比，使社会工作者的专业身份认同呈现得更加清晰，社会工作者在多专业团队中与其他专业之间的关系是一种合作关系，而不是一种竞争关系。

（三）进一步认同机构的多专业合作方式

回顾本章的研究分析，机构负责人的肯定和支持、机构层面在组织管理和资源支持上做出的调整和努力、多专业团队的沟通交流及团队建设，尤其是实务研究团队给予的专业督导和研究支持等，在社会工作者的专业身份认同的建构过程中都发挥了不可忽视的重要作用，不仅使社会工作者对自身在团队和机构中的专业位置和专业发展方向有更准确的把握，同时也使社会工作者逐渐产生对团队和机构的归属感和认同感，进一步认同多专业合作的服务方式。例如，社会工作者 HY 在机构行政讨论会上分享自己在实践中所形成的认同感和归属感：

说实话，2013 年，我一开始刚来到 A 机构，是因为这里有 T 老师做督导，我想大学毕业后直接跟着有经验的老师做实务，能够成长得更快。来到机构之后，参加了他们的多专业培训，与医护人员一起开展服务，最开始时确实遇到了不少困难，如自己所学发挥的地方很少，别人也不太在意社工。但是慢慢地，等自己和他人都更熟悉，特别是医护人员知道社工之后，知道如何开展合作以及自己如何做社工后，我自己觉得还是蛮开心的，觉得之前所有的坚持都值得，多专业合作也给自己开了一扇专业服务发展的窗口，我自己也会进一步去探索，在某种更细的老人服务上，我们社工应该如何更好地发挥作用，比如，我们近期正在尝试的 YS 社区的中风老人康复项目。（机构行政讨论会，K2015X1）

特别是到了 2015 年底，A 机构与国内其他单位共同参与由全国社会工作标准化技术委员会组织的《老年社会工作服务指南》的起草工作，A 机构多年以来形成的多专业合作模式得到同行的认可，社会工作者们对机构和多专业团队的归属感也进一步加深。例如，作为项目主管的社会工作者 CL 在某次的机构行政会议上这样总结：

为了协助 Z 院长做好这次标准起草工作，大家都辛苦了，不过我们的辛苦得到了他们的认可，我们的多专业合作机制将继续参与到社区居家养老的服务探索中，希望我们接下来有更好的成绩出来……（行政讨论会资料，K2015X1）

综上，社会工作者初入多专业团队时的专业身份认同，与今日的认同大不相同：社会工作者在多专业合作中开展专业服务，必须跳出自己的专业范围，不去考虑自己提供服务是否属于自己的专业范围，而是从拥有多层面不同需求的服务对象入手，以多专业团队的整体协作为出发点，将社会工作融入不同的专业服务以及非专业服务中，将微观层面的个人发展与宏观层面的政策设计整合起来，并且根据具体服务的开展不断学习和调整开展专业服务所需的知识和技术。在这个过程中，社会工作者不仅只是一个专业服务的直接提供者，更为重要的是作为整合者发挥作用，我们暂且将这种专业身份概括为"多专业合作中的整合者"。综合本章的研究资料分析，研究者绘制了社会工作者在老人长期照护多专业团队中建构专业身份认同的历程图（见图5-5）。

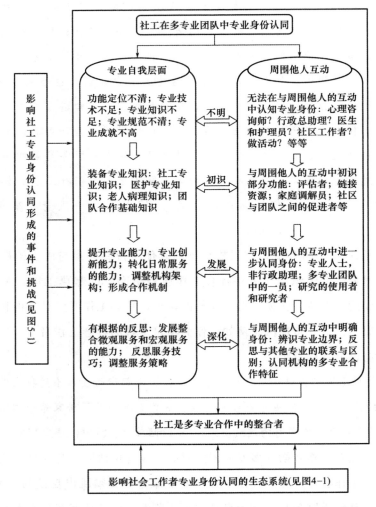

图 5-5 社会工作者在多专业团队中建构专业身份认同的历程图

　　图 5-5 中，在主要事件的影响下，社会工作者在多专业团队中的专业身份建构是个人对专业自我的感知和习得，也是社会工作者作为生态系统中的一分子，与周围系统持续沟通交流的结果。社会工作者在团队中的专业身份认同体现在两条主线：①社会工作者对专业自我的感知以及不断习得；②社会工作者在与周围他人的互动中识别并持续调整自身的专业身份认同。值得注意的是，这两条主线不是独立分开的，而是社会工作者的专业身份认同"一体两面"的呈现，这种认同也不是一成不变的，它将社会工作者的专业实践持续发展变化。

第六章　研究结论与讨论

分析了老人长期照护多专业团队的服务开展状况和社会工作者在多专业团队中的工作任务和专业身份认同之后，我们将结合这些研究发现和已有研究进一步探讨这种专业身份认同的基本内涵及其得以建构的服务逻辑，并讨论这一专业身份认同与本土社会工作专业化和职业化发展特征之间的关联。

第一节　何为"多专业合作中的整合者"

在前三章的研究资料分析中，社会工作者在多专业团队中的工作任务和服务功能是多层面的，他们为老人、老人所在家庭、老人所在社区、多专业团队以及社会工作机构提供多项服务。在这个过程中，他们在多专业团队中建立专业身份认同的挑战不仅来自专业自我层面，例如，功能定位不清、专业技术不足以及专业知识不足等，还来自于他们如何在与周围他人的互动中找到自己的专业身份定位，例如，与服务对象、与多专业团队成员和社区居委会不同主体之间的互动。面对这些任务和挑战，社会工作者通过装备专业知识、提升专业能力和有根据地反思等应对策略，逐渐建构了自己在多专业团队中的专业身份认同——多专业合作中的整合者。

一、"多专业合作中的整合者"的基本内涵

根据现阶段的研究发现，社会工作者在老人长期照护多专业团队中作为"多专业合作中的整合者"，这种专业身份认同的基本内涵体现在四个方面。

（1）整合服务对象与其所在环境。作为多专业合作中的整合者，社会工作者将服务对象视为一个完整的个体，不仅关注他在"生理-心理-社会"等不同层面的问题和需求。同时，社会工作者也注重服务对象与周围他人和环境之间的多层互动，认为服务对象的全面发展离不开周围他人的支持。

（2）整合服务对象的问题和能力。社会工作者认为服务对象的生活是由他的问题和能力所共同组成的，既关注服务对象的问题，也注重服务对象的能力，服务的目标在于如何协助服务对象调动潜在的能力和周围的资源来提升解决问题的能力。

（3）整合不同的专业服务。社会工作者除了向老人提供治疗和照顾等直接的专业服务外，社会工作者也需要整合不同的专业服务，包括明确不同专业服务的介入目标、处理不同专业人员之间的人际关系、协调各项专业服务的开展和链接及共享信息和资源等。

（4）整合专业服务和非正式支持。由社会工作者和其他专业人员提供的专业服务只是促进服务对象改变的一部分力量和资源，社会工作者在多专业团队中，还需整合由周围他人所提供的非正式支持，特别是如何整合由多专业团队所提供的专业服务和由家庭、邻里和社区等周围他人所提供的日常支持。

值得注意的是，这四层基本内涵有着内在的关联，整合服务对象与其所在环境是社会工作者的基本观察视角，整合问题和能力是社会工作者的基本服务目标，而整合不同的专业服务、整合专业服务与非正式支持则是社会工作者的基本服务策略。可见，在多专业合作中，社会工作者作为整合者以服务对象的多方面需求以及其与周围他人和环境间的多层互动为出发点，注重不同的专业服务之间以及不同的专业服务与非正式支持之间的整合，提升服务对象在日常生活中解决问题的能力。

二、"多专业合作中的整合者"形成过程的基本特征

在文献回顾中，专业身份认同既是一种结果，也是一种过程。根据研究发现，社会工作者建构"多专业合作中的整合者"这一专业身份认同的过程，具有以下三个基本特征：①专业角色的扩展；②生态性的适应；③持续的学习和反思。

（一）专业角色的扩展

社会工作者作为多专业团队中的整合者，专业身份认同的形成过程是社会工作者的专业角色跳出传统的专业范围并不断扩展的过程。在本研究中，社会

工作者除了扮演社会工作者直接服务的专业角色，例如在专业服务过程中扮演需求评估者、服务使能者和情绪疏导者等专业角色，社会工作者作为多专业团队中的一员，还扮演其他角色，例如社会工作者在多专业团队中所扮演的服务组织者和沟通协调者等团队成员角色，以及社会工作者在服务过程中扮演连结机构与社区之间、服务对象与社区之间、多专业团队与社区之间等组织与系统之间的系统连结者角色。值得注意的是，这种工作既包括各个系统之间服务资源的整合，也包括各个系统之间服务的连结。

此部分的研究发现与奥利弗（Oliver，2013）的研究相似，社会工作者在多专业团队中的专业身份认同具有双重含义：作为社会工作者的专业身份认同以及作为多专业团队成员的专业身份认同，这双重身份的整合形成社会工作者新的专业身份认同。但是又与奥利弗的研究结果有所不同，奥利弗认为社会工作者的双重身份以"作为社会工作者的专业身份"为基础。但是本研究中的社会工作者"作为社会工作者的身份认同"上具有明显的不足，例如在提供情绪疏导、处理家庭关系等专业服务上，社会工作者仍然面临较大的专业身份挑战，这种不足与我国社会工作者的专业基础比较薄弱密切相关。

（二）生态性的适应

根据第四章的分析，社会工作者在多专业团队中的专业身份认同的形成是一种生态性的适应，是社会工作者与其所在的微系统、中系统和宏系统等各层系统不断交流得以适应的过程。

值得注意的是，社会工作者在这个生态系统中扮演了"中介者"的角色，即社会工作者在服务对象、老人长期照护多专业团队、实务研究团队、社区居委会和社会工作机构等微系统和中系统之间常常扮演系统连结与资源整合的中介角色。这种"中介者"的专业角色是由服务对象处于不同的体系这一基本特征所决定的。服务对象作为环境中的个人，同时存在于家庭、邻里、社区和医院等不同的体系中，服务对象的问题解决和能力发展的部分可能兼及各个体系的问题、服务和资源，预防和改变通常需要超越个人、家庭、社区等层次才能彻底有效。

这种中介角色与麦克唐纳等人（2010）所定义的社会工作者是"照护管理

者"专业身份有相似之处，即社会工作者在多专业团队中负责服务的组织、信息的沟通和资源的链接等管理工作。但是与他们的研究也有所不同，在麦克唐纳等人的研究中，社会工作者因为扮演"照护管理者"的专业身份被他人认为社会工作者没有专业性。而在本研究中，恰恰是社会工作者所扮演的系统连结与资源整合的中介角色，让服务对象和其他团队成员认为社会工作者具有专业性。

（三）持续的学习和反思

另外，本研究也发现社会工作者的专业身份认同是其在多专业合作服务过程中不断学习与持续反思的结果和过程。在本研究中，社会工作者初入多专业团队时，社会工作者或不明确自己的专业身份，或依据社会工作教育中的专业知识来描述自己的专业，进而依据这些专业知识和技巧来开展专业服务。但是随着经验的积累，社会工作者们发现在多专业团队中开展专业服务，不能仅仅依据社会工作的专业基础知识，还需要综合医护专业知识、老人病理知识和团队合作技巧等相关知识，甚至在处理一些难题时，还会与多专业团队成员和实务研究团队开展合作研究，进行有根据的反思和讨论，在合作研究中找到应对困难的方法。总之，社会工作者是在持续的学习、反思和调整中逐渐建构和再建构自身的专业身份认同，并且随着实务经验的增长，社会工作者的专业身份认同将变得更加丰富。这项发现与不少学者的研究结果相一致（Witkin，1999；Payne，2009；Webb et al.，2015），社会工作者的专业身份认同不是一个静态的实体，而是一个动态的过程。

综上，社会工作者在多专业团队中的专业身份认同是"多专业合作中的整合者"，这一专业身份认同具有丰富的内涵，并且是一个动态发展的过程。那么，这里我们不禁要问：这种专业身份认同得以建构的服务逻辑和哲学基础是什么？

第二节 作为"多专业合作中的整合者"的服务逻辑

专业身份认同的形成具有情境性和互动性，从研究发现来看，社会工作者在多专业团队中的服务通常涉及多个服务人群、多个服务层面、多个服务阶段及多个服务场景，这与社会工作者在原有的单专业实践情境中开展专业服务有了很大的不同。社会工作者"作为多专业合作中的整合者"这一专业身份认同的建构，需要结合多专业合作的具体情境，看社会工作者是如何在多专业合作情境中建构了自身的专业身份，特别是如何在与其他专业人员和服务对象等周围他人之间的互动和碰撞中建构了自身的专业身份（Payne，2006；Beddoe，2011；Mellin et al.，2011）。

也就是说，社会工作者在多专业合作中的专业身份建构，并不是简单地套用某种业已规范或明确的专业身份，而是需要结合自身在多专业合作中的实践状况，特别是需要理解并掌握自身在多专业合作中的服务逻辑，才能得以建构一种新的专业身份。

从研究发现来看，社会工作者作为"多专业合作中的整合者"，在老人长期照护多专业团队中开展专业服务具有自己的服务逻辑，与社会工作者在单专业视角下的服务逻辑有着明显的不同，这种差别体现在以下5个方面：介入取向、服务方式、服务技术、基础知识和专业价值观（如表6-1所示）。

表 6-1　两种服务逻辑的对比

类型	单专业视角下的社会工作者	作为多专业合作中的整合者
介入取向	社会工作的专业特长	服务对象在日常生活中的多元需求
服务方式	针对服务对象的问题消除或能力发挥提供直接服务或间接服务	多元合作和延伸转换是帮助服务对象最好的方式：直接服务＋间接服务＋连结服务
服务技术	建立专业关系、需求评估技术、倾听与提问技术、布置任务技术以及成效评估技术等专业技术	单一专业实践的专业技术＋多专业团队合作与管理技术＋整合微观服务和宏观服务技术＋项目规划和设计技术
基础知识	社会工作专业基础知识＋社会工作研究成果	社会工作专业基础知识和研究成果＋其他团队成员所在学科的基础知识＋促进多专业团队合作知识
专业价值观	社会工作的专业价值观	社会工作的专业价值观＋多专业团队合作价值观

（资料来源：研究者根据第五、六章的资料分析自行整理）

一、关注服务对象在日常生活中的多元需求

通常而言，单专业视角下的社会工作者是从社会工作的专业特长出发，根

据社会工作的专业特长来判断服务对象的哪些问题和需求是属于社会工作专业范围内的，并为此提供专业服务，而一些非专业范围内的问题和需求则很难进入社会工作者的视野。布卢伊特等人（Blewett et al.，2007）通过回顾其他学者对社会工作专业定义的相关研究，提炼了社会工作专业的 7 个特长：①理解个人和社会之间的动态关联；②社会工作和社会正义；③关系的转换意义；④社会工作者的使能角色；⑤社会工作者的治疗角色；⑥针对个人和社区的风险管理；⑦证据为本的专业实践。如果依据这样的介入取向，像评估老人的用药习惯和照护者的护理技巧等内容就不属于社会工作者在老人长期照护多专业团队中的服务内容。

而在本研究中，社会工作者作为整合者，他们不仅仅依据自身的专业范围评估老人的问题和需求，同时还关注老人在非专业范围内的问题和需求，以及挖掘和培育老人所拥有的能力及周围他人的非正式支持等，从老人的全人发展需求出发，与医生和护理员等其他团队成员一起综合评估老人的多元需求以及潜在的资源，并且根据综合评估的结果设计并开展综合介入服务，整合不同的专业服务和非正式支持。值得注意的是，在本研究中，作为多专业合作中的整合者，社会工作者对老人的问题和需求有着自己的观察视角和理解逻辑，具体体现在以下方面。

（1）老人的问题和需求是多层面的，包括生理、心理、社会等不同层面的需求。首先，生理层面的问题和需求包括疾病的治疗和预防、身体护理、日常照护和康复训练等；心理层面的问题和需求包括老人的认知、情绪和行为等；社会层面的问题和需求体现在社会支持网络上，包括老人的主要照顾者、家庭、邻里和社区等。值得注意的是，这三个层面的问题和需求之间是一种有机关联、循环影响的关系。当老人在生理层面出现问题时，老人的心理层面通常也会出现不同程度的认知情绪和行为问题，老人在生理和心理层面的需求和问题会给社会层面的主要照顾者和家庭带来不少压力，必要时他们也向邻里和社区寻求帮助。如果老人能够在社会层面得到有效的支持，例如获得家庭的良好照护和社区的支持，老人的生理心理问题也将得到缓解或者解决，反之，则可能会加剧老人身体状况和情绪问题的恶化，给周围他人带来更大的压力。另外，如果老人的生理或心理层面或者两个层面同时获得改善，周围他人和社会支持系统的压力也就将随之变小。也就是说，老人生理-心理-社会这三个层面的问题和需求是紧密关联在一起的，任何一个层面出现问题都会给其他两个层面带来压力，反之，任何一个层面的问题得到改善也将会带动其他两个层面的问题解决。

（2）老人的问题和需求是日常生活中的问题和需求。在本研究中，社会工作者和其他多专业团队成员走到老人的日常生活中为他们提供专业服务，例如老人所在的家庭或者社区。在这个过程中，社会工作者不能把老人的问题和需求从他的日常生活中抽离出来理解，而是要关注老人是如何与周围他人互动的，也就是说，观察老人的问题和需求是如何体现在他与周围他人之间的互动，特别是对于一些长期卧病在床的老人来说，主要照顾者、家庭和社区的支持是能否促进老人发展的关键。因此，老人的问题不仅只是他自己个人的问题，也包括周围重要他人在回应老人的问题或者满足老人的需求过程中遭遇的困难。

（3）老人的问题和需求具有阶段性和突发性。阶段性是指具有长期照护需求的老人通常患有一种疾病或者多种疾病，而这些疾病或者与这些疾病相关的日常护理具有阶段性的特征，例如阿尔茨海默病具有不同的病程特征，与此相关的服务重点也有所不同。突发性是指具有长期照护需求的老人在服务过程中容易出现一些突发状况，例如发生褥疮、跌倒、呼吸道梗塞甚至是中风等。与第一点相呼应，这些在老人生理层面发生的阶段性转变或者突发性问题也会带来老人在心理社会层面的问题和需求。

因此，作为单专业视角下的专业人员，社会工作者的服务范围取决于社会工作的专业特长，例如社会工作者在实践过程中提供心理疏导、挖掘和提升服务对象的能力、搭建社会支持网络等专业范围内的服务内容。而作为多专业合作中的整合者，社会工作者的服务范围以服务对象在日常生活中的多元问题和需求为依据，以实现服务对象的全面发展为目标，社会工作者除了提供专业范围内的服务内容，还要关注服务对象非专业范围内的问题和需求，例如协助全科医生和护理员的工作安排满足服务对象的医护需求。另外，社会工作者在多专业合作中所关注的对象不仅包括服务对象、重要的周围他人以及他们之间的互动关系，还包括多专业团队中的团队成员，特别要注重自身作为多专业团队中的一员如何融入多专业团队，和其他团队成员一起提高多专业团队的服务效能，以满足服务对象不同层面的不同发展需求。

二、注重多元合作和延伸转换

由于单专业视角下的社会工作者以社会工作专业特长为介入取向，能否消除服务对象的问题或发挥服务对象的能力就成为他们开展专业服务的主要目标。为实现这一目标，社会工作者采纳的服务方式是向服务对象提供直接的或间接的专业服务。也就是说，社会工作者在专业实践过程中只需要对服务对象负责，虽然在专业实践过程中会涉及服务对象的重要他人，但是他们常常被视为是促进服务对象改变的外部资源（童敏，2011）。

在本研究中，作为多专业合作中的整合者，社会工作者以服务对象的全人发展为服务落脚点，并且看到服务对象的多元需求是一个有机关联的整体。因此，参与多专业合作时，社会工作者依据他们对老人的问题和需求的理解，有自己的服务安排逻辑，认为多元合作和延伸转换是帮助服务对象最好的方式：①以服务对象的问题解决为导向，关注服务成效。这样就要求社会工作者和其他专业人员不能依据自身的专业特长或规范化的标准来为服务对象提供服务，并且由于服务对象的多层问题和需求是一个有机关联的整体，这也要求社会工作者在和其他专业人员合作时不能仅停留在工作任务的分工，而应该以服务对象的问题解决为焦点，彼此之间保持密切的联系和合作，包括必要的人际互动以及资源运用等，并且以问题是否解决、需求是否满足以及能力是否得到挖掘和发挥等服务成效作为考核标准。②采用多元合作的方式，整合正式和非正式的服务和资源。由于是以服务对象的问题解决为导向，加上这些问题和需求是日常生活中的问题和需求，这时只要有利于服务对象问题解决的力量和资源都可以纳入其中，既包括具有专业特长的社会工作者和其他专业人员，也包括服务对象日常生活中的周围他人（家庭成员、邻里、志愿者、社区等），他们在服务过程中是一种合作的关系，以服务对象的某个层面或某个阶段的问题为焦点，围绕着问题的发展变化开展多元合作，有时是以社会工作者为主导，有时是以其他专业为主导，有时以照护者为主导。也就是说，服务对象的问题和需求是有机关联的整体，多元合作的服务安排也是有机关联的整体。③注重不同层面、不同阶段服务的延伸转换。作为一门学科，社会工作的基本原则是"人在情境中"，它的基本逻辑是整合服务对象个人和社会方面的不同影响因素，提供一种整合的服务（童敏，2009）。因此，在多专业团队中，如何实现这些服务的延伸转换是社会工作者作为整合者的关键，包括如何预测和确定需要延伸转换的内容、形式、时间以及具体人员的安排等，特别是老人的问题和需求具有阶段性和突发性的特征，社会工作者如何与其他专业人员一起针对这一需求特征提前做好预防措施，也是其作为整合者的重要内容。因此，社会工作者作为整合者在团队中的专业效果，不仅取决于自身提供的专业服务的质量，而且也取决于不同专业服务、不同非正式支持之间的整合程度。

这些要求社会工作者除了向服务对象提供直接或间接的专业服务，还要求社会工作者意识到他们和其他团队成员仅仅是服务对象实现全面发展的一部分，如何与其他团队成员更好地合作也成为社会工作者在多专业合作中需要考虑的重点内容，并且意识到他们合作的重点不是比谁更专业，也不是消除彼此的差异，而是如何更好彼此配合，以满足服务对象的其他需求。这样，如何促进多专业团队之间的合作也成为社会工作者的服务内容。另外，社会工作者还负责积极处理好多专业合作过程中各个系统之间的关系，例如充分挖掘服务对象所在社区的相关资源、加强社区与多专业团队的合作、促进多专业团队成员之间的沟通以及服务对象与多专业团队成员之间的交流等，这些方面的改善都将有利于服务对象不同层面上不同需求的满足。

三、掌握整合功能的服务技术

作为单专业视角下的专业人员，社会工作者需要的服务技术包括建立专业关系、需求评估技术、问题解决技术、倾听与提问技术、布置任务技术以及成效评估技术等（Blewett et al.，2007），以帮助社会工作者更加科学准确地评估服务对象的问题和需求，明确社会工作者的工作范围，并在此基础上有效地设计和开展专业服务。而本研究发现，社会工作者作为多专业合作中的整合者，社会工作者除了掌握单专业视角下的社会工作者所需的服务技术外，社会工作者在多专业合作中还需要掌握团队管理与合作技术、整合微观服务和宏观服务技术以及项目规划和设计技术等服务技术，以保证多元合作和延伸转换的顺利进行。特别是运用这些服务技术整合多种服务，包括整合不同专业之间的服务，也包括整合专业服务与非专业服务，这些非专业服务包括社区的日常服务、家人的照护服务以及志愿者服务等。此外，社会工作者还需要根据多专业合作服务的开展要求，适当调整自己在直接服务中的具体技术，如为了全面评估老人的长期照护服务需求，社会工作者与全科医生和护理员一起设计《社工-护理综合需求评估表格》，调整自己的评估内容和评估方式。

四、运用多学科和多专业的基础知识

作为单专业视角下的专业人士，社会工作者开展专业服务所需的基础知识来源于自身在社会工作专业教育或社会工作职业资格考试中获取的社会工作专业基础知识，以及社会工作研究成果（Sheldon et al.，2002）。但作为多专业合作中的整合者，社会工作者开展专业服务所涉及的基础知识是多元化的知识，既包括社会工作专业基础知识和已有的研究成果，也包括多专业团队成员所在学科的基础知识和提升多专业团队合作水平的其他知识（Blewett et al.，2007）。例如，本研究中的社会工作者除了需要掌握社会工作基础知识和学会运用社会工作研究成果外，还需要掌握医护专业的基础知识、老人病理学知识、团队沟通技巧和谈判技巧等。

也就是说，社会工作者作为整合者的专业身份，也体现在他对基础知识和服务技巧的学习上，他需要且能够包容不同学科、不同专业的知识和方法，这些都为他促进多专业团队中的多元合作和延伸转化提供了基础。

五、秉持整体格局下的专业价值观

作为单专业视角下的专业人士，社会工作者遵守社会工作专业的专业价值观，包括尊重人类的基本权利、相信人的潜能、肯定关系的重要性、主张服务

对象的增能等（梅陈玉婵等，2009）。而在本研究中，社会工作者作为多专业合作中的整合者，除了坚守社会工作专业的专业价值观外，例如，社会工作者相信具有长期照护服务需求的老人仍有康复和照顾自己的能力，社会工作者也意识到，在多专业合作的专业实践中，他们需要学会从整体的角度来理解自己的专业价值观。例如，本研究中的社会工作者认识到社会工作专业服务应该是多专业合作中的一部分、社会工作的专业服务具有局限性、尊重其他团队成员在多专业团队中做出的贡献以及信任其他团队成员并承认成员之间有效沟通的重要性。

显然，在多专业合作中，社会工作者已经不能使用单专业视角下的专业服务逻辑来确立自己的专业身份，而是需要依据社会工作者在多专业合作中的服务逻辑来建构一种新的专业身份。这种服务逻辑以服务对象在日常生活中的多元需求为介入取向，注重多元合作和延伸转换，这样的服务逻辑要求社会工作者在多专业合作中不断地学习和反思参与多专业合作所需的基础知识和服务技巧等，甚至重新理解自己的专业价值观等。遵循这样的服务逻辑，并做出这些调整和改变，才能让社会工作者逐渐找到自己在多专业合作中的专业立足点，最终让社会工作者"作为多专业合作中的整合者"这一专业身份得以建立。

第三节　多专业合作中专业身份认同内涵的中西比较

为了更好地厘清"多专业合作中的整合者"这一专业身份认同在我国社会工作本土化实践中的依据，本节将结合已有文献将这种专业身份认同与西方社会工作者在多专业合作中的专业身份认同进行比较，对比两者之间的异同，并尝试分析这种异同背后的具体原因。在已有的西方文献中，社会工作者在多专业合作中的专业身份认同的常见类型包括：①照护管理者（麦克唐纳，2010）；②被边缘化的社会工作者（Mellin et al.，2011）；③跨边界者（Oliver，2013）。

一、中西方多专业合作中的专业身份认同内涵的比较

（一）中西方两者之间的相同之处

首先，他们（多专业合作中的整合者/照护管理者/跨边界者）一致认为：

①服务对象具有多重问题和需求，服务对象问题的发生不一定是单一原因；②服务对象所需的服务也不只是单一层面的，而是需要多种专业人员的协助；③服务对象需要多种服务资源的整合（林万亿，2006；Creaud et al.，2015）。也就是说，他们的专业身份认同得以确立的共同前提是服务对象的多重问题和需求，并且意识到必须通过不同专业人员的协助和服务资源的整合，才能帮助服务对象解决他们的多元需求和问题。因此，他们共同认为多专业合作是他们提供服务的重要方式，这也是社会工作者成为"多专业合作中的整合者"的基本前提。

其次，如何处理好自身与其他专业人员之间的关系是他们在服务过程中所面临的共同难题。达穆尔等人（2005）通过文献回顾，发现已有的多专业合作研究包含两个要素"合作"和"团队"，其中合作的内涵包括"分享"（sharing）、"伙伴关系"（partership）、"权力关系"（power）、"相互依赖"（interdependency）和"过程"（process），团队的内涵则包括团队的结构和团队机制两个变量，这些都将影响社会工作者在多专业合作中的实践情况和专业身份认同。也就是说，社会工作者作为团队中的一员，需要熟悉多专业合作的运作模式、团队中专业关系的处理、专业界限的识别、专业权力和专业文化的处理等内容，以便他们更好地参与其中。

另外，由于社会工作在专业发展过程中能够不断包容和吸收其他不同学科的知识和理论（童敏，2009），特别是社会工作者能够运用系统的角度来思考服务对象的问题和安排相关服务，所以，在这个过程中，社会工作者也时常被认为是多专业合作中组织间的沟通者，以及成为团队和服务对象之间的中间人等专业角色，提供个案管理服务和为服务对象提供社区资源是社会工作者在多专业合作中的主要任务之一（Mellin et al.，2011）。这与本研究中多专业合作中的整合者在服务过程中所承担的整合不同专业服务以及连结不同专业服务与非正式支持的基本内涵有相同之处。

（二）中西方两者之间的不同之处

1. 多专业合作中的整合者与照护管理者

总体而言，西方"照护管理者"的出现是为了"确认资源并能最有效地分配"（麦克唐纳，2010：35），通过完整的评估过程、个别化计划以及监督过程，为服务对象提供相应的服务和资源。因此，社会工作者在多专业合作中作为照护管理者更倾向于管理功能，是"资源协调和整合的专家"（林万亿，2006），容易成为"工作量的监控者"，社会工作者被认为是"失去专业性的一般管理者"（麦克唐纳，2010）。而本研究多专业合作中的整合者这一专业身份涵盖照护管理者这一专业身份中的功能，包括发掘和筛选服务对象、开展需求评估和撰写服务计划、链接资源、服务成效阶段评估以及结案和转介服务等。但是作为整合者的社会工作者还承担其他的服务功能，包括提供心理调适与情绪疏导和预防服务等。也就是说，照护管理者的专业身份只是多专业合作中的整合者诸多角色之一。

2. 多专业合作中的整合者与被边缘化的社会工作者

在西方的文献中，相对于其他专业，社会工作者在多专业合作中经常处于一种被边缘的位置（Beddoe，2012；Mellin et al.，2011），本研究的社会工作者在多专业合作开展专业服务初期也面临这样的处境。但是随着社会工作者逐渐以多专业合作中的整合者这一专业身份认同来开展服务时，社会工作者在多专业合作中的位置有了明显的不同，逐渐改变了社会工作者被边缘化的处境，特别是当医生和护理员都清楚地了解了社会工作者的服务功能时，他们会尊重社会工作专业，并且在一些以社会工作者为主导的服务过程中，主动协助社会工作者去完成相应的任务。也就是说，西方文献中所强调的社会工作者在多专业合作中处于被边缘化的状态不是一成不变的，随着社会工作者的专业身份的厘清和建构将发生改变，例如本研究中作为多专业合作中的整合者这一专业身份，能让社会工作者与医生和护理员等专业人员处于互为主体的平等合作关系。

3. 多专业合作中的整合者与跨边界者

跨边界者的专业身份认同强调社会工作者应该结合社会工作的专业特长和多专业合作情境来共同审视自己在多专业合作中的位置，既包括作为社会工作者专业人员的专业身份认同，也包括社会工作者作为多专业团队中的一员的专业身份认同，这一点与本研究中社会工作者作为多专业合作中的整合者的建构路径非常相似，本研究也同意这种专业身份所主张的"专业能力应该超越专业范围"的论断（Oliver，2013）。但除此之外，跨边界者更加关注社会工作者在多专业合作中的突出位置，认为多专业合作需要领导者，而对于有经验的社会工作者是个机会，对于社会工作新手也是个目标，建议社会工作者应该争取领导者的位置，以明确自身在多专业合作中的地位。

而本研究中社会工作者作为多专业合作中的整合者，并没有强调社会工作者应该作为领导者去开展多专业合作服务，而是从一个服务者的角度来审视自己的位置，整合也只是一种服务视角和服务安排逻辑，与跨边界者的专业身份认同明显不同：作为多专业合作中的整合者，他与其他专业成员之间的关系不是跨边界者所追求的领导与被领导的关系，而是多中心的合作关系，有时是以医生为主导，有时是以社会工作者为主导，有时是以护理员为主导。

二、中西方多专业合作中专业身份认同差异的原因分析

整体而言，多专业合作中的整合者这一专业身份认同之所以与西方社会工作者在多专业合作中专业身份认同有所不同，是因为中西社会工作者参与多专业合作的前提和路径有所不同。

（一）西方社会工作者参与多专业合作的前提和路径

从西方多专业合作的前提和路径来看，他们的多专业合作具有三个基本特征：①多专业合作的出现和推行是政府在管理主义下注重服务效能和生产性的结果，如何避免资源浪费和服务重叠是他们关注的焦点（Crawford，2012）；②专业之间的团队管理和人际关系互动是实现多专业合作的关键（Bronstein，2003）；③虽然不同专业之间仍存在着强弱之分，但是这些专业（包括社会工作）都已经实现专业化（D'amour et al.，2005）。

在这样的多专业合作框架下，我们也就不难理解西方社会工作者在多专业合作中所建构的专业身份认同。首先，当社会工作作为其中的一部分参与多专业合作时，社会工作者在多专业合作中的专业身份认同的理解就是社会工作如何区别于其他职业群体，如与医学和心理学，在与其他专业群体的互动中建构自己的专业身份（Payne，2006），再加上多专业合作强调管理功能，这时社

会工作者从系统角度看问题和链接资源的功能得到凸显，这也是"照护管理者"这一专业身份得到认同和发展的原因。其次，由于强调专业关系和专业地位，与医生、心理学等强势专业比起来，自然是处于被边缘化的地位。另外，为了提高自己在多专业合作中的专业地位，产生更多的专业知识和获取更多的证书成为社会工作者证明自己在多专业合作中的专业性的重要手段（Castell，1997；Beddoe，2010），这时尝试以一种"跨边界者"的概念来试图宣示自己在多专业合作中的位置的说法也得以流行。

（二）我国社会工作者参与多专业合作的前提和路径

回顾国内已有文献发现，我国社会工作者参与多专业合作的路径与西方的社会工作者参与多专业合作的路径有所不同。首先，西方的社会工作以国家和政府推动多专业合作的服务方式为前提，而我国社会工作参与多专业合作，是我国社会工作专业化和职业化发展的阶段性成果。一方面随着政府购买服务的推广，大量的社会工作机构成立，社会服务范围持续扩展，社会工作实务持续深入到不同服务领域。除了本研究所探索的老人长期照护服务领域外，还包括医务社会工作（马凤芝，2016）、精神健康社会工作（高万红、陆丽娜，2017）和禁毒社会工作（费梅苹，2016）等。另一方面，由于社会工作仍处于发展阶段，社会工作者能主导的服务资源有限，专业实践也时常需要其他专业力量的支持和配合（向羽、张和清，2014）。因此，参与多专业合作是我国社会工作专业化发展到一定阶段的成果，具有阶段性。其次，政府一直是推动社会工作专业化和职业化发展重要力量，一方面作为购买方和管理者的政府积极推动社会工作自身专业发展，另一方面政府也在创新社会治理的过程中，提出多个部门之间加强协调合作的要求。2012 年，中央组织部等 19 个部委和群团组织联合发布《社会工作专业人才队伍建设中长期规划（2011—2020 年）》，共同对加快推进我国社会工作专业人才队伍建设提出纲领性指导。因为当代的社会服务，已不再是假设单一的社会服务部门可透过一种相对标准化的服务供给就能满足需求，而是逐渐被认为是要靠不同的组织连结与合作（Trevilion，1999）。在这样的处境下，社会工作者面临与其他不同社会组织和社会服务部门之间的合作，如何加强与这些组织和部门彼此之间的协调合作，成为社会工作在本土专业实践过程中的重要内容。可以说，社会工作参与多专业合作具有明显的政策导向性。

在这样的框架下，社会工作者参与本土的多专业合作，既要关注社会工作自身专业化和职业化发展，同时也需要在与社会服务组织和服务管理部门之间的关系中考量自己的专业身份。因此，多专业合作中的整合者，不仅要提供专业服务，包含照护管理者等提供的专业服务，同时也要考量自身与这些服务组织和政府部门之间的关系，而处理专业成员之间的关系只是他在发展过程中诸多挑战之一。可以说，多专业合作中的整合者这一专业身份比西方的照护管理者和跨边界者有着更加丰富的内涵，是对社会工作的本土实践要求的具体回应。

综上，我国社会工作者参与多专业合作的过程具有两个基本特征：①阶段性，参与多专业合作是我国社会工作专业化和职业化阶段性成果；②政策导向性，得益于政府创新社会治理所提出的加强不同部门之间协调合作的要求。

第四节　多专业合作中专业身份认同与我国社会工作专业化发展

一、目前我国社会工作专业化发展面临的挑战

我国社会工作参与多专业合作具有阶段性和政策导向性，与我国的社会工作专业化进程已经由专业快速发展期转向质量提升期密切相关。2012 年，中央组织部等 19 部委和群团组织联合出台《社会工作专业人才队伍建设中长期规划（2011—2020 年）》，为中国社会工作的职业化和专业化发展提供了纲领性的指导原则，对专业化要求也越来越高，并出现一些新挑战。

第一，社会工作专业服务正处于从解决简单问题到处理复杂问题的转变阶段。社会工作者开始向具有"生理-心理-社会"多层服务需求的服务对象和家庭提供多样化专业服务（周原瑾，2016），包括情绪疏导、心理支持、社会资源联络等服务（朱倩华，2014），为癌症患者提供支持系统（许丽英，2013）和向老人和癌症患者等提供临终关怀服务（王卫平，2014；程明明，2016）。在这个过程中，社会工作者的专业身份也发生转变，一方面，社会工作者需要

作为直接服务的提供者，参与哀伤辅导等直接服务（赵芳等，2015），另一方面，社会工作者需要作为整个支持系统的协调者，从整体的视角把握服务对象和其家庭存在的问题和需求，并关注整个系统的内部关联和互动模式（许丽英，2013），另外，社会工作者还需要重视持续及时的跟进服务，处理服务对象在不同阶段的发展需求（许丽英，2013；王卫平等，2014）。程明明（2016）用"面面俱到"的善终"多面手"来形容社会工作者在临终关怀专业服务中处理复杂问题的服务形象，并指出这种专业身份急需得到认同，才能发挥社会工作者在跨学科临终关怀专业团队中的有效作用。

第二，社会工作专业服务正由单专业实践转向多专业合作。社会工作者对于复杂问题的处理必然会涉及与不同专业人员之间的合作，唐咏和魏惠兰（2011）探索了社会工作者与医护人员在医院场景中的合作状况，向羽和张和清（2014）基于 SD 中心的实践，提出社会工作者应保持多元、包容、合作和整合的思维与不同的专业人员开展多元合作。费梅苹（2016）也指出形成禁毒社会工作者与禁毒民警、医务社会工作者、心理卫生工作者和社区网格员等其他禁毒社会力量的协同机制是社会工作者提升专业成效的关键。不过，由于我国社会工作仍处于专业发展阶段，服务对象及其家庭、与其合作的工作人员以及其他相关人员对社会工作者比较陌生，他们的专业身份将无可回避地面临挑战，并且社会工作者与其他专业人员之间的合作模式有待探索（朱倩华，2014）。

第三，社会工作专业服务开始由单一部门购买转向多部门协调推进。例如，2016 年 12 月，国家卫生计生委等 22 个部门共同印发《关于加强心理健康服务的指导意见》，明确要积极使用社会工作者，并且指导社会工作者与心理工作者和其他社会力量开展合作。接着，2017 年，民政部、财政部、卫生计生委和中国残联联合出台《关于加快精神障碍社区康复服务发展的意见》，搭建跨部门合作机制和开放式服务平台。在这个过程中，注重不同服务组织和管理部门之间的协同合作成为社会工作专业服务与体制结合的焦点。如何盘点、整合社区内外资源以及各种服务组织的资源，包括正式资源，如政府或志愿服务部门所提供的服务，也可能是非正式资源，如家庭、邻居或朋友所提供的服务，成为社会工作者将要面临的重要问题（向羽等，2016）。

二、多专业合作中专业身份认同对我国社会工作专业化发展的影响

综上，随着我国社会工作专业化进入质量提升期，社会工作者面临新的挑战，包括正处于从处理简单问题到解决复杂问题的转变阶段、从单专业实践转向多专业合作以及由单一部门购买转向多部门协调推进。不过对于社会工作者而言，这些挑战也是一种机会，因为社会工作是一门关注心理社会层面的学科（Auslander，2001），如果能够运用这一专业特长来应对以上挑战，也是社会工作深入本土实践的有效尝试。

首先，面对解决复杂问题的挑战，我们知道心理社会层面的问题也只是人的问题的一部分，当社会工作者想要延伸发展这一层面的问题或者处理该层面更复杂的问题时，则可能涉及其他层面问题的处理（童敏，2012），而社会工作者自身无法应对所有的问题，这时社会工作者就需要和其他专业人员一起合作。例如，需要和精神健康医生等一起处理精神疾病患者在心理层面的复杂问题（童敏，2012）。而如果是社会层面，服务对象所处的社会关系比较复杂，例如涉及法律的话，社会工作者则需要与法律专业的工作人员开展合作（张善根，2011）。也就是说，社会工作者其实是基于心理社会的基本视角，立足于"中间人"的位置（黄昱得，2014），同时关注心理社会层面。如果遇到的是比较简单的问题，他可以自己应对，但是如果面临比较复杂的问题，他则需要与其他专业人员一起合作。

其次，面对多专业合作的挑战，"如何使他们一起工作"则成为社会工作者的重要任务（Whittington，2003），涉及服务目标的整合（Crawford，2012）、专业知识的整合（Way et al.，2000）、信息的共享和资源的整合（Anning et al.，2010）等。本研究探索了社会工作者在多专业合作的实践过程，发现社会工作者可以是也应该是多专业合作中的整合者，协调不同专业人员之间的合作，并指出这种协调的关键是肯定和鼓励多样性表达，在实务过程中保持"对话"，同时致力于使诸方进入和处于这样的对话之中（陈涛，2012）。只有这样，社会工作者才能更好地把握自己与其他专业之间的关系，学会从多专业合作的角度来考察自己的专业性，进而适应多专业合作的实践环境。

再次，面对不同部门联合推进的挑战，特别是政府提出社会工作者需要深入到不同的管理部门和服务机构中开展专业实践的要求，这要求社会工作者在促进各部门服务之间的衔接配合和不同服务领域之间融合发展中发挥自己的专业优势，同时也需要社会工作者从系统的角度和制度安排来思考自己的服务位置和服务安排。本研究发现在这样的转变中，对于社会工作者来说，是个不小的挑战，因为目前我国社会工作的专业服务基础比较薄弱，社会工作者只有通过运用整合的思维，进行专业创新、转换日常服务以及链接微观服务和宏观服务，才能更好地应对挑战。

综上，我国社会工作者参与多专业合作，表面上是专业身份认同的建构，实质上是不断提升自身服务成效的过程，是本土社会工作者能够处理复杂问题和促进多部门协作的扎根过程，这是符合政策导向的，能真正落根本土。

第五节　本研究的局限

综合这一章的讨论可知，社会工作者在多专业合作的专业身份绝对不只是为了解决某个实际问题而开展的不同专业之间的分工合作。这种专业身份认同的确立不仅需要社会工作者依据注重多元合作和延伸转换的服务逻辑来看待自己，还需要社会工作者采用多元的观察视角来审视多专业合作以及自身与多专业合作之间的关系。只有经过这些调整和改变，社会工作在多专业合作中的位置才能确立，社会工作者作为"多专业合作中的整合者"才能得以建构。而本研究对这一专业身份认同的提炼，不仅是为了回应本土社会工作专业实践中逐渐增多的多专业合作需求，也是为了试图丰富社会工作理论本土化的相关研究，以此为社会工作者在多专业合作中的专业实践提供理论指导。最后，本节针对研究对象、研究方法以及研究设计等三个方面，总结本研究的不足，并提供未来研究可改进的方向。

一、研究对象上的局限

（一）选取其他多专业合作服务领域的社会工作者为研究对象

本研究选取老人长期照护服务为具体的参考范围，考察社会工作者在老人长期照护多专业团队中建构专业身份认同的过程，以尝试探索社会工作在多专业合作中的服务逻辑。这样的选择安排能够让研究者深入探索社会工作者在多专业团队的实践过程及其建构专业身份认同的过程。但是，这样的研究结论可以解释的范围，很有可能只局限于老人长期照护服务领域。因此，研究者希望未来的研究者，可以到其他具有多专业合作需求的服务领域开展相关研究，以更好地提炼社会工作在多专业合作中的专业基础和服务逻辑。

（二）把研究对象的个人因素纳入研究范围

因社会工作者的高离职率，以及资料获取路径和时间压力等因素，本研究只是把社会工作者群体作为研究对象，而在很大程度上忽略了社会工作者个人的家庭背景、学习经历、受教育程度和宗教信仰等同样会对社会工作者的专业身份认同产生影响的因素，这是本项研究的遗憾之一。因此，本研究在此做出特别说明，本研究没有对这些因素进行讨论并不代表这些因素的影响力较小，这些因素反而是本研究可以继续扩展和延伸的地方。

二、研究方法上的局限

本项研究是研究者第一次采用扎根理论的研究方法开展长时间的跟踪研究。无论是从对扎根理论研究方法的方法论基础的理解，还是对研究方法的操作程序的运用，都显得不够深入和熟悉。研究者在研究过程中时常担心自己对研究方法的理解是否正确，经常反思自己的操作是否得当。

（一）对文献回顾的处理是否得当

关于研究工作开展前是否需要进行文献回顾，不同的扎根理论学者有不同的见解。本研究选择的是斯特劳斯和科尔宾的程序化版本，在研究前后都开展了文献阅读工作，并把文献资料用于研究分析。但是，能否在分析过程中做到与所得的资料相互验证是一个极其考验研究者能力的工作。研究者在阅读与运用文献过程中尽量小心，希望自己不要被已有文献牵着鼻子走，但实际情况如何，甚难定夺。

（二）开放编码上遇到的困难

开放编码是研究者通过提问和不断比较的方式对研究资料进行分析，以提炼研究资料中的概念。在这个过程中，研究者面对大量的研究资料，不免担心自己的分析是否会受已有概念、偏见和假设等的影响，妨碍自己从资料里看出重要的东西。在这个过程中，研究者抱着担忧的心情，不断提醒自己要严格遵循研究操作程序，尽量减少来自以往经验的影响。

（三）选择编码上可能存在的不足

在开放编码和主轴编码的基础上进行选择编码，在零碎的描述性概念中找出分析性的故事主线，以实现研究的理论性解释工作，在这个过程中，能否做到每一概念的充分饱和，以及保证概念与资料的一致性，直到研究结束的今天，研究者依然诚惶诚恐。

三、研究设计上的局限

有学者认为专业身份认同是一个发展历程，源于孩童时期且伴随人的一生，包括学前教育、学习、工作和退休等阶段（Jenrill，2008）。本研究只选择了社会工作者在多专业团队中的工作阶段进行考察和分析。因此，本研究的研究发现和理论解释的范围也局限于工作阶段。如果有时间和精力，研究者希望能够进一步扩展社会工作者的专业身份在其他阶段的特征，特别是与工作阶段联系密切的学习阶段。

专业身份认同作为一个宽广的概念，包含不同的概念和影响因素，且会随着环境的改变而发生改变，这些导致已有研究无法使用单一变量来描述和测量专业身份认同。但是从研究结果来看，研究者发现至少可以从个人、专业和组织三个基本层面来理解专业身份认同，特别是从专业层面的专业技术、专业方法和专业价值观等方面可以设置一些量化指标。因此，如果有足够的时间和精力，研究者希望后续研究能抽取一些有关专业身份认同的量化指标，开展部分量化研究，与已有的质性研究互相补充，进一步完善有关专业身份认同的研究。

参 考 文 献

安·麦克唐纳，2010，老人社会工作[M]. 施振典，等译. 台北：心理出版社股份有限公司：35-90.

安秋玲，2010. 社会工作者职业认同的影响因素[J]. 华东理工大学学报（社会科学版）（2）：39-47.

蔡菲菲，等，2014. 基于内容分析法对老年长期护理定义的基本元素解析[J]. 护理学杂志（3）：10-14.

蔡屹，张昱，2013. 定位：医务社会工作的发展策略研究——以上海为例[J]. 华东理工大学学报（社会科学版）（5）：30-38.

曹艳春，王建云，2013. 老年长期照护研究综述[J]. 社会保障研究（3）：56-65.

陈丽芳，等，2013. 多专业团队服务形式在老年长期照护实践中的应用[J]. 护理管理杂志（7）：471-472.

陈娜，王长青，2017. 基于 SWOT 分析的城市新弱势社区医养结合居家养老模式[J]. 中国老年学杂志（37）：505-507.

陈鹏宇，2016. 协同治理视域下我国老人长期照顾模式问题的思考[J]. 法制与社会（5）：181.

陈奇春，2015. 如何为长期卧床老人组织跨专业服务[J]. 中国社会工作（5）：30-31.

陈清丹，2005. 社会工作专业学生对专业认同的调查——对北京地区三所高校的调查研究[J]. 中华女子学院学报（1）：62-65.

陈淑嫒，2009. 医务社会工作者参与专业团队之困境与调适策略研究[J]. 静宜大学硕士学位论文.

陈涛，2008. 社会工作者在汶川地震后的调解者角色：机会与限制——以在四川某地围绕遇难学生家长工作的介入行动为例[M] //王思斌，中国社会工作研究（第六辑）. 北京：社会科学文献出版社：1-19.

陈涛，2011. 社会工作专业使命的探讨[J]. 社会学研究（6）：211-237.

陈伟，2012. 英国社区照顾之于我国"居家养老服务"本土化进程及服务模式的构建[J].

南京工业大学学报（社会科学版）（1）：93－99.

陈伟，黄洪，2012. 批判视域下的老年社会工作：对社区居家养老服务的反思[J]. 南京社会科学（1）：70－77.

陈钟林，2009. 社会工作者在社区居家养老中的作用[J]. 社会工作（上半月：实务）（3）：9－10.

程明明，2015. 善终的"多面手"：美国临终关怀社会工作者专业角色研究——兼论对我国临终关怀社会工作专业服务的启示[M] //王思斌，中国社会工作研究（第13辑）. 北京：社会科学文献出版社：200－219.

慈勤英，2013. 专业认同：社会工作专业培养体系的建构[J]. 社会工作（6）：21.

戴诗，2014. 运用增能理论视角探析城市社区失能老人的居家养老模式[J]. 社会福利：理论版（2）：21－24.

戴卫东，2011. 老年长期护理需求及其影响因素分析——基于苏皖两省调查的比较研究[J]. 人口研究（4）：85－93.

丁继红，2015. 长期护理保障制度建设刻不容缓[J]. 探索与争鸣（12）：35－36.

丁一，2014. 我国失能老人长期照护模式构建研究[J]. 首都经济贸易大学博士学位论文.

窦影，2014. 中国老年社会工作的历史与发展[J]. 社会工作（1）：25－31.

费梅苹，2016. 禁毒社会工作十年发展回顾与反思[M] //王思斌、邹文开，回顾、反思、展望——中国社会工作辉煌发展的十年. 北京：中国社会出版社，157－189.

费小冬，2008. 扎根理论研究方法论：要素、研究程序和评判标准[J]. 公共行政评论（3）：23－43.

付再学，2007. 小组工作方法在老年人社会工作中的应用[J]. 北京科技大学学报（社会科学版）（23）：13－15.

傅秀媚，2002. 早期疗育中跨专业团队评估模式相关问题研究[J]. 特殊教育学报（16）：1－22.

高万红，陆丽娜，2017. 精神科社会工作实践研究——以昆明Y医院为例[J]. 浙江工商大学学报（4）：109－117.

耿蕾，2005. 论老年长期护理保险的开发[J]. 保险职业学院学报（1）：30－32.

顾东辉，2016. "三社联动"的内涵解构与逻辑演绎[J]. 学海（3）：104－110.

顾东辉，金红，2006. 系统与场境：上海社会工作评估机制之研究[M] //王思斌，北京：中国社会工作研究（第四辑）. 北京：社会科学文献出版社：108－128.

郭伟和，2004. 越轨青少年社会干预的基本倚重和工作策略[J]. 中国青年研究（第4期）：19－32.

郭伟和，范燕宁，席小华，2006. 优势为本的青少年社区整合干预模式探索——以杨宋社区案例为基础的行动研究[J]. 王思斌，北京：中国社会工作研究（第四辑）. 北京：社会科学文献出版社：69 - 92.

何淑萍，等，2008. 专业团队运作之反思[J]. 特教论坛（4）：47 - 55.

胡宏伟，等，2015. 中国老年长期护理服务需求评估与预测[J]. 中国人口科学（3）：79 - 89.

黄少宽，2013. 国外城市社区居家养老服务的特点[J]. 南方人口（8）：83 - 88.

黄宛玲，2012. 儿少安置机构社工与咨商心理之跨专业合作经验[J]. 台北教育大学硕士学位论文.

黄秀云，2009. 从工作分析谈社会工作者在老人长期照顾机构中的角色[J]. 社区发展季刊（12）：281 - 296.

黄昱得，2014. 我思故我在：论精神医疗 社会工作者的知识论思辨能力[J]. 台大社工学刊（30）：187 - 226.

季卫东，昌红芬，方文莉，等，2008. 关于建设有中国特色社区精神卫生服务体系的思考[J]. 临床心身疾病杂志（14）：543 - 545.

荆涛，2007. 对我国发展老年长期护理保险的探讨[J]. 中国老年学杂志（3）：295 - 298.

荆涛，2010. 建立适合中国国情的长期护理制度模式[J]. 保险研究（4）：77 - 82.

敬乂嘉，陈若静，2009. 从协作角度看我国居家养老服务体系的发展与管理创新[J]. 复旦学报社会科学版（5）：133 - 140.

李建平，周绍斌，2009. 老年长期照料需求与我国护理学专业的应对[J]. 中华护理杂志（4）：327 - 329.

李珺，2016. 老年社会工作者职业认同影响因素及应对策略[J]. 新西部（5）：9 - 10.

李茂森，2009. 自我的寻求——课程改革中的教师身份认同研究[J]. 华东师范大学博士学位论文.

栗克清，张云淑，张勇，等，2014. 重性精神疾病医院社区一体化管理模式的实践与探索[J]. 精神医学杂志（1）：47 - 49.

梁潇云，2013. 关注存在意义：临终者的死亡焦虑与社会工作的介入[J]. 华东理工大学硕士学位论文.

廖鸿冰，李斌，2014. 社会工作介入社区居家养老服务研究[J]. 湖南社会科学（6）：121 - 124.

廖敏，2015. 合作供给居家养老服务研究——以长沙市天心区为例[J]. 人民论坛（14）：241 - 243.

廖正涛，2013. 社会工作专业认同感及其影响因素研究——以四川地区高校为例[J]. 西南民族大学学报（人文社会科学版）（11）：187－190.

林秋莹，2014. 跨专业团队合作照护中医务社会工作角色之研究[J]. 台湾暨南大学硕士学位论文.

林万亿，2006. 当代社会工作理论与方法[M]. 台北：五南图书出版有限公司.

林易沁，2008. 小型养护机构社工员专业角色发展历程之初探[J]. 台湾政治大学硕士学位论文.

刘敏，徐南，2013. 偏差行为反思：从实证主义到建构主义[J]. 学术探索（8）：78－83.

刘贞谊，2012. 早期疗育社会工作者核心能力之建构[J]. 东海大学硕士学位论文.

鲁於，杨翠迎，2016. 我国长期护理保险制度构建研究回顾与评述[J]. 社会保障研究（4）：98－105.

陆飞杰，2011. 上海市社会工作者职业倦怠的影响因素与对策探析[J]. 华东师范大学硕士学位论文.

路幸福，杜凤，2013. 高校社会工作学生专业认同的困惑与对策[J]. 宜宾学院学报（4）：97－101.

罗敏敏，2016. 专业团队模式在美国学校社会工作中的实践[J]. 当代青年研究（6）：111－116.

罗楠，张永春，2012. 居家养老的优势和政府财政支持优化方案研究——以西安市为分析样本[J]. 福建论坛（人文社会科学版）（5）：178－182.

吕学静，丁一，2014. 国外老年人长期照护制度研究述评[J]. 山西师大学报：社会科学版（1）：65－70.

马凤芝，2016. 社会治理创新背景下中国医务社会工作十年发展报告[M] // 王思斌，邹文开，回顾、反思、展望——中国社会工作辉煌发展的十年. 北京：中国社会出版社，201－223.

马鸿杰，等，2007. 老年长期护理保险研究[J]. 统计与决策（20）：124－126.

梅陈玉婵，等，2009. 老年社会工作. 上海：格致出版社.

苗艳梅，林霞，2014. 高层次青年社工人才培养状况调查[J]. 中国青年政治学院学报（4）：72－76.

乜琪，2011. 服务对象对社会工作的职业认同研究——对北京、上海两地服务对象的调查[J]. 新视野（1）：79－81.

诺兰·麦克，2004. 老人照护工作：护理与社工的专业合作[J]. 万育维译. 台北：洪叶文化出版社：63.

潘建雷，2006. "身份认同政治"：研究回顾与思考[M] // 张静，身份认同研究. 上海：

上海人民出版社.

潘显光，冉丕鑫，1991. 老年长期下呼吸道感染患者肺泡灌洗液中溶菌酶检测的意义[J].
老年学杂志（5）：176 - 178.

彭荣，2009. 国内外长期护理保险研究评述[J]. 合作经济与科技（1）：64 - 66.

祁峰，2010. 我国城市居家养老研究与展望[J]. 经济问题探索（11）：119 - 123.

任苒，高倩，2014. 国外老年长期护理发展模式及对中国的启示[J]. 医学与哲学：人文社
会医学版（9）：18 - 20.

沈东，2015. 社会工作研究综述[J]. 重庆社会科学（10）. 120 - 126.

宋丽玉，等，2008. 社会工作理论：处遇模式与案例分析. 台北：洪叶文化事业有限公司.
253 - 276.

隋玉杰，贾冰云，2016. 老年社会工作的发展现状与未来展望[M]. 王思斌，邹文开，回
顾、反思、展望——中国社会工作辉煌发展的十年. 北京：中国社会出版社：102 - 112.

孙楚凡，杜娟，2012：老年痴呆症家庭照顾者的研究现状[J]. 中国老年学杂志（10）：
2204 - 2206.

谭富生，1988. 褥疮的防治[J]. 中国康复医学杂志（2）：90 - 92.

谭卫华，薛国栋，2011. 社会工作者在居家养老服务中作用的思考[J]. 福建医科大学学报
（哲学社会科学版）（12）：10 - 13.

唐咏，魏惠兰，2011. 个案管理模式兴起及其在医务社会工作中的启示 ——以癌末病患照
顾者为例[J]. 社会工作（6）：46 - 50.

唐咏，徐永德，2013. 中国高龄老年人长期照护实务研究的挑战、回应和反思[J]. 老龄科
学研究（60）：28 - 35.

陶家俊，2004. 身份认同导论[J]. 外国文学（2）：37 - 44.

童敏，2009a. 社会工作本质的百年探寻与实践[J]. 厦门大学学报（哲学社会科学版）
（5）：60 - 67.

童敏，2009b. 流动儿童应对学习逆境的过程研究——一项抗逆力视角下的扎根理论分析
[M]. 北京：中国社会科学出版社.

童敏，2011. 社会工作专业服务的规划与设计[M]. 北京：社会科学文献出版社.

童敏，2012. 生理-心理-社会的结合还是整合？——精神病医院社会工作服务模式探索
[J]. 华东理工大学学报（社会科学版）（27）：1 - 7.

童敏，2016. 中国本土社会工作发展的专业困境及其解决路径——一项历史和社会结构的
考察[J]. 社会科学辑刊（4）：42 - 47.

童敏等，2008. 社会工作实习指南[M]. 北京：高等教育出版社.

童星，2015. 发展社区居家养老服务以应对老龄化[J]. 探索与争鸣（8）：69 - 72.

王思斌，1995. 中国社会工作的经验与发展[J]. 中国社会科学（2）：97 - 106.

王卫平，谭卫华，郑立羽，2014. 社会工作介入临终关怀服务探讨——以某医科大学社工
介入临终关怀服务为例[J]. 福建论坛（人文社会科学版）（8）：175 - 179.

王文彬，余富强，2014. 社会建构理论视角下的社会工作者身份认同研究——以深圳市社
会工作者为例[J]. 社会工作（6）：57 - 66.

魏燕希，2013. 社会工作者职业认同现状调查研究[J]. 学理论（17）：66 - 67.

文军，刘昕，2015. 近八年以来中国社会工作研究的回顾与反思[J]. 华东理工大学学报
（社会科学版）（6）：1 - 12.

邬沧萍等，2001. 老年人长期照料护理的社会政策和产业开发刍议[M]. 北京：华龄出
版社.

吴蓓，徐勤，2007. 城市社区长期照料体系的现状与问题——以上海为例[J]. 人口研究
（3）：61 - 70.

吴玉韶，等，2014. 中国老龄产业发展报告[M]. 北京：社会科学文献出版社.

向羽，张和清，2014. 多元合作的社会工作实践——基于 sd 中心的个案研究[J]. 社会工
作与管理（14）：24 - 34.

谢佩芳，2013. 家庭暴力事件服务处社工专业认同形塑的探究[J]. 台湾师范大学硕士学位
论文.

徐震等，2014. 社会老年学：老年人口的健康、福利与照顾[J]. 台北：洪叶文化事业有限
公司：51 - 99.

许丽英，2013. 社会工作介入癌症患者支持系统的探讨[J]. 福建医科大学学报（哲学社会
科学版）（4）：31 - 34.

许艳丽，2015. 社会工作介入居家养老服务：问题与发展路径[J]. 中国民政（15）：30 - 31.

杨旭华，杨瑞，2014. 专业社会工作者职业认同的结构与分析——以北京市为例[J]. 北京
航空航天大学学报（社会科学版）（6）：15 - 20.

姚春晖，2015. 关于"学生专业认同的影响因素与发展策略"的文献综述[J]. 知识经济
（23）：109 - 110.

叶庭凤，2010. 台北市早期疗育综合服务中心服务整合之研究[J]. 台北教育大学硕士学位
论文.

叶至诚，2012. 老人长照政策[J]. 新北：扬智文化事业股份有限公司：120 - 216.

尹尚菁，杜鹏，2012．老年人长期照护需求现状及趋势研究[J]．人口学刊（192）：49－56．

尤幸玲，1993．医务社会工作者参与医疗团队及其角色关系之研究[J]．东海大学硕士学位论文．

余瑞萍，2008．中国本土处境下社会工作专业实习督导方法与学生的专业成长[J]．厦门大学硕士学位论文．

张玲芝，2014．台湾长期照顾见闻和启示[J]．老年护理管理（14）：19－21．

张善根，2011．司法社会工作的功能定位及其范畴——以未成年人的司法保护为中心[J]．青少年犯罪问题（5）：45－49．

张淑华等，2012．身份认同研究综述[J]．心理研究（5）：21－27．

张晓青，徐成龙，2010．国外老年长期护理产业发展及对中国的启示[J]．西北人口（3）：17－22．

张秀君，2010．优势视角下社会工作对居家养老的介入[J]．经营管理者（21）：223．

张秀玉，2013．从生态系统观点探究影响早期疗育专业团队协同合作之因素[J]．身心障碍研究（4）：262－274．

张学东，2014．社会工作承运中政府与机构的契约关系及重构[J]．社会工作（3）：3－9．

张昱，2008．个体社会关系是社会工作的基本对象——灾后社会工作的实践反思[M]//王思斌，中国社会工作研究（第六辑）．北京：社会科学文献出版社：22．

赵芳，刘潇雨，2014．医务社会工作中儿童临终关怀的理论与实践——以一位血液病患儿的临终关怀为例[M]//王思斌，中国社会工作研究（第12辑）．北京：社会科学文献出版社：53－73．

赵丽宏，2011．社会工作介入居家养老服务的必要性[J]．经济师（50）：59－60．

赵丽宏，杜玮，2011．构建社会工作视角下的居家养老服务模式[J]．学术交流（12）：152－155．

赵猛，2013．社会工作者的职业认同现状及影响因素研究[J]．山东大学硕士学位论文．

赵一红，2012．基于社会系统论的视角：社会工作三大方法的整合运用——以社区社会工作模式为例[J]．中国社会科学学院研究生院学报（3）：128－133．

周春山，李一璇，2015．发达国家（地区）长期照护服务体系模式及对中国的启示[J]．社会保障研究（2）：83－90．

周原瑾，2016．社会工作者参与发展健康照顾多专业合作评估框架的实践过程研究——一项痴呆症社区综合服务项目中的参与式行动研究[J]．厦门大学硕士学位论文．

朱倩华，2014．外科专科护士和医务社工合作模式在乳腺癌患者中的应用[J]．中外医学研究（12）：106－107．

卓彩琴，2012. 社会工作专业三赢实习模式建构与实践——N 大学社会工作专业实习行动研究[J]. 教育教学论坛（2）：15 - 17.

卓彩琴，2013. 系统理论在社会工作领域的发展脉络及展望[J]. 海学刊（3）：113 - 119.

Abramson J S，Mizrahi T，1996. When Social Workers and Physicians Coll-aborate：Positive and Negative Interdisciplinary Experiences[J]. Social Work41（3）：270 - 281.

Adams K，Hean S，Sturgis P，2006. Investigating the Factors Influencing Professional Identity of First-year Health and Social Care Students[J]. Learning in Health and Social Care5（2）：55 - 68.

Albrecht D G，2001. Getting Ready for Older Workers[J]. Workforce80（2）：56 - 60.

Anning A，Cottrell D，Frost N，2010. Developing Multiprof-essional Teamwork for Integrated Children's Services：Research，Policy and Practice[M]. Bershire：Open University Press.

Auslander G，2001. Social Work in Health Care：What Have We Achieved? [J]. Journal of Social Work1：201 - 222.

Bailey D，2012. Interdisciplinary Working in Mental Health[J]. New York：Palgrave Macmilllan.

Barrett G，Keeping C，2005. The Process Required for Effective Interprofessional Working [M] //Barrett G，Sellman D，J Thomas，Interprofessional Working in Health and Social Care：Professional Perspectives. Basingstoke：Palgrave Macmillan.

Beddoe L，2010. Building Professional Capital：New Zealand Social Workers and Continuing Education[J]. Unpulished PHD Thesis，Deakin University.

Beddoe L，2011. Health Social Work：Professional Identity and Knowledge[J]. Qualitative Social Work12（1）：24 - 40.

Bemak F，2000. Transforming the Role of the Counselor to Provide Leadership in Educational Reform through Collabration[J]. Professional School Counselling，3：323.

Bere S R，2003. Evaluating the Implications of Complex Interprofessional Education for Improvements in Collaborative Practice：A Multidimensional Model[J]. British Educational Research Journal，29（1）：105 - 124.

Blewett J，Lewis J，Tunstill J，2007. The Changing Roles and Tasks of Social Work：A Literature Informed Discussion Paper[J]. A Crisis in Care.

Bronfrenbrenner U，1979. the Ecology of Human Development：Experiments by Nature and

Design[J]. Cambridge Mass: Harvard University Press.

Bronstein L R, 2003. A Model for Interdisciplinary Collaboration[J]. Social Work48 (3): 297 – 306.

Campbell J C, Ikegami N, 2000. Long-Term Care Insurance Comes To Japan: A major departure for Japan, this new program aims to be a comprehensive solution to the problem of caring for frail older people[J]. Health affairs, 19 (3): 26 – 39.

Careau E, Briere N, Houle N, 2015. Interprofessional collaboration: development of a tool to enhance knowledge translation[J]. Disability and rehabilitation, 37 (4): 372 – 378.

Castells M, 1997. The Power of Identity[J]. Massachusetts: Blackwells.

Charmaz K, 1995. Grounded Theory[M] //Smith J A, Harre R, Van Langenhove L, Rethinking Methods in Psychology. Thousand Oaks, CA: Sage.

Clark P G. Social, professional, and educational values on the interdisciplinary team: Implications for gerontological and geriatric education[J]. Educational Gerontology: An International Quarterly, 1994, 20 (1): 35 – 51.

Clark P G. Evaluating an interdisciplinary team training institute in geriatrics: implications for teaching teamwork theory and practice[J]. Educational Gerontology, 2002, 28 (6): 511 – 528.

Connolly P, 1995. Trandisciplinary Collaboration of Academia and Practice in the Area of Serious Mental Illness[J]. Australian and New Zealand Journal of Mental Health Nursing4: 168 – 180.

Corbin J, Strauss A L, 1990. Grounded Theory Research: Procedures, Canons, and Evaluative Criteria[J]. Qualitative Sociology13 (1). 3 – 21.

Crawford K, 2012. Interprofessional Collaboration in Social Work Practice[M]. London: SAGE Publications Ltd.

Crowther D, Green M, 2004. Organisational Theory[M]. CIPD Publishing.

D'amour D, Frrrada V M, 2005. The Conceptual Basis for Interprofessional Colla-boration: Core Concepts and Theoretical Frameworks [J]. Journal of Interprofessional Care19 (sup1): 116 – 131.

Department of Health (Doh), 2001, The National Service Frameworks for Older People [M]. London: Doh.

Ellingson L, 2005. Communicating in the Clinic: Negotiating Frontstage and Backstage

Teamwork[M]. Cresskill，NJ：Hampton Press.

Emilsson U M，2013. The Role of Social Work in Cross-Professional Teamwork：Examples from an Older People's Team in England[J]. British Journal of Social Work43（1）：116 - 134.

Flexner A，1915. Is social work a profession? [J]. Paper presented at the National Conference of Charities and Correction at the Forty-Second Annual Session，Baltimore，MD.

Foucault M，1980. Power/Knowledge：Selected Interviews and Other Writings，1972 - 1977[J]. Pantheon.

Freeth D，Ayida G，Berridge E，2006. Multidisciplinary Ob-stetric Simulated Emergency Scenarios[J]. Journal of Interprofessional Care20：98 - 104.

Gergen K J，2009. Realities and Relationships：Soundings in Social Construction[M]. Harvard University Press.

Germain C B，Gitterman A，1980. Introduction to the Life Model of Social Work Practice [J]. New York：Columbia University Press.

Germain C B，Gitterman A，2008. The Life Model of Social Work Practice（3eds）[M]. New York：Columbia University Press.

Gibelman M，1999. The Search for Identity：Defining Social Work：past，present，future [J]. Social Work44（4）：298 - 310.

Gitlin L N，Lyons K J，Kolodner E，1994. A Model to Build Collaborative Research Educational Teams of Health Professionals in Gerontology[J]. Educational Gerontology20（1）：15 - 34.

Gitterman A，2014. Social Work：a Profession in Search of its Identity[J]. Journal of Social Work Education50（4）：599 - 607.

Gitterman A，Knight C，2013. Evidence-guided Practice：Integrating the Science and Art of Social Work[J]. Families in Society94（2）：70 - 78.

Glaser B G，Strauss A，1965. Awareness of Dying[J]. Chicago：Aldine.

Glaser B G，Strauss A，1967. the Discovery of Grounded Theory：Strategies for Qualitative Research[M]. Chicago：Aldine.

Glaser B G，1978. Theoretical Sensitivity[M]. San Francisco：The Sociology Press.

Glaser B G，1992. Basics of Grouned Theory Analysis：Emergence Vs Forcing[J]. Mill Valley，Calif：Sociology Press.

Glaser B，Suter E，2016. Interprofessional Collaboration and Integration as Exper-ienced by

Social Workers in Health Care[J]. Social Work in Health Care55 (5): 395 - 408.

Goffman E, 1978. The Presentation of Self in Everyday Life [J]. London: Harmon's Worth.

Greene R, Ephress P H, 1991. Human Behavior Theory and Social Work Practice[J]. New York: Aldine De Gruyter.

Hare I, 2004. Defining Social Work for the 21st Century: The International Federation of Social Workers' Revised Definition of Social Work[J]. International Social Work47 (3): 407 - 424.

Hartman A, 1983. Family-Centered Social Work Practice [M]. New York: The Free Press.

Healy K, 2005. The Position of Social Workers in Relation to Other Professions[J]. Australian Social Work58 (1): 100 - 101.

Hennessy C H, John R, 1996. American Indian Family Caregivers' Perceptions of Burden and Needed Support Services[J]. Journal of Applied Gerontology15 (3): 275 - 293.

Herrman H, Trauer T, Warnock J, 2002. The Roles and Relationships of Psychiatrists and Other Service Providers in Mental Health Services[J]. Australian and New Zealand Journal of Psychiatry36: 75 - 80.

Hollis F, 1964. Casework: A psychosocial therapy[J]. New York: Random House.

Hotho S, 2008. Professional Identity-Product of Structure, Product of Choice: Linking Changing Professional Identity and Changing Professions [J]. Journal of Organizational Change Management21 (6): 721 - 742.

Howe D, 1996. Surface and Depth in Social Work Practice[M] //N Parton, Social Theory, Social Change and Social Work. London: Routledge.

Howe D, 2009. A Brief Introduction to Social Work Theory[J]. New York: Palgrave Macmillan.

Johnson T J, 1972. Professions and Power: Study in Sociology [J]. London: Palgrave Macmillan.

Joshi S, Flaherty J H, 2005[J]. Elder Abuse and Neglect in Long-Term Care[J]. Clinics in Geriatric Medicine21 (2): 333 - 354.

King N, Ross A, 2003. Professional Identities and Interprofessional Relations: Ev-aluation of Collaborative Community Schemes[J]. Social Work in Health Care38 (2): 51 - 72.

Klein W C，Bloom M，1995. Practice Wisdom[J]. Social Work40（6）：799 – 807.

Kondrat M E，1999. Who is the 'Self' in Self-Aware：Professional Self-Awareness From a Critical Theory Perspective[J]. Social Service Review73（4）：451 – 477.

Leathard A，2004. Interprofessional Collaboration：from Policy to Practice in Health and Social Care[J]. London：Routledge.

Leiba T，Weinstein J，2003. Who are the Participants in the Collaborative Process and What Makes Collaboration Succeed Or Fail? [M] //Weinstein J，Whittington C&Leiba T. Collaboration in Social Work Practice. London：Jessica Kingsley Publishers.

Lemieuxcharles L，Mcguire W L，2006. What do We Know about Health Care Team Effectiveness? A Review of the Literature[J]. Medical Care Research and Review：Formerly Medical Care Review63（3）：263 – 300.

Lewin S，Reeves S，2011. Enacting 'team' and 'teamwork'：Using Goffman's Theory of Impression Management to Illuminate Interprofessional Practice on Hospital Wards[J]. Social Science & Medicine72（10）：1595 – 1602.

Loxley A，1997. Collaboration in Health and Welfare：Working With Difference[M]. London：Jessica Kingsley Publishers.

Lymbery M，2006. United We Stand? Partnership Working in Health and Social Care and the Role of Social Work In Services for Older People[J]. The British of Social Work36（7）：1119 – 1134.

Macdonald M B，Bally J M，Ferguson L M，2010. Knowledge of the Professional Role of Others：a Key Interprofessional Competency[J]. Nurse Education in Practice10（4）：238 – 242.

McLaughlin A M，2002. Social Work's Legacy：Irreconcilable Differences? [J]. Clinical Social Work Journal30（2）：187 – 192.

Mcneil K，Mitchell R，Parker V，2013. Interprofessional Practice and Professional Identity Threat[J]. Health Sociology Review22（3）：291 – 307.

Meagher G，Szebehely M，2013. Long-Term Care in Sweden：Trends，Actors，and Consequences. Reforms in Long-Term Care Policies in Europe[J]. New York：Springer.

Melia K M，1997. Producing Plausible Stories：Interviewing Student Nurses[M] //Miller G，Dingwall R，Context and Method in Qualitative Research. London：Thousand Oaks And New Deelhi：Sage Publications.

Mellin E，Hunt B，Nichols M，2010. Counselor Professional Identity：Findings and Implications for Counseling and Interprofessional Collaboration[J]. Journal of Counseling and Development89 (2): 140 - 147.

Meyer C H, 1983. Clinical Social Work in the Ecosystems Perspectives[M]. New York: Columbia University Press.

Miehls D, Moffatt K 2000. Constructing Social Work Identity Based on the Reflexive Self [J]. British Journal of Social Work30 (3): 339 - 348.

Minkman M M, Vermeulen R P, Ahaus K T, 2011. The Implementation of Integrated Care: the Empirical Validation of the Development Model for Integrated Care[J]. BMC Health Services Research11 (1). 177.

Mohammad Y J, 2008. The Evolution and Measurement of Professional Identity[J]. A Dissertation Of PHD, Texas Woman's University.

Moss J M, Gibson D M, Dollarhide C T, 2014. Professional Identity Development: a Grounded Theory of Transformational Tasks of Counselors[J]. Journal of Counseling & Development92 (1): 3 - 12.

Netting F E, Williams F G, 1998. Can We Prepare Geriatric Social Workers to Collaborate in Primary Care Practices[J]. Journal of Social Work Education34 (2): 195 - 210.

Noble C, 2001. Researching Field Practice in Social Work Education: Integration of Theory and Practice Through the Use of Narratives[J]. Journal of Social Work, 1 (3): 347 - 360.

Oliver C, 2013. Social Workers as Boundary Spanners: Reframing Our Professional Identity for Interprofessional Practice[J]. Social Work Education32 (6): 773 - 784.

Pardeck J T, 1988. An Ecological Approach for Social Work Practice[J]. Journalist of Sociology and Social Welfare15: 133.

Paterson M J, Higgs S W, Villenuve M, 2002. Clinical Reasoning and Self-Directed Learning: Key Dimensions in Professional Education and Professinal Socialisation[J]. Focus on Health Professional Education4 (2): 5 - 21.

Payne M, 1997. Modern Social Work Theory (2eds) [M]. New York: Palgrave.

Payne M 2005. Modern Social Work Theory (3eds) [M]. Chicago: Lyceum Books.

Payne M, 2006. Identity Politics in Multiprofessional Teams: Palliative Care Social Work [J]. Journal of Social Work6: 137 - 150.

Perlinski M, 2017. Social and Caring Professions in European Welfare States: Policies, Services and Professional Practices[J]. Bristol : Policy Press.

Petri L，2010. Concept Analysis of Interdisciplinary Collaboration[J]. Nursing Forum，45 (2)：73 – 82.

Pill A，2005. Models of Professional Development in the Education and Practice of Teachers in Higher Education[J]. Teaching in Higher Education10 (2)：175 – 188.

Pohjola P，Korhonen S 2014. Social Work as Knowledge Work：Knowledge Practices and Multi-Professional Collaboration[J]. Nordic Social Work Research4 (Sup1)：26 – 43.

Post L，Page C，Conner T，2010. Elder Abuse in Long-Term Care：Types，Patterns，and Risk Factors，Research on Aging[J]. An International Bimonthly Journal32 (3)：323 – 348.

Richmond M E，1917. Social Diagnoses[M]. New York：Russell Sage.

Roland M，Lewis R，Steventon A，2012. Case Management for at-risk Elderly Patients in the English Integrated Care Pilots：Observational Study of Staff and Patient Experience and Secondary Care Utilisation[J]. International Journal of Integrated Care12.

Sanders T，Harrison S，2008. Professional Legitimacy Claims in the Multidiscipli-nary Work-place：the Case of Heart Failure Care[J]. Sociology of Health & Illness30：289 – 308.

Sansfacon A P，Crete J，2016. Identity Development Among Social Workers，From Train-ing to Practice：Results from A Three-Year Quaitative Longitudinal Study[J]. Social Work Education35 (7)：767 – 779.

Schein E H，1978. Career Dynamics：Matching Individual and Organizational Needs Reading [J]. MA：Addison-Wesley Pub. CO.

Schepman S，Hansen J，Putter I D D，2015. The Common Characteristics and Outcomes of Multidisciplinary Collaboration in Primary Health Care：a Systematic Literature Review [J]. International Journal of Integrated Care15 (2).

Schön D A，1983. The Reflective Practicioner：How Professionals Think in Action[J]. New York：Basic Books.

Schwartz W，1969. Private Troubles and Public Issues：One Social Work Job or Two? In the Social Welfare Forum[M]. New York，Columbia University Press.

Scottish E，2006. Changing Lives：Report of the 21st Century Social Work Review[J]. Ed-inburgh：Scottish Executive.

Sheldon B，Chilvers R，2002. An Empirical Study of the Obstacles to Evi-dence-based Prac-tice[J]. Social Work & Social Sciences Review10 (1)：11 – 50.

Strauss A，Corbin J，1990. Basics of Qualitative Research：Grounded Theory Procedures and Techniques[J]. Newbury Park，CA：Sage.

Suter E，Deutschlander S，Lait J，2012. Models in Interprofessional Education：the IP Enhancement Approach as Effective Alternative[J]. Work41（3）：253 - 260.

Thylefors I，Persson O，Hellström D，2005. Team Types，Perceived Efficiency and Team Climate in Swedish Cross-professional Teamwork[J]. Journal of Interprofessional care19（2）：102 - 114.

Trede F，Macklin R，Bridges D，2012. Professional Identity Development：a Review of the Higher Education Lirature[J]. Studies in Higher Education37（3）：365 - 384.

Trevilion S，1999. Networking and community partnership[J]. Aldershot：Ashgate and Arena.

Ungar M，2002. A Deeper，More Social Ecological Social Work Practice[J]. Social Service Review3：480 - 497.

Varpio L，Hall P，Lingard L，2008. Interprofessional Communication and Medical Error：a Reframing of Research Questions and Approaches[J]. Academic Medicine83：76 - 81.

Wakefield，1996. Do social work Need the Eco-Systems Perspective[J]. Social Service Review70：1 - 32.

Webb S A，2015. Professional Identity and Social Work. 5th International Conference on Sociology and Social Work：New Directions in Critical Sociology and Social Work：Identity[J]. Narratives and Praxis.

Weinstein J，2003. Who are the Participants in the Collaborative Process and What Makes Collaboration Succeed Or Fail[M] //Weinstein J，Whittington C，and Leiba T，Collaboration in social work practice，London：Jessica Kingsley Publishers.

Wenger E，1998. Communities of practice：Learning，meaning，and identity[J]. Cambridge University Press.

Whittington C，2003. a Model of Collaboration[M] //Weinstei J，Whittington C，Leiba T，Collaboration in Social Work Practice. London：Jessica Kingsley Publishers.

Widmark C，Sandahl C，Piuva K，2011. Barriers to Collaboration Between Health Care，Social Services and Schools. International Journal of Integrated Care11（3）.

Wiles F 2013. Not Easily Put into a Box：Constructing Professional Identity[J]. Social Work Education32（7）：854 - 866.

Willemse B M，Downs M，Arnold L ，2015． Staff-resident Interactions in Long-term Care for People with Dementia：the Role of Meeting Psychological Needs in Achieving Residents' Well-being[J]． Aging & Mental Health19（5）：444－452．

Witkin S L，1999． Identities and contexts[J]． Social Work44（4）：293－297．

Xyrichis A，Lowton K，2008． What Fosters or Prevents Interprofessional Teamworking in Primary and Community Care? A literature revie[J]． International Journal of Nursing Studies45（1）：140－153．

附录 访谈提纲

附录 A 第一次访谈的提纲内容

（一）机构负责人部分

1. 您从什么时候开始了解社会工作？您觉得社会工作是什么？您如何定位社会工作者在机构的工作角色和工作内容？

2. 项目运行至今，您觉得项目运行状况如何？已经开展了哪些服务？是否达到预期的效果呢？哪些方面做得比较好？哪些方面做得不够好？具体的困难是什么呢？如何表现出来？如果从理想的状态出发的话，需要如何进行改善？

3. 作为一个有自身护理专长的机构，您是如何把自己的服务与社会工作服务相结合的？在可行性方面，具有哪些优势？在操作过程中，又有哪些不好解决的问题？你们是如何进行克服的？

4. 作为一个政府购买服务项目，民政局他们是如何理解你们的多专业合作服务特色的？您觉得这是一种优势吗？

（二）社会工作者部分

1. 你为什么选择到 A 老年社会服务中心工作？（学习经验、工作经验等）

2. 你之前接触过多专业合作吗？你刚来时是如何理解多专业合作的？

3. 你现在的工作内容是什么？

4. 在工作中，你如何定位自己在机构的工作角色（自己个人的角色定位）、工作性质（所做的工作在机构中的定位）？

4. 目前的工作中，你收获了哪些成功经验？（哪些工作做得比较好，为什么可以达到这个效果）

5. 目前的工作中，你遇到了哪些困难？这些困难的阻力来自哪里？它们是如何限制你的？或者你希望如何来解决？

6. 在 A 机构这个护理专长的机构中，开展社工服务，你觉得有哪些特别的地方？表现在哪几个方面？在这样的情况下，你是如何把社会工作服务带入其中的？（请举例说明）

7. 从长远的方向出发，你如何定位社会工作在该机构的发展？你希望成为一个怎样的社会工作者？

（三）医护人员部分

1. 你之前听说过社会工作吗？如果听过，你认为社会工作是什么？

2. 你和社会工作者是怎么合作的？

3. 你如何理解你自己与社会工作者的合作关系？

（四）H 区民政局工作人员部分

1. 您是如何理解政府购买服务项目的？如何理解社会工作在其中的位置？希望他们能做什么？

2. 像 A 这种多专业结合的社工机构，与其他一般社工机构相比，有什么区别？您在购买服务时会有考虑这一特长吗？

附录 B　第二次访谈的提纲内容

（一）机构负责人部分

1. 为什么要办这个培训班？这个培训班是怎么办起来的？

2. 培训班办到现在，您看到了哪些成效？在这些成效背后，您觉得有哪些有利因素推动着这个项目进行？（有效经验）

3. 取得这些成效的同时，有没有遇到一些困难？有哪些方面呢？在这些困难中，您觉得哪些是比较容易克服的（或已经克服的）？哪些是目前无法克服的？

4. 从机构成立到培训结束，在这个过程中，您是如何定位社会工作者的？是否发生变化？

（二）社会工作者部分

1. 先问社工（新招募的社工）来到 A 机构之后的一些感受，包括自我定位，对项目、机构的想法等。

2. 作为社会工作者，与其他专业相结合时要注意什么？应该尝试什么样的合作模式？

3. 针对培训项目，这样的综合培训与社工专业培训有什么不一样的地方？表现在哪里？（关注社会工作者参与培训前后体会的变化，特别关注这些不同之处是否有助于社会工作者更好地参与多专业合作）

4. 你周围的他人是如何理解你的专业身份的？例如，服务对象、机构负责人、医护人员等。

（三）医护人员部分

1. 在这个阶段，您在工作中是如何与社会工作者合作分工的？有哪些合作的地方？

2. 在与社会工作者的合作过程中，有没有遇到一些困难或一些疑惑？具体是什么呢？如何克服？除了困难，有没有一些好的经验？

3. 通过这期的培训以及近期的合作经验，您现在如何看待社会工作这个专业？您觉得社会工作者应该做哪些服务？

4. 如果这个多专业合作继续跟进，需要注意什么呢？（从已有的经验和困难中，关注未来可能遇到的挑战和发展需要）

附录 C 第三次访谈的提纲内容

（一）机构负责人部分

1. 通过这几年的探索，您觉得哪些项目和服务案例最能体现团队多专业合作的特点？（包括个案、小组和社区活动等）

2. 为什么说这些服务能体现多专业合作？其中促进这些多专业合作服务的因素有哪些？遇到的阻碍又有哪些？

2. 您在这个过程中，对于社会工作者在团队或者说机构的认识和理解是否曾经改变过？如果有，这些改变是什么？让您改变看法的因素是什么？

3. 对社会工作者和多专业合作服务，您有否有新的期待？

（二）社会工作者部分

（针对已有一年及以上的团队合作经验的社会工作者，例如 HY/CL/LC/MZ 等）

1. 您现在的工作内容有哪些？

2. 您现在如何看待和理解自己在多专业团队中的工作？在处理这些工作的过程中，哪些知识和能力是社会工作者所必需的？

3. 在谈到具体的服务时，你们和医护人员还遇到过多专业合作的问题吗？在什么情况下需要多专业合作（个案、小组、社区活动分开问）？你们目前的处理经验是什么？

4. 在这些合作过程中，您觉得哪些服务是做得比较好的？其中的促进因素是什么？而哪些服务又是做得不好的？遇到的困难和应对经验是哪些？

5. 您现在如何理解自己的专业身份？与之前的理解是否不同？

（三）医护人员部分

（医护人员的变动比较小，重点访谈了他们对社会工作者的认知是否发生变化）

1. 您现在是如何看待社会工作者在团队中的位置的？是否和早期的认知有所不同？发生变化的原因是什么？

2. 为了更好地合作，您觉得社会工作者还有哪些可以改进的地方？

3. 在谈到具体的服务时，你们会遇到多专业合作的问题吗？在什么情况下需要多专业合作（个案、小组、社区活动分开问）？你们目前的处理经验是什么？哪些觉得比较成熟了？哪些还是不够的？困难在哪里？（结合具体的案例）